高等医学院校“1+X”书证融通系列教材

作业治疗技术

主编　吕　晶　王　豫　杨亚军

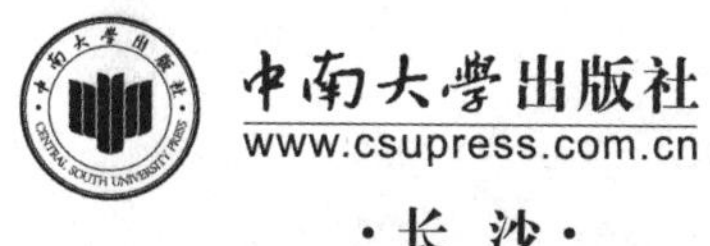

中南大学出版社
www.csupress.com.cn
·长　沙·

图书在版编目(CIP)数据

作业治疗技术 / 吕晶, 王豫, 杨亚军主编. —长沙: 中南大学出版社, 2021.8

ISBN 978-7-5487-4445-0

Ⅰ. ①作… Ⅱ. ①吕… ②王… ③杨… Ⅲ. ①康复医学—高等职业教育—教材 Ⅳ. ①R49

中国版本图书馆 CIP 数据核字(2021)第 106460 号

作业治疗技术

ZUOYE ZHILIAO JISHU

主编 吕 晶 王 豫 杨亚军

□责任编辑 李 娴
□责任印制 唐 曦
□出版发行 中南大学出版社
社址: 长沙市麓山南路 邮编: 410083
发行科电话: 0731-88876770 传真: 0731-88710482
□印 装 长沙雅鑫印务有限公司

□开 本 787 mm×1092 mm 1/16 □印张 13.75 □字数 347 千字
□互联网+图书 二维码内容 字数 42 千字
□版 次 2021 年 8 月第 1 版 □2021 年 8 月第 1 次印刷
□书 号 ISBN 978-7-5487-4445-0
□定 价 45.00 元

编委会

主　编　吕　晶　王　豫　杨亚军

副主编　赵　丽　姜　嫄　杨红萍

编　者　(按姓氏笔画排序)

王雷萍(黔西南民族职业技术学院)

王　豫(黔西南民族职业技术学院)

付　益(兴义市人民医院)

吕　晶(黔西南民族职业技术学院)

杨亚军(兴义民族师范学院)

杨红萍(黔西南民族职业技术学院)

杨　招(黔西南民族职业技术学院)

杨定瑶(黔西南民族职业技术学校)

李佳佳(黔西南民族职业技术学院)

罗远娇(黔西南民族职业技术学院)

赵　丽(黔西南民族职业技术学院)

姜　嫄(黔西南民族职业技术学院)

前　言

随着科学技术的发展、人类社会的文明进步，作为一门提高人们生存质量的现代新型综合性医学学科的康复医学，已越来越受到人们的重视。人们迫切需要针对各种功能障碍，采取积极的康复治疗手段，以更好地促进患者功能恢复，使其早日回归家庭，重返社会。作业治疗技术是康复医学中的一个重要组成部分，它是通过具有某种目的性和选择性的作业活动，来促进患者在日常生活、工作、学习、休闲等活动中的功能恢复或重建，提高生活质量，是患者回归家庭和社会的桥梁。

本教材主要以医学高等院校或高职、高专等学校的康复治疗技术专业教学为目标，以“必需、实用、够用”为原则，强调教材的实用性。在编写上遵循“三基、五性、三特定”的编写原则，扎实掌握“基本知识、基本理论、基本技能”，充分体现“思想性”“科学性”“先进性”“启发性”“实用性”。针对“特定对象、特定要求、特定限制”的原则，突出教材的专业特色。尤其注重学生康复医学理念的培养，掌握作业治疗技术的特点和重点，按康复治疗技术专科水平的实际就业需要，提供专业指导，增强学生的实践操作能力和创新思维能力，以培养高素质的技能型康复专业人才。本书重点介绍了作业治疗常用技术的概念、原则、特点、种类及其基本理论和操作方法，以及临床常见疾病及其功能障碍的作业治疗技术等，强调临床实用性。

随着社会飞速发展至今天，康复医学更是发展迅速，为了更好地培养我国的康复专业技术人才，本教材结合了近年来学科的发展，吸收了目前国内外有关康复医学新理念，尤其是作业治疗新技术，增加了一些临床常见疾病的作业治疗方法，力求内容新颖，实用性强。

编　者

2021 年 6 月

目　录

第一章

作业治疗概论

学习目标

1. 掌握作业治疗的基本概念，作业治疗的临床适应证、禁忌证。
2. 熟悉作业治疗的目的及遵循的原则、作业治疗的项目分类以及治疗师职责。
3. 了解作业治疗的发展以及作业治疗的基本理论、常用的作业治疗器械设备。

第一节　概述

作业治疗是康复医学的一个重要组成部分，是通过有目的性和选择性的作业的作业活动，如日常生活活动、手工操作技巧、休闲娱乐活动等，来促进患者的功能恢复，提高患者的生存质量，从而早日回归家庭和社会的一种康复治疗技术。

一、作业、作业活动、作业治疗的基本概念

（一）作业与作业活动

作业(occupation)是指人类的活动、劳作、事件或从事的工作。“occupation”源于动词“occupy”，“occupy”是指占有时间、地点、物品，捕捉心灵等意思，即用时间、空间、物品填满时空及身心，使人参与和忙碌。“occupation”一词所表达的意思是指人们为了生存所要进行的各方面活动。作业是人类存在的根本，人类的生活主要由作业活动构成，人们每天都在从事着各种不同性质的作业活动。

作业是比较复杂的行为过程，涉及个人或集体的综合素质、能力、技能、道具及作业环境等。在作业完成过程中，作业活动者要消耗时间与精力，同时，还需要企划、执行、判断、修订能力。作业对生活有深层的意义，在现代社会中，人们在生活中会感受到越来越多的压力，这就需要在日常生活中保持良好的作业平衡，保证合理地分配及使用自己的生活时间，在生活中注意劳逸结合，合理地分配日常生活活动、工作和生产力活动、娱乐和休闲活动的时间与强度，安排好休息日与工作日的生活时间。根据自己的年龄、性别等个体因素，对作业内容做出合理的安排，安排好生活，体现生活质量水平。

活动(activity)是指个人或集体为了达到共同目的联合起来并完成一定社会职能动作的总和，是利用身心功能与能力，花费时间、金钱及精力，根据自己的兴趣和需要进行的行为过程。活动的含义比较广泛，在具体性与抽象性并存的同时，需要参与活动的人具有主动性与积极性，受个人或集体的需要来推动。活动的目的体现在作业行为和作业环境之中。

作业活动是有目的的活动，是指以一定目的为中心的个人或集体行为，也是个人或者集体自主性的参与行为。活动的目的体现在作业行为和作业环境之中，生活背景和文化背景不同，作业活动中的收益也不同。作业活动受到各种各样的自身内因和外因条件的影响，同时也受到作业活动范畴、作业活动成分及作业活动背景的影响。

作业活动的范围主要包括日常生活活动、工作/生产力活动、休闲娱乐活动三个方面，三者之间互相关联。作业活动关心的是生物-心理-社会的范畴，包括生物学方面、心理方面及社会方面的特征。

(二)作业治疗

作业治疗(occupational therapy，OT)又称职业治疗，是指有选择性和目的性地应用于日常生活、工作、学习和休闲等有关的各种活动，以治疗躯体、心理、社会等方面的功能障碍，预防生活、工作能力的丧失或残疾，最大限度地改善和恢复功能，提高生存质量，回归家庭、重返社会的一种康复治疗技术或方法。在某种意义上，作业治疗是以活动、劳动和从事某项事情等作为一种治疗手段，作业成为作业治疗的核心。作业治疗是患者回归家庭和社会的一座桥梁。

多年来，作业治疗的概念随着社会和环境的变化在不断地修改。世界作业治疗师联盟(WFOT)把作业治疗定义为“通过选择性的作业活动去治疗有身体及精神疾患或伤残人士”。2002 年世界卫生组织(WHO)将作业治疗的定义修改为“协助残疾者和患者选择、参与、应用有目的和意义的活动，以达到最大限度地恢复躯体、心理和社会方面的功能，增进健康，预防能力的丧失及残疾的发生，以发展为目的，鼓励他们参与及贡献社会”。作业治疗是以患者为核心，作业治疗师在制订作业治疗方案时，应根据患者的个体情况，如年龄、性别、职业、文化程度、工作和生活环境等不同情况，选择和设计适合个体、符合患者意愿和需求的作业治疗方法。作业活动在治疗过程中，不仅能改善患者的躯体功能，还能增加兴趣、改善心理状况。在作业治疗中，患者常要利用某些辅助工具及技术，以减少功能障碍的影响。同时，作业治疗需要患者主动参与，应充分发挥患者综合、协调和认知等各方面的能力或潜能。

二、作业治疗的目的

作业治疗主要其目的是在于增强肢体尤其是手的灵活性及协调性，增加功能活动的控制能力和耐力，调节患者心理状态，改善和提高患者的日常生活和工作能力，提高生存质量，使其早日回归家庭、重返社会。

三、作业治疗与运动治疗的区别

作业治疗与运动治疗都是康复医学的重要治疗手段，遵循相同的生物力学和神经生理学原理，在临床应用中有部分相似的地方，但在治疗目标、范围、手段、重点、部位等都有所区别。

(一)目标

作业治疗的治疗目标是改善和提高患者的日常生活和工作能力，运动治疗的治疗目标是使患者的运动功能能够最大限度地发挥。

(二)范围

作业治疗的治疗范围是以躯体和心理功能障碍为主。而运动治疗以躯体功能障碍为主。

(三)手段

作业治疗主要是以日常生活活动、生产性和休闲性活动以及辅助器具的使用和训练等治疗手段。运动治疗则是以肌力训练、神经肌肉促进技术、牵引、手法治疗、器械训练等治疗手段为主。

(四)重点

作业治疗的治疗重点主要以体现患者的综合能力，增强功能活动的控制能力和耐力，增强手的灵活性、手眼的协调性，以上肢或手的精细、协调运动为主。运动治疗的治疗重点则是以增强肌力及关节活动度，改善运动协调性、运动耐力及躯体平衡为主。

(五)部位

作业治疗主要是针对上肢功能进行锻炼，而运动治疗主要针对下肢及全身平衡。

(六)参与方式

作业治疗强调的是以患者主动参与的方式，而运动治疗则是以主动为主，被动为辅的参与方式。

考点提示 ▸ 选择作业治疗的原则

(七)趣味性

作业治疗比运动治疗的趣味性要强一些。

四、作业治疗的选择及其原则

根据治疗的目的选择作业治疗的内容与方法，要根据功能评定来发现患者功能障碍和了解现有的残存功能；根据患者的功能状态选择适宜的作业活动；根据患者的个人爱好、兴趣，因人而异选择作业活动；根据患者所处的环境、因地制宜地选择作业活动；根据患者的身体状况选择作业活动的强度。

第二节　作业治疗的发展史

作业治疗的历史根源可以追溯到欧洲启蒙时代精神病学中的道德治疗，其奠基人菲利浦·皮诺尔是法国医生、学者和哲学家。早期的作业治疗属于一种精神治疗方法，主要对精神疾病患者有计划地安排一些工艺、园艺等活动来维持患者精神平衡。

在20世纪20年代以前，直到1922年，美国的作业治疗前驱、著名的精神病学家阿道夫·梅耶对作业治疗原理做了精辟的论述。

第一次世界大战期间，作业治疗在帮助伤残军人的功能恢复及获得正常的生活方式和工作能力中，发挥了重要作用。

第二次世界大战后，随着康复医学的兴起，作业治疗在恢复躯体的功能，认知和生活自理能力的作用越来越受到医学界和伤病员与残疾者的重视。作业治疗已成为康复医学的一个重要组成部分。

近年来，作业治疗已在欧美等发达国家普遍应用，作业治疗手段也不断得到丰富，其服务模式已从医院走向社区。

我国作业治疗的开展，则是在新中国成立后，最早是在一些精神病院、疗养院开展一些作业治疗，随着现代康复医学在我国的兴起，尤其是20世纪80年代以后，作业治疗在我国也得到迅速地发展。

第三节　作业治疗的基本理论

一、作业治疗的理念及思路

目前国际上普遍的理念及思路认为：人通过自己的作业活动行为，可以协调和改善躯体及心理功能；人、环境和作业活动之间的相互作用，可促进人的身心健康；人对于活动的控制和调节，是通过大脑的控制和各系统协调得以完成，即人体是一个具有负反馈的控制系统，这个系统是将各种感觉信息作为反馈得以提高活动控制的效率和准确性，强调的是外周感觉反馈作用。

考点提示 作业治疗模式

人的各种活动或运动的技巧或技能，可通过不断地反复学习而获得，并从运动的生物力学和行为来解释运动的现象。在20世纪60年代初，Mary Relly曾提出了："人可从内在精神意志得到力量，用双手去影响自己的健康状况"的论点，并认为"人有一种要去掌握、控制和改善自己及环境的天性"。这是作业治疗的基础，即作业治疗可以改善人的躯体和心理状态或功能，从而获得康复治疗效果。

二、作业治疗的模式理论

所谓"模式"，就是从不断重复出现的时间中发现和提炼的规律，是解决问题的经验总结。

（一）作业表现模式

该模式强调作业治疗能力是作业治疗的根本目标，作业技能是作业活动基本组成部分，强调作业活动要重复进行，各种技能之间相互影响。作业能力可根据个人的不同背景及所处的环境不同而改变。作业表现模式基本内容包括：

(1)作业活动行为范围：包括日常生活活动、工作及生产活动、休闲活动等。

(2)作业活动行为技能：包括感觉运动技能、认知技能、社会心理技能等。

(3)作业活动行为情景：包括时间范畴、环境范畴等。

(二)人类作业模式

人类作业模式(model of human occupation, MOHO)是美国的Kielhofner教授于20世纪80年代提出。它提供了一个人类的作业适应和治疗的过程。这个模式考虑到推动作业的动机(motivation)，保持作业的日常习惯(routine)，熟练技巧能力(skilled performance)的性质，以及环境对作业的影响。

1. 假设

人类作业模式强调两个要点。第一个要点指行为是动态的及因每一处情景而异。即每一个人的内部特性与环境的相互作用构成一个影响个人动机、行动和表现的网络。第二个要点指作业对个人自我组织(self-organization)很重要。即通过做每一件事情，人们能保持或者改变他们的能力并且产生新的经验去肯定或重建他们的动机。治疗是一个过程，令人们在做事情时得到了应有的帮助，从而促成了他们的能力，自我概念和角色的肯定。

2. 意志力、习惯性与履行能力次系统

在人类作业模式中，由三个次系统组成，包括意志力(volition)次系统，习惯(habit)次系统及履行能力(performance capacity)次系统。

(1)意志力次系统：结合自知与自信，信念与价值观以及兴趣。本系统负责把人的注意力集中在某一方面，分析及理解输入的信息，选择合适的作业行为，预期作业行为的结果，及理解作业过程中的感受。总而言之，意志力次系统是主导人类的作业行为，它影响人们如何选择、预期及理解自己的作业行为。

(2)习惯性次系统：包括人的作业习惯及生活角色。作业习惯是指人们在特定的环境与时空下从事作业行为的方式和安排。人有了从事某些作业行为的能力后，经过多次的重复或练习，不自觉地及很流畅地从事日常作业，成为习惯。这些习惯是生活角色的组成部分。生活角色的内容包括一系列的责任及行为模式。这些责任与行为模式很大程度受到文化与社会价值的影响，也受到人们所处的情景及环境所影响，很多时候被视为外界对人的要求，变成个人的独特作业角色。常见的作业角色分类包括学生、各行各业的工作人员、义工、照顾者、朋友、家庭成员(夫、妻、父、母、子女、兄弟姊妹等)、宗教信徒、业余活动爱好者及各类团体的成员。

(3)履行能力次系统：由人的精神(mind)及身体(body)构成。身体能力是身体的基本功能，例如骨骼肌肉系统、神经系统及心肺系统等功能。精神能力是人类的心理、认知及智能等功能。所有能力构成作业行为等客观表现。

3. 开放式系统

在人类作业模式中，人是一个开放式系统(open system)。系统理论包括输入、处理、输出及反馈四个环节。接收外界环境及个人内在需要的信息，即输入。这个系统接收信息后，会加以分析及理解，这个过程会受到个人的身体，功能状况、性格及经验所影响。信息经过适当的处理和组织后成为作业行为：有关的结果，例如成功、失败、掌握、失控的信息会形成反馈，进一步推动这个互动过程。人本身会组织适当的作业行为，作为系统的输出。作业行为的形式、素质及效果会受到其身体、心理、能力和习惯等条件限制。人的作业行为与外界环境形成互动，互动结果的信息会形成反馈，进一步推动这互动过程，形成循环。有利的循环对个人成长及环境发展构成良性循环，否则就形成恶性循环。

4. 技巧

在人类作业过程中，我们会不断做出有目的、重复及熟练的动作，例如在泡茶的过程中，人们会处理一些小小的茶具及茶叶，执行泡茶的动作，组织泡茶的步骤，这些就是人的技巧。技巧不同于能力，能力被视为基本的东西，技巧则被视为构成功能的个别动作。技巧分为动作技巧、处理技巧和沟通/社交技巧三类，功能就是不同及复杂的技巧的组合所形成。

5. 作业的能力或障碍

作业的能力是通过经验及身份的肯定而获取，这样当然要通过运作良好的操作系统及次系统而达到。作业的障碍是操作系统的一个或多个次系统出现问题。可能是缺乏某些能力，或是没有足够的作业动机，或未能培养合适的习惯。所以在治疗时要评估清楚作业障碍的根源及层次，并设计针对性的治疗。

（三）人-环境-作业模式

人-环境-作业模式（person-environment-occupation model，PEO）是加拿大的 Law 博士等人于 1994 年提出，这个模式阐明作业表现就是人、环境及作业的相互结果。人有一种探索、控制及改变自己及环境的天性，在日常生活中的"生活"被视为是人与环境的互动，这互动过程是透过日常作业而进行。这个过程是动态的及不断因情况而改变，而且三者又互相影响。按照这个作业模式，在作业治疗中以服务对象作为实践中心（图 1-1）。

人的完整性包括心灵、情感、身体结构及认知能力四方面。心灵方面（spirituality）包括人找寻生存的意义及对生命的了解；情感包括人对人际交往及人与人个别关系的渴求；身体结构包括人的肢体功能及精神健康；认知包括对日常生活能力的操控能力，例如沟通、情绪发展、动机的形成，找寻个人及工作目标等。人是一个不断改变的个体，他/她拥有很多不同角色，这些角色会随时间流逝及情景变化而改变其重要性、意义及时期。环境的定义包括文化、社会性、物理性及机构环境。环境不单包括非人类环境、文化/机构/个人的环境，还包括人在不同时代、年纪、发展阶段所处的情景。环境可以有利于作业表现的发生，也可以构成障碍。作业的定义是日常生活中我们所做的一切事情，包括自我照顾、生产力（除了经济外还包括对社会的贡献）及休闲活动。有意义的活动是组成任务的单位，而作业就是个人一生中要处理的不同任务。使人完成作业的目的在于使服务对象在其所处环境中选择自认为有意义、有作用的作业。即通过促进、引导、教育、激励、倾听、鼓励服务对象，去掌握生活的手段和机会，并能与人们协同作业活动。

作业表现会随人生不同阶段而改变，而这种改变是人、环境与作业相交的互动结果，三者关系密切，因三者相交的作业表现则相当明显。这模式对分析环境障碍及改造，分析文化对人的影响，社会环境对人的支持及残疾人士的参与有很大的指导作用。例如儿童自小就从游戏中学习，游戏是一种作业活动，通过游戏促进身心和性格的发展。通过与环境的互动，了解自己的能力与兴趣，培养各种信念及价值观，渐渐形成个人的成长目标。把儿童放在一个太容易及简单的环境会导致失去学习兴趣，不利于成长。但一个太困难及复杂的环境会带来太多失败，形成逃避心理，打击儿童的自信的建立，亦不利于有效地学习。例如脑卒中患者，可通过参与作业活动，即参与一个重新学习的过程，帮助恢复肢体活动能力，重新掌握自理方法、尝试新的工作及业余活动，建立新的生活方式。然而，这过程不是自然发生的。很多脑卒中人士都没有重新建立新的生活方式，原因是没有遇到合适的作业环境，可以有效地重新学习。他们需要一套按照复康过程每一阶段的需要而安排的作业活动，配合心灵、情感、身体结构及认知能力四方面的需要，最重要的是一个合适环境的辅助及改造，按部就班地重新学习和建立新生活。

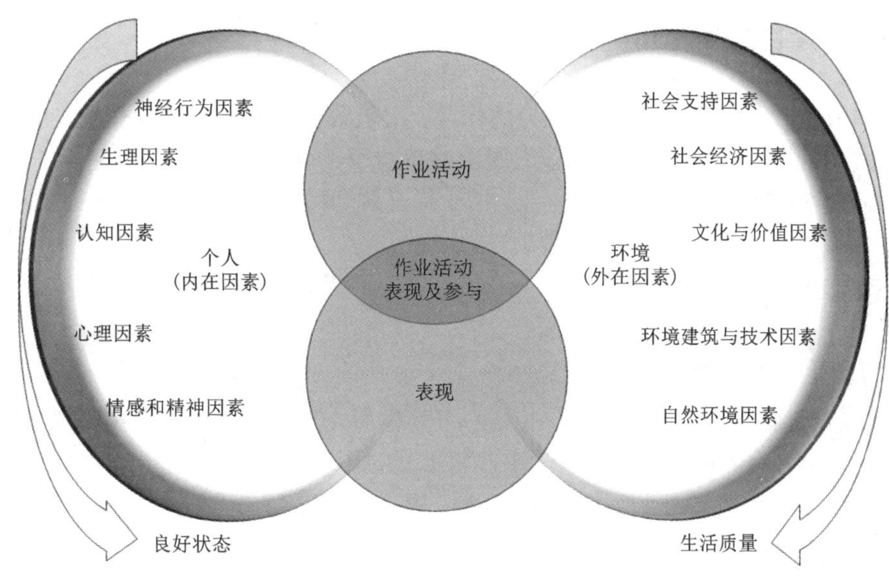

图 1-1　人-环境-作业模式

(四)康复模式

应用各种康复治疗技术，尽最大的可能消除或克服残疾或功能障碍对患者的影响，恢复躯体和心理功能，使患者重新获得生活自理能力，提高生存质量。让患者早日回归家庭和重返社会。

第四节　作业治疗的分类

一、按作业治疗名称分类

木工作业，粘土作业，皮工作业，编织作业，金工作业，制陶作业，手工艺作业，日常生活活动训练，电气装配与维修，认知作业，文书类作业，治疗性游戏作业，园艺作业，计算机操作、书法、绘画作业等。

二、按治疗内容分类

日常生活活动训练，工艺治疗，文娱治疗，园艺治疗，自助具、矫形器制作及训练和假肢训练；就业前功能评定和功能性作业活动等。

三、按治疗目的和作用分类

用于减轻疼痛的作业，用于增强肌力的作业，用于改善关节活动度的作业，用于增强协调性的作业，用于增强肌肉耐力的作业，用于改善步态的作业，用于改善整体功能的作业，用于调节心理、精神和转移注意力的作业，用于提高认知(智力)能力的作业等。

四、按作业治疗的功能分类

(一)日常生活活动训练

日常生活活动训练(activity of daily living)可简称为 ADL 训练，生活自理是患者回归社会的重要前提。因此 ADL 训练是康复医学中非常重要的环节，其内容一般可分为以下几类：进食、穿衣、转移、个人清洁卫生、上厕所、洗澡、家务劳动等等。

(二)功能性作业治疗

功能性作业治疗(functional OT)又称活动性作业治疗(kinetic OT)，患者无论进行哪一种作业活动都必须完成相应的动作。如砂磨板，通过工作条件的变化，扩大关节的活动范围，增加负荷，改变动作复杂性，使患者的肌力、关节活动度、协调性、体力、耐力及平衡能力等各方面得到提高，因此，作业治疗可以根据患者的不同情况将各种动作巧妙地贯穿到丰富多采的活动中，对患者进行治疗。

(三)心理作业治疗

心理作业治疗(psychological OT)又称为支持作业治疗(supportive OT)是通过作业活动和/或作业宣教改善患者心理状态的一种疗法。

例如：脊髓损伤患者的痊愈，从目前医学的角度来分析是不可能的，而患者都在极力期待着，并在不同时期表现出不安、急躁、抑郁、悲观等等各种复杂的心理状态。这个时期称为障碍适应时期。作业治疗师应该通过作业活动给患者以精神上的支持，减轻患者的不安与烦恼或给患者提供一个发泄情绪的条件。如利用木工、皮革工艺等带有敲打动作的作业活动。同时，也可以通过作业宣教对患者阐明疾病的病因、病机，让患者正视疾病，积极参与治疗。充分创造条件，与患者进行交流，这是一种特殊的心理治疗方法。

(四)职业作业治疗法

职业作业治疗法包括职业前评定(pre-vocational evaluation)和职业前训练(pre-vocational training)两个部分。当身体障碍者(残疾人)在可以复归社会、重返工作岗位以前，必须进行身体和精神方面的能力测定、评定。如果在哪方面仍有困难；就要通过实际工作训练提高患者适应社会的能力，为其复职创造条件。职业前评定不仅仅是工作质量、数量、工作效率的评定，而且要对工作的计划性、出勤、对上级和同志的态度等人际关系问题进行全面评定和训练。

(五)娱乐活动

娱乐活动包括娱乐活动评定(evaluation of play and leisure)和娱乐活动治疗(treatment of play and leisure)两个部分。娱乐活动在人类生命活动中与工作行为同样重要。人类从孩童时代，就开始不断地寻求乐趣和兴趣。娱乐活动在人体的感觉过程、生理功能、认知和语言能力、社会关系等方面的形成及恢复方面发挥着不可替代的作用。患者要完全回归社会，作业治疗是患者娱乐活动能力恢复的重要手段。

(六)作业宣教和咨询

作业宣教和咨询(education of occupation therapy)，疾病康复过程中对患者及其家庭的宣教咨询是指提供各种学习机会，帮助患者改变不良的健康行为并坚持这种变化以实现预期的，适合各个患者自身健康水平的目标。健康知识是教育的主要内容，而教和学是贯穿于整个教育过程中的两个基本方面。

(七)环境干预

环境干预(environment intervention)是由于环境影响人的行为，同时，人的行为也改变着环境。在临床康复过程中，通过关注环境可以达到意想不到的疗效。

(八)矫形器配制和使用训练

矫形器是用于人体四肢，躯干等部位，通过力的作用以预防、矫正畸形，治疗骨骼、关节、肌肉和神经疾患并补偿其功能的器械。如何配制和使用矫形器是作业疗法的治疗内容之一。

(九)辅助器具配制和使用训练

患者康复辅助器具(包括自助器)的选购、设计、改造和使用都需要作业治疗师加以指导，以产生积极的康复辅助作用。

(十)假肢使用训练

根据残疾者具体情况向康复工程师提出有关假肢处方的建议。对穿戴机械假手者训练其假肢的协调动作。对穿戴下肢假肢者进行负重与平衡训练，平地行走和上下台阶训练等等。

(十一)认知作业治疗

认知的作业治疗主要是通过作业治疗对患者的记忆、计算等认知功能进行治疗。

第五节　作业治疗的适应证、禁忌证及注意事项

考点提示▶ 作业治疗的适应证、禁忌证

作业治疗主要是针对患者因各种功能障碍而影响日常生活、工作和休闲等活动的情况，进行有针对性的、有目的、个体化的治疗，是患者回归家庭和社会的桥梁，也体现着“以人为本”的康复医学特色，在康复医学中占有极其重要的地位，具有极其广泛的实用价值。

一、作业治疗的适应证

作业治疗的适应证非常广泛，适用于各种原因导致的在日常生活自理、工作或休闲娱乐活动中出现功能障碍的患者，其具体主要适应证如下：

(一)神经系统疾病

如脑卒中、脑外伤、脑瘫、脑炎、脑瘤术后所致的瘫痪，帕金森病、老年性痴呆、脊髓损伤、脊髓灰质炎后遗症以及各种原因引起的周围神经损伤等等。

(二)运动系统疾病

如四肢骨折、截瘫、各种关节炎、关节置换术后、手外伤、软组织损伤等所致的功能障碍患者。

(三)其他系统疾病及各种原因所致功能障碍患者

如心肺系统疾病、糖尿病、烧伤、小儿精神发育迟滞、先天性畸形、学习障碍等等。

二、作业治疗的禁忌证

对于严重的精神、意识障碍，且不能合作的患者，急、危重症及病情不稳定的患者，或需要绝对休息的患者，均属于作业治疗的禁忌证。

三、作业治疗的注意事项

在具体作业治疗工作中，需注意的事项有如下几点：作业治疗师首先应根据患者的个体功能障碍特点和评定结果，进行综合分析，有目的地选择作业活动；作业治疗的选择应与患者所处的环境相适应，具有实用性；作业治疗过程中要充分重视患者的参与作用，提高患者主动参与的积极性，从而提高作业治疗效果；作业治疗应遵循渐进性的原则，并可对治疗量进行调节；作业治疗方案应考虑患者在回归家庭、重返社会后，环境因素对其功能的影响。

知识拓展

作业治疗师的责任

作为一名作业治疗师首先必须了解自己工作岗位的职责，才能在日常各项作业治疗工作中，正确指导患者进行各种有目的的作业活动，更好地训练和恢复患者的功能。作为一般作业治疗师的职责具体有如下几点：

收集患者资料了解患者的病史，评定患者的功能状况及作业活动能力，对患者的生活和工作环境进行评估或提出改造意见，制订较完善的作业治疗方案；评价患者自理活动能力，并指导患者进行自我照顾及日常生活活动(ADL)训练，或应用辅助器具的帮助和使用合适的家用设施，发挥残存功能的代偿作用，以提高患者独立完成日常生活活动的能力；指导患者家务活动训练，让患者懂得如何节省体力、减少家务活动的能量消耗、注意安全等；指导患者进行触觉、实体觉、运动觉等感知知觉的功能训练；指导患者进行认知功能训练，包括注意力、记忆力、定向力、理解力等方面的训练；指导患者应用手工艺疗法，进行手功能的锻炼和恢复手的灵活性，工艺疗法既可改善手的精细活动，训练创造性技巧，也能提高患者的兴趣，改善情绪；组织患者参加有选择的文娱活动或园艺劳动。改善患者的协调性，促进患者的肢体功能恢复；组织和指导患者参加适当的工作和生产劳动，让患者体现其生存价值，并可以转移患者对病残的注意力，调整患者的精神和心理状态，也是对患者进行社会适应能力方面的训练，促其早日回归社会的重要措施；为有运动障碍的患者，提供订制或购买辅助器具的咨询，并指导患者使用这些器具，以便患者在辅助器具下能独立完成日常生活中的一些活动，从而提高患者日常生活活动的独立性；为患者提供出院后家居环境改造方面的咨询，提出建设性的调整和改造意见；挖掘患者的职业潜能，指导患者实施职业技巧训练，根据患者的技能、专长、身体功能状况、兴趣和就业的可能性，向患者提供有关就业方面的意见和建议，为患者选择最合适的职业提供帮助；指导患者进行人际交往、沟通技巧、心理调适等方面的训练；对患者及其家属或陪护者，进行有关功能障碍的预防和康复方面的知识教育和培训工作。

二维码1-1

第二章

作业活动分析及评定

学习目标

1. 掌握作业活动分析和评定的方法及作业治疗计划的制订。
2. 熟悉作业活动分析内容和常用作业评定的内容。
3. 了解活动和作业活动的有关特性以及作业评定的注意事项。

第一节 概述

作业治疗分析及评定是对某一项作业活动的基本组成成分，以及患者完成该项活动，所应具备的功能水平的认识过程。

作业治疗是一项有目的、有选择性、并能产生某一特定效果或目标的活动，其重点在于增强肢体的灵活性、手眼的协调能力以及动作的控制能力和工作耐力等，以进一步提高和改善患者的日常生活或工作能力。

第二节 作业活动分析

一、活动及作业活动的特性

活动是人类生长、发育的一种过程或现象，是生命的体现，是人对于外部世界的一种特殊的表现方式。

人类的活动有许多，不是所有的活动都可以称为作业活动。在作业治疗中，不能盲目地选一项活动作为作业治疗活动，而是要了解这种活动的作用，分析患者对这种活动所需要的技能，应达到某种治疗目的。

（一）目的性

针对患者的功能障碍及需求，作业活动具有明确的目的性，并能通过作业活动达到某一目标。

（二）选择性

根据患者的功能障碍、个体身心情况及其外在环境，选择合适患者个体的作业治疗活动。

（三）科学性

作业治疗技术是一门学科，理论性和技术性并重，不仅具有丰富的理论基础，还具有严谨的科学方法。

（四）实用性

作业治疗针对患者的实际需求，所选择的作业活动，与患者的日常生活和工作、学习等密切相关，具有很强的实用性。

（五）有效性

患者通过作业治疗，患者身心机能得到改善，有效地提高日常生活质量和工作技能。

（六）差异性

选择作业治疗活动具有个体的差异性，如年龄、性别、文化背景等不同，所选择的作业治疗方法也有可能不一样。

（七）趣味性

作业活动的选择多以患者的个人意愿、兴趣、爱好作为选择的依据，尤其是一些休闲娱乐活动、工艺、园艺及手工操作等活动，具有很强的趣味性，不仅可以训练患者的肢体功能，还可以愉悦心情，改善情绪，调节心理功能。

（八）主动性

在进行作业治疗活动中，要求患者积极、主动参与作业治疗的全过程，强调患者的主动参与作用及主动性，对提高患者的治疗效果具有非常重要的意义。

（九）灵活性

可根据患者的具体情况，对患者活动的强度、难度、时间频率等方面灵活地进行调节，也可根据患者的意愿和兴趣，或在一定的范围内，让患者自己选择作业活动。

（十）社会性

作业治疗不仅能改善患者日常生活活动能力，也能改善和提高患者的学习能力、工作能力和社会的适应能力，是患者回归家庭和社会的桥梁，是促进患者适应社会、融入社会不可或缺的一种重要手段。

二、作业活动分析内容

作业活动分析的具体内容应考虑如下几点：分析作业活动类型；分析作业活动的技能；分析作业活动的需求；分析患者的个体状况；分析患者完成作业活动的过程情况；分析患者所处的环境条件，因地制宜地选择作业活动。

三、作业活动分析方法

作业活动分析方法主要是针对上述作业活动分析的内容及特性，具体、逐一地对患者的作业活动，即该作业活动的行为构成及场景因素等进行分析和评定。

根据评定得分结果，以确定该项活动任务是否适合该患者。通过分析、比较作业活动治疗前后的得分差异，可判断患者的疗效，为选择最佳的作业治疗方案提供依据。

第三节　作业评定

作业评定是康复评定的重要组成部分，它主要是针对患者在作业活动方面存在的问题，功能障碍的程度，尤其是对患者在日常生活、工作和休闲娱乐等活动中的独立性情况进行评定。

作业评定是作业治疗的前提和基础，是制订作业治疗计划、选择作业治疗方法的重要依据。作业评定贯穿于作业治疗的全过程。

一、常用作业评定内容

(一)感觉及运动功能

感觉及运动功能是维持躯体运动或活动的基本要素，包括感觉、知觉、肌力、耐力、关节活动度、关节稳定性、原始反射、肌腱反射、精细运动、协调运动、平衡功能、单侧、双侧肢体活动及对外界刺激的接受和处理活动情况等。

(二)认知功能

包括注意、记忆、定向、知觉及思维等，认知功能是综合运用脑的高级功能的能力，包括觉醒水平、定向力、注意力、记忆力等。

考点提示▸ 日常生活活动包括衣、食、住、行和个人卫生

(三)日常生活活动能力

日常生活活动能力评定是完全从患者实用的角度来进行评定，它是对患者一种综合活动能力的测试，日常生活活动一般包括衣、食、住、行和个人卫生等五个方面的内容。

(四)社会心理功能

社会心理功能是指个人进入社会和处理情感方面的能力，包括自我认识、自我表达、自我价值、自我控制、社会及人际关系等。

(五)环境评定

为了让患者更好地适应环境，提高患者的生存质量，我们应对其居住、生活及工作环境进行实地考察、分析和评估，寻找出不利于患者活动的环境因素及安全因素，并提出改造意

见，最大限度地提高患者的独立性，促进其融入社会。

（六）职业能力评定

通过职业能力的评定可判断患者是否具有职业发展的可能性，是否具有真正回归社会的能力。

二、作业评定注意事项

在评定过程中，治疗师应与患者一起找出患者在日常生活、工作、休闲等活动中亟待解决的问题，共同制订作业治疗方案，使作业治疗更具有目标性。其具体评定时应注意如下几点：根据患者功能障碍情况选择适宜的评定方法；选择标准化的评定方法；重视发挥患者的主动参与性；作业治疗师要重视和加强与患者的沟通能力；评定时应注意适当的时间、地点及患者的生理状况；评定中注意环境因素的影响。

第四节 作业治疗计划的制订

制订作业治疗计划，要根据患者功能评定的结果，并结合患者个体情况，设定康复治疗目标，综合考虑选择作业治疗方法，以达到最佳康复效果。在实施治疗计划的过程中，要定期地对康复治疗的进展及效果进行评估，以便不断修正作业治疗计划，调整治疗方案，最终达到恢复患者功能、自理生活、提高生存质量、早日回归家庭、重返社会的目的。作业治疗计划的制订应遵循如下步骤：首先应根据患者功能评定的结果，明确需要解决的问题；第二，根据患者的个体情况，选择作业治疗方案；第三，根据设定的目标，提出具体适宜的作业治疗方法；第四，作业治疗计划的实施过程中的定期评定及计划的修正；最后，出院计划和建议。

案例分析

患者李某，男性，50岁。职业：农民。文化程度：小学。个人爱好：务农种植。住址：某县乡村，家庭背景、经济条件一般。患者目前右侧肢体活动不利，乏力、伴说话吐字不清，情绪不稳，生命体征平稳。诊断：脑梗死。功能评定：肌张力稍高，改良Ashworth分级评定Ⅱ级；Barthel指数50分；Berg评分25分；Brunnstrom偏瘫运动功能评定Ⅲ级。现根据患者目前存在的问题，以及患者个体情况，首先设定以改善患者功能状况为近期目标，制订作业治疗计划如下：

1. 床上翻身、坐起和站立训练，及站立位重心转移、坐位和站立平衡训练。
2. 开展穿脱衣裤、鞋袜训练，以及洗漱、进食等日常生活活动训练。
3. 手功能训练：如手捡豆粒、花生，手指插件等手眼协调等训练。
4. 认知功能训练：如利用蔬菜、水果、日常生活等卡片知识，训练患者记忆、思维能力等，并进行心理辅导、改善心理功能。

5. 言语训练：发声训练，平时可让患者多听收音机，看电视等。

6. 园艺活动：患者功能逐渐恢复并出院后，可利用当地农村资源，开展种植蔬菜、花草等园艺治疗。

以上每项训练治疗，每天进行2~3次、每次30~50分钟。一段时间后再进行功能评定，根据功能改善情况，再修正治疗计划，设定新目标，不断提高患者功能水平，恢复患者生活自理能力。

第五节 作业治疗处方

考点提示 作业治疗处方的评定内容

临床作业治疗是在康复医师指导下，由康复医师开出作业治疗处方，由作业治疗师执行。作业治疗处方是实施作业治疗的指导性的医疗文书，是康复治疗处方之一。作业治疗处方应包括：患者一般情况、功能评定、目前存在的障碍问题、康复治疗目标、作业治疗内容及方法、注意事项等内容。

知识链接

作业治疗处方的评定、治疗目标、项目、治疗剂量和注意事项。作业活动的生物力学分析和神经发育分析。作业分析形势。

二维码2-1

第三章

日常生活能力评定

学习目标

1. 掌握日常生活活动能力训练的概念、基本方法及临床常见疾病的体位摆放方法(床上活动训练)。
2. 熟悉日常生活活动能力训练的内容。
3. 了解日常生活活动能力训练的注意事项。

第一节　概述

一、日常生活活动能力训练的概念

日常生活活动能力(activities of daily living, ADL)是维持一个人的日常生活活动所必须的基本活动,有广义和狭义之分,广义的日常生活活动是指人们为了达到独立生活而每天必须反复进行的活动,即包括基本的日常生活活动(如衣、食、住、行、个人卫生等活动),还包括人与人之间的交往能力,经济上、社会上、职业上达到独立的一些活动(如打电话、购物、乘坐交通工具等)。狭义的日常生活活动仅指基本的日常生活活动。

二、日常生活活动能力训练的目的

日常生活活动能力训练的主要目的有以下几个方面:首先,建立患者的自我康复意识,充分发挥其主观能动性,提高其自信心,重建独立生活的激情;其次;调动并挖掘其自身潜力,使其达到生活自理或把对他人的依赖程度降至最低;第三,进一步改善患者的躯体功能,包括关节的灵活性、机体的协调性与平衡能力,以适应日后回归家庭、重返社会的需要;第四,通过在日常生活环境中进行训练,对特定动作的分析,找出存在的主要问题,提出解决问题的方法;第五,给予患者使用辅助具或自助具方面的建议,使其在辅助性装置的帮助下,达到最大限度的生活自理能力。

考点提示 日常生活活动能力训练原则

三、日常生活活动能力训练的原则

进行日常生活活动训练前，首先要进行日常生活活动能力的评定，根据评估结果，制订出可行的训练计划，有步骤地实施训练计划，训练时要注意以下原则：第一，了解患者及其家属对日常生活活动训练的要求，充分调动患者及家属参与训练的积极性。第二，了解患者目前的功能水平、病程阶段，找出影响其独立生活的主要问题，提出训练目标。第三，训练应以目标为中心，满足社会角色与个人需求。第四；训练应由易到难，从简单到复杂，突出重点。训练中，可将每一动作分解成若干个部分进行练习，熟练后再结合起来整体练习。第五；训练最好让患者能在真实的、有居室、卫生间、厨房灯家具设备的环境中进行训练。第六，训练时间最好与作息时间相一致。第七，在进行训练时，可适时充分地配合其他治疗项目同时进行，以促进患者机体体能的恢复、增加关节活动度、增强肌力和提高动作的协调性等。

第二节　日常生活活动能力训练内容及步骤

一、日常生活活动能力训练的内容

（一）床上活动训练

床上活动是日常生活活动中非常重要的内容，功能障碍的患者要达到最大限度的生活独立，通常由治疗师指导从床上开始训练，床上活动等。

（1）床上翻身：是患者最基本的日常活动，是完成穿衣、站立、转移等基本日常生活活动的前提条件。

（2）床上卧位移动：旨在提高患者床上生活自理能力、转移能力和训练意识，对预防压疮的发生具有重要作用。

（3）桥式运动：在提高床上生活自理能力的同时，有助于训练骨盆的控制能力，也是床上移动、坐起、行走的基本保证。

（4）床上坐起与躺下：是患者独立进食，洗漱，排便的前提条件，与此同时能激励患者增强自信心，为日后下床活动做好准备。

（5）床上移动：目的是让患者学会重心的转移，使患者用臀部在床上移动。

（二）转移活动训练

（1）站立与坐下：包括由坐位站起、由立位坐下及站立位的静态平衡和动态平衡训练。

（2）床-椅之间的转移及轮椅活动：床-椅之间的转移包括床与扶手椅、床与轮椅之间的转移；轮椅活动包括乘坐轮椅进入厕所与浴室等。

（3）室内外行走及乘坐交通工具：室内行走包括在地板行走及水泥地面上行走。室外行走在水泥路面、碎石路面、泥土路面上行走，上下坡、上下楼梯。乘坐交通工具包括上下汽车、自行车、火车等。

（三）自我照顾训练

（1）更衣：包括自己穿脱不同样式的上衣、裤子及鞋、袜等。

（2）个人卫生：包括使用餐具及如何改进餐具以适合患者的需要。

（3）饮食：训练内容主要包括洗漱，修饰，大小便的控制及便后清洁等。

（四）家务活动训练

（1）家务活动：洗衣、做饭、购物、清洁卫生、经济管理、照料小孩等。

（2）社会活动：上街购物、使用交通工具、进餐馆就餐、到公共场所娱乐等。

二、日常生活活动能力训练的步骤

（一）收集资料

日常生活活动能力训练开始之前需要收集相关资料，评估患者 ADL 的能力及措施。

（1）身体因素：如年龄、性别、身体一般状况、关节活动度、肌力、运动的平衡性、协调性、耐力等。

（2）精神心理因素：感知和认知的综合功能、理解力、判断力、适应力及患者的欲望、依赖性、情绪等因素。

（3）社会和环境因素：生活环境、居住条件、家庭成员及关系、经济状况等。

（二）评价分析

（1）分析患者的表现及与其表现有关的问题。

（2）观察患者并用基本成分来比较他（她）的表现，选出患者可能完成的动作，并以此决定训练的程序，首先训练最常用的、较易掌握的动作。

（3）分析日常生活动作群的组成，是由一些基本动作结合起来，从而完成一项日常生活活动过程。

（三）确定目标

训练目标可以由患者及治疗师共同协商确定。

（四）实施训练

结合患者的具体情况选择适当的训练方法。

第三节　日常生活活动能力训练方法

一、床上活动训练

（一）偏瘫患者的床上活动训练

1. 偏瘫患者床上翻身

（1）偏瘫患者向患侧翻身（图 3-1）

考点提示 偏瘫患者向健侧翻身、向患侧翻身

1）患者健手握住患手，屈髋、屈膝，上肢伸肘上举大于90°。

2）健侧上肢带动换侧上肢摆动，当摆向患侧的同时，屈颈向患侧转动头部，利用摆动的惯性躯干，完成肩胛带、骨盆的运动。

3）健侧腿跨过患侧，完成向患侧翻身动作。

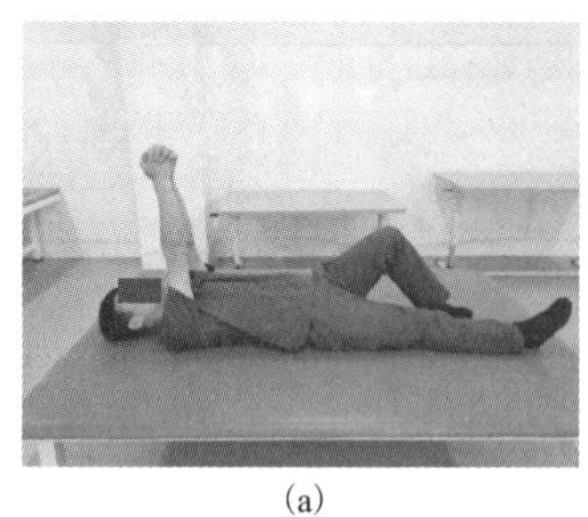
(a)

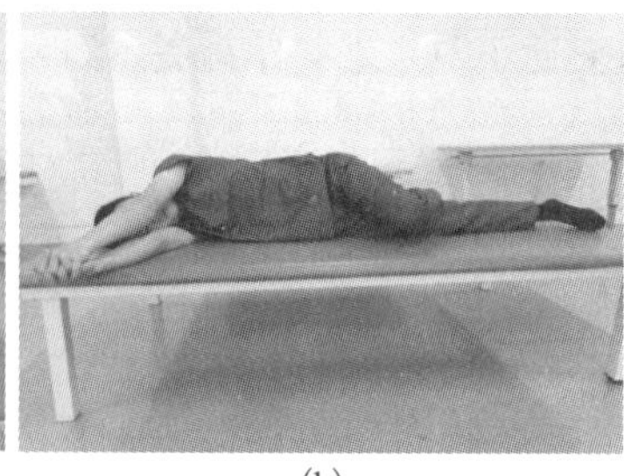
(b)

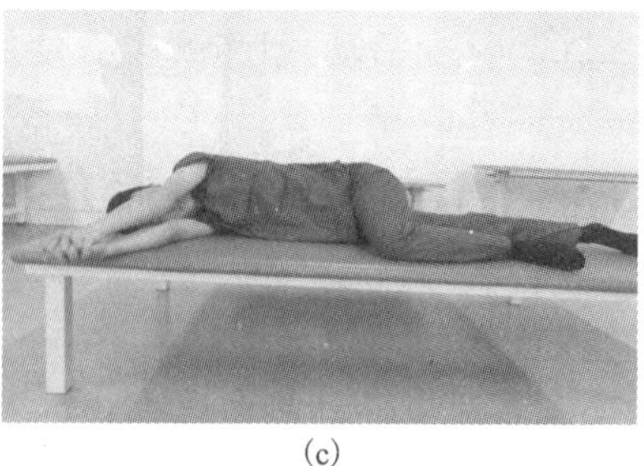
(c)

图3-1 偏瘫患者向患侧翻身

（2）偏瘫患者向健侧翻身（图3-2）

1）健手握住患手，上肢伸肘上举大于90°，健侧下肢屈曲，插入患侧腿下方。

2）健侧上肢带动患侧上肢来回摆动，向健侧转动头部，依靠躯干的旋转，带动骨盆转向，同时利用健侧伸膝的力量带动患侧身体完成健侧的翻身运动。

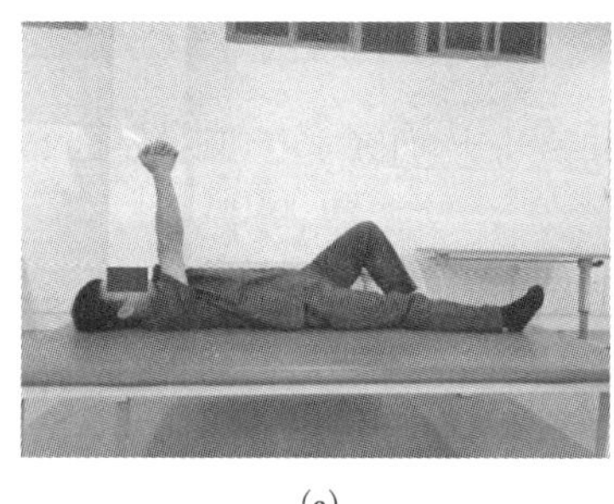
(a)

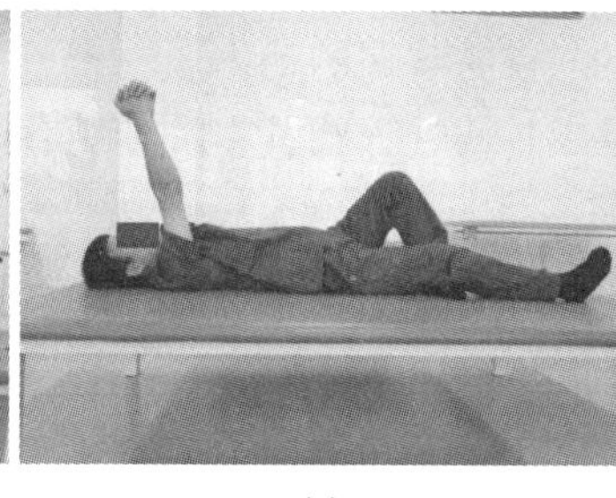
(b)

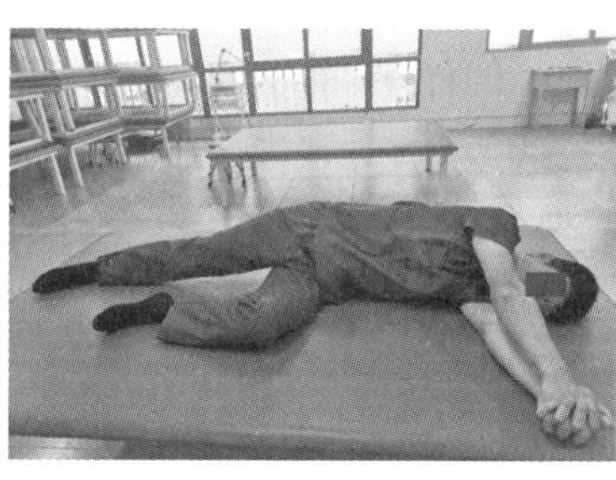
(c)

图3-2 偏瘫患者向健侧翻身

（3）偏瘫患者床上翻身注意事项

1）患者向患侧翻身时，患侧上肢应置于身体前方，稍外展，防止患侧肢体受压。

2）治疗人员站在患者的患侧保护患者。

3）患者向健侧翻身首次不能完成时，治疗师可以协助完成屈髋屈膝及骨盆的转动。

4）患者向健侧翻身时，尽量使患侧肩部前伸，防止患侧忽略导致患肩被牵拉脱位、疼痛。

2. 偏瘫患者床上卧位移动

（1）偏瘫患者床上横向移动（图3-3）

1）健侧下肢屈曲，插入患侧腿下方，健侧带动患侧下肢向健侧移动。

2）健侧下肢从患侧抽出并屈髋、屈膝，抬起臀部移向健侧。

3)以头部和臀部为支撑，将躯干移向健侧，完成整个活动过程。

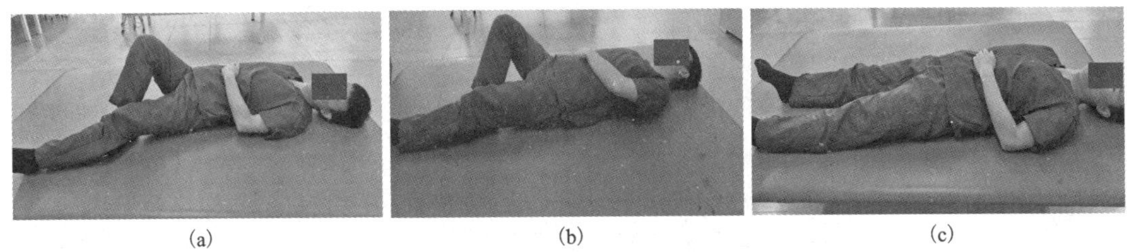

(a)　(b)　(c)

图 3-3　偏瘫患者横向移位

(2)偏瘫患者床上纵向移动(图 3-4)

1)健侧下肢屈髋屈膝，足平放于床面。

2)健足和肘部为支撑，抬起臀部向上移动身体，完成整个活动过程。

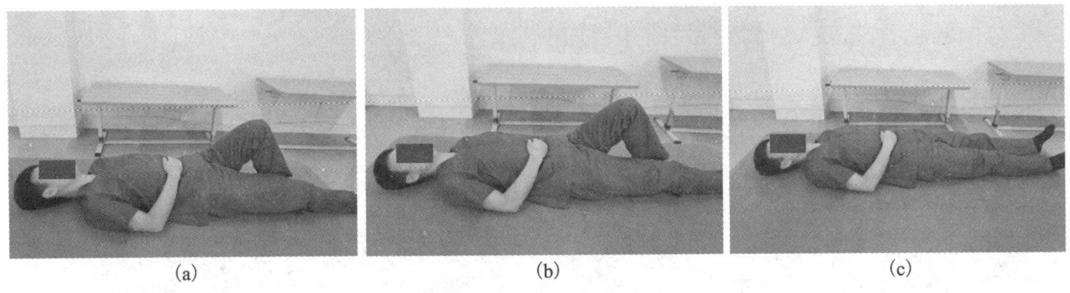

(a)　(b)　(c)

图 3-4　偏瘫患者纵向移位

3. 桥式运动

桥式运动训练是偏瘫患者床上活动训练的难点，并对患者骨盆的控制、平衡稳定及以后的步态训练均有重要的意义。

(1)桥式运动的方法(图 3-5)

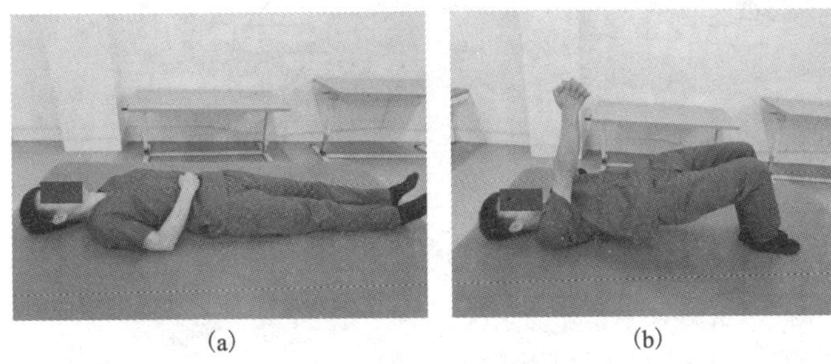

(a)　(b)

图 3-5　桥式运动

1)仰卧于床面，双下肢屈曲，双足平放在床面。

2)双上肢伸展，双手交叉，健手握住患手，患侧拇指在上，双肩屈曲 90°。

3)依靠背部及双足的支撑，将臀部抬离床面，保持稳定，完成双桥训练。

(2)桥式运动的注意事项

1)抬起臀部时尽可能伸髋。

2)双足平放于床面，足跟不能离床。

3)患者不能完成时，治疗师可以协助患侧的膝部和踝部，当臀部抬起时在膝部向足端加压。

4)完成动作时双膝关节尽可能并拢，防止联带运动的出现，诱发痉挛。

考点提示 偏瘫患者卧坐位训练

4. 偏瘫患者床上坐起

(1)偏瘫患者辅助坐起

1)健足从膝关节下插到患侧腿下，将患手置于辅助者肩上，辅助者扶住患者双肩。

2)辅助者扶起患侧肩，同时患者用健侧肘支撑，抬起上身。

3)患者将双下肢移至床下，伸展肘关节，支撑身体，坐起。

4)调整姿势，保持坐位。

(2)偏瘫患者独立从健侧坐起(图 3-6)

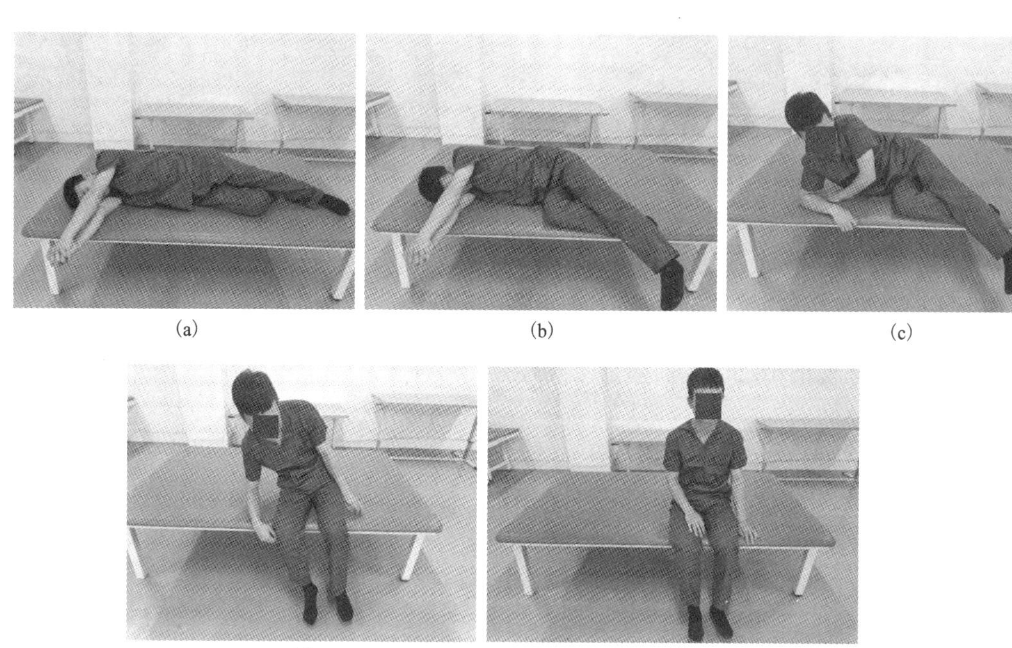

(a) (b) (c) (d) (e)

图 3-6 偏瘫患者独立从健侧坐起

1)先按照健侧翻身的步骤翻成健侧卧位。

2)健手拉住患手与枕前，双腿交叉，用健侧腿将患侧下肢移至床边。

3)健侧肘屈曲于体侧，前臂旋前，用肘及手撑起身体坐起。

4)调整姿势，保持坐位。

(3)偏瘫患者独立从患侧坐起

1)先按照患侧翻身的步骤翻成患侧卧位。

2)用健侧腿将患侧腿下肢移至床外。

3)健手支撑于患侧床面，伸直健侧上肢，撑起身体从患侧坐起。

4)调整姿势，保持坐位。

(4)偏瘫患者床上坐起的注意事项

1)从健侧坐起较患侧坐起容易，但患侧坐起可以鼓励患者注意到患侧的存在，促进患者使用患侧上肢和下肢。

2)坐起训练要求患者具备一定的坐位平衡能力和姿势的控制能力。

3)注意防止过度用力而诱发肢体痉挛。

5. 偏瘫患者坐位到卧位

(1)偏瘫患者独立从患侧躺下

1)坐于床边，患手放在大腿上，健腿交叉置于患腿后方。

2)健手从胸前横过于身体，支撑在患侧髋部旁边的创面上。

3)患腿在健腿的帮助下抬到床上。

4)当双腿放在床上后，患者逐渐将患侧身体放低，直至躺在床上，在身体躺下的过程中双腿保持屈曲。

(2)偏瘫患者独立从健侧躺下

1)坐于床边，患手放在大腿上，健腿交叉置于患腿后方。

2)身体向健侧倾斜，以健侧肘部支撑于床上。

3)患腿在健腿的帮助下抬到床上。

4)当双腿放在床上后，患者逐渐将身体放低，最后躺在床上。然后依靠健足和健手支起臀部向后移动到床的中央。

(3)偏瘫患者辅助躺下

1)患者坐于床边，患手放在大腿上，健腿交叉置于患腿后方。

2)辅助者站在其患侧，用一侧上肢托住患者的颈部和肩部。

3)辅助者微屈双膝，把另一侧手放在患者腿下，当患者从患侧躺下时帮助将其双腿抬到床上。

考点提示▸ 脊髓损伤患者床上训练

4)辅助者转到床的另一侧，将双侧前臂置于患者的腰及大腿下方。患者用健手用力向下支撑床面，同时辅助者将患者髋部拉向床的中央。调整好姿势，取舒适的患侧卧位。

(二)脊髓损伤患者的床上活动训练

1. 脊髓损伤患者床上翻身

对早期患者应避免做脊柱的旋转动作，以免影响脊柱的稳定。急性不稳定期过后，可开始翻身训练。

(1)C6完全性损伤患者独立从仰卧位到俯卧位翻身(向右侧翻身)(图3-7)

1)患者仰卧，双上肢上举并向身体两侧用力摆动。

2)摆动幅度足够大时，头转向右侧，同时双上肢用力甩向右侧，借助上肢甩动的惯性带动躯干和下肢翻成俯卧位。

3)用左前臂支撑于床面并承重，右肩进一步后拉，右侧上肢从身体下方抽出，使两侧前臂同等负重。

4)将双上肢置于身体两侧，完成翻身动作。

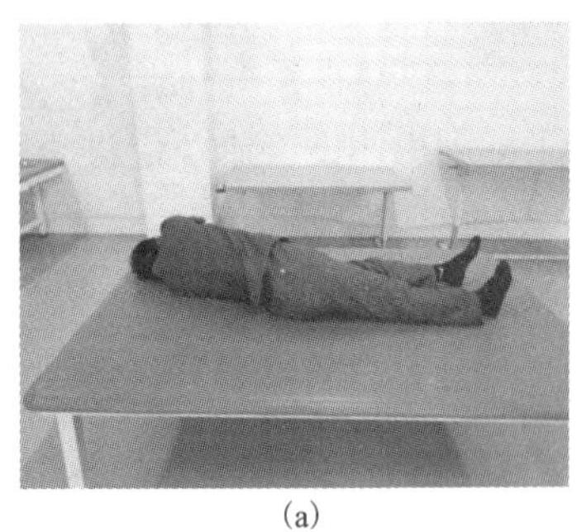
(a)
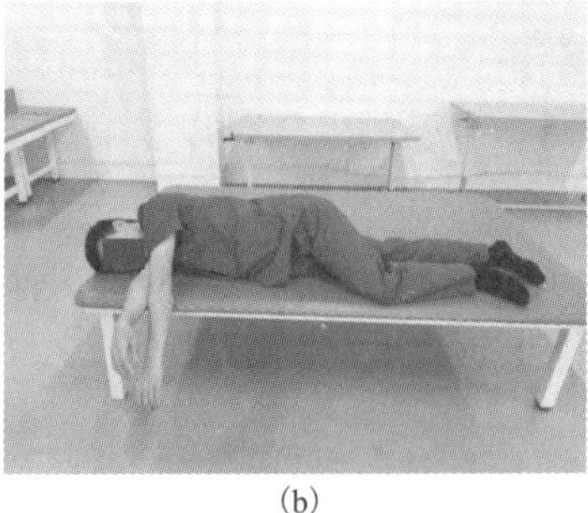
(b)
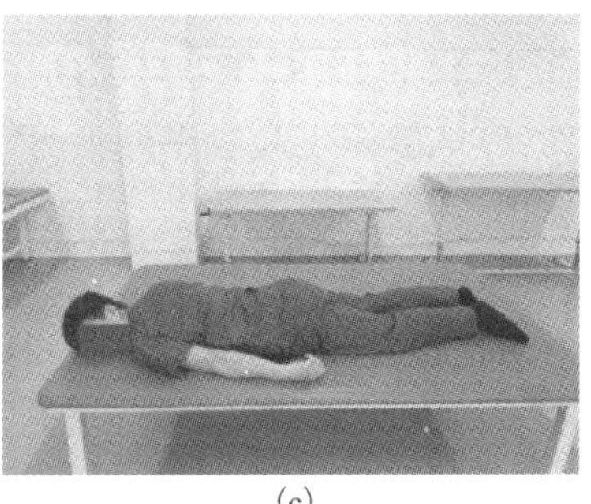
(c)

图 3-7　C6 完全性损伤患者独立从仰卧位到俯卧位翻身

(2)胸、腰段脊髓损伤患者翻身训练

能够较容易地独立完成床上翻身，可采用 C6 损伤患者的独立翻身方法或直接利用肘部和手的支撑向一侧翻身。

(3)四肢瘫患者辅助下从仰卧位到侧卧位翻身(图 3-8)

1)患者仰卧位，治疗师位于患者的右侧，帮助患者将右上肢横过胸前，将右下肢跨过左下肢，右足置于左侧床面。

2)治疗师一只手置于患者右侧腰下，另一只手置于患者右侧髋部下方，用力推动患者髋部向上，使患者成左侧卧位。

3)帮助患者调整好卧姿。

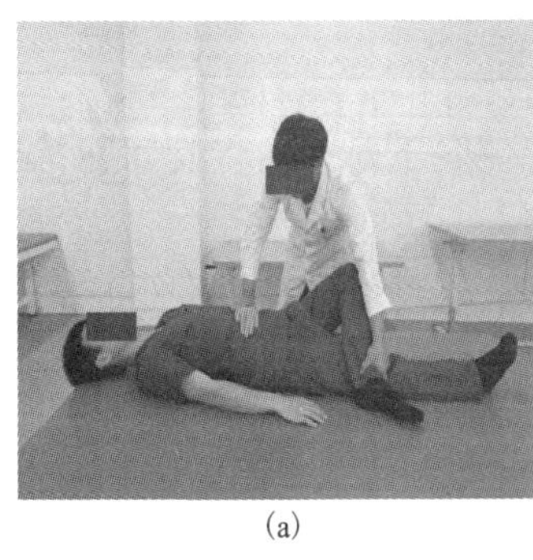
(a)
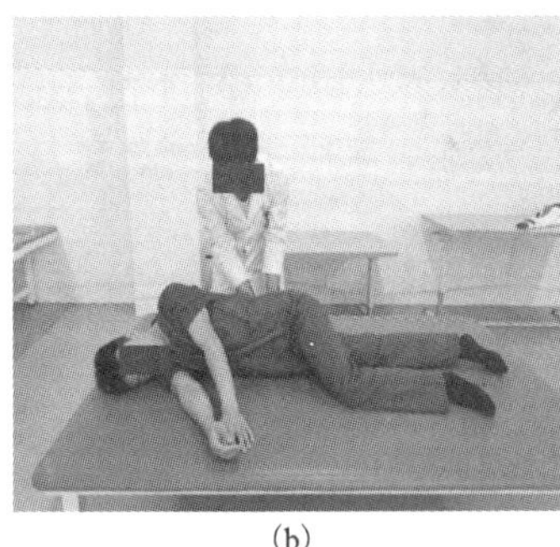
(b)
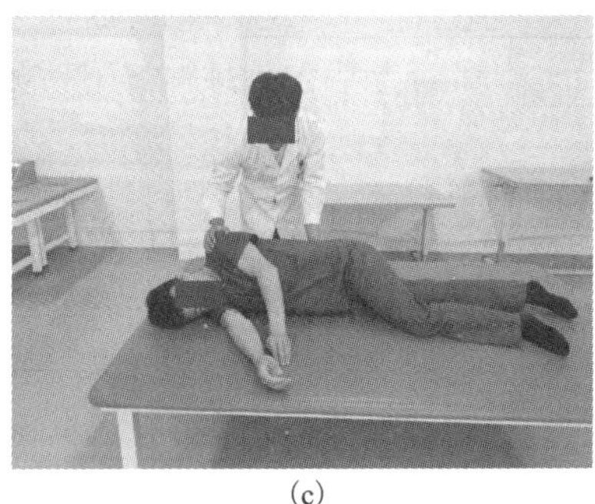
(c)

图 3-8　四肢瘫患者辅助下从仰卧位到侧卧位翻身

考点提示　脊髓损伤患者坐卧位训练

2. 脊髓损伤患者床上坐起及躺下

(1)C6 完全性损伤患者独立坐起

方法一：患者仰卧，双上肢伸展上举并向身体两侧用力摆动，借助上肢甩动的惯性带动上部躯干旋转翻向左侧；先用肘部支撑床面，然后变成仰卧位双肘支撑，抬起上身；将体重移到右肘上，然后将左肘移近躯干；保持头、肩前屈，将右上肢撤回身体右侧，并用双肘支撑保持平衡；再将身体转向左肘支撑，同时外旋右上肢，在身体后伸展，用右手支撑床面；调整身体重心向右上肢转移，同样外旋左上肢，在身体后伸展，用左手支撑床面；慢慢交替将双手从身后向前移动，直至体重移到双下肢上，完成坐起动作，保持长坐位。

方法二：患者仰卧，双上肢伸展上举并向身体两侧用力摆动，借助上肢甩动的惯性带动上部躯干旋转翻向左侧，维持左侧卧位；双肘屈曲，使用前臂支撑床面，并交替移动前臂，把身体和头部从床头移至床左下角；以右手腕勾住右侧腘窝，左手支撑床面，头及躯干向右侧摆动，顺势坐起。

(2)胸、腰段脊髓损伤患者独立坐起：T1 以下脊髓损伤患者上肢功能完全正常，躯干部分瘫痪，下肢完全瘫痪。

1)患者仰卧位，双上肢上举，用力摆动，利用惯性将一侧上肢甩过身体另一侧，完成翻身动作。

2)双肘支撑，再将身体重心左右交替变换，同时变成手支撑。

3)调整身体位置，完成坐起动作。

(3)C6 完全性损伤患者利用上方吊环由仰卧位坐起

1)患者仰卧位，用右手腕勾住上方吊环。

2)通过曲肘动作向吊环方向拉动身体，并依靠左肘支撑体重。

3)在吊环内继续屈曲右肘关节，并承重，同时将左肘移近躯干。

4)用左肘支撑体重，右上肢在外旋上举屈曲，用右手腕抵住吊环链条。

5)用右上肢承重，左上肢在身体后侧外旋并伸肘支撑床面。

6)体重移至左上肢，右上肢从吊环中取下，在身体后方外旋伸肘支撑于床面。

7)从身后交替向前移动双手，直到躯干直立、上下肢承重，完成长坐位。

(4)C6 完全性损伤患者独立躺下

1)患者取长坐位，双手在髋后支撑，保持头、肩向前屈曲。

2)身体向右后侧倾斜，用右肘承重。

3)屈曲左上肢，将一半体重转移至左肘。

4)任然保持头、肩屈曲，交替伸直上肢直到躺平。

(5)胸、腰段脊髓损伤患者独立有坐位躺下，与由仰卧位坐起的方法顺序相反。

3. 脊髓损伤患者床上长坐位移动

脊髓损伤患者在床上取屈髋伸膝的坐位方式。

(1)C6 完全性损伤患者床上纵向移动(图 3-9)

1)取长坐位，双下肢外旋，膝关节放松，头、肩、躯干充分前屈，头超过膝关节，使重心线落在髋关节前方，以维持长坐位平衡，双手靠近身体，在髋关节稍前一点的位置支撑。

2)双手用力支撑抬起臀部，同时头、躯干向前屈曲，使臀部向前移动。

3)上肢帮助下肢摆正位置，调整坐位姿势。

(2)C6 完全性损伤患者床上横向移动(图 3-10)

1)取长坐位，右手半握拳置于床面，紧靠臀部。左手放在与右手同一水平且离臀部约 30 cm 的地方，肘伸展，前臂旋后或中立位。

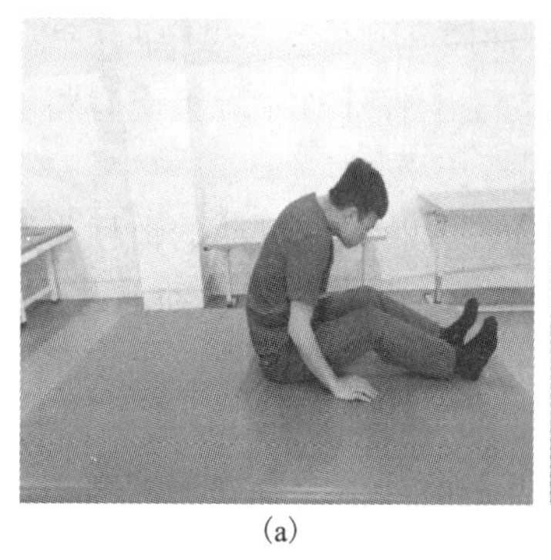
(a)

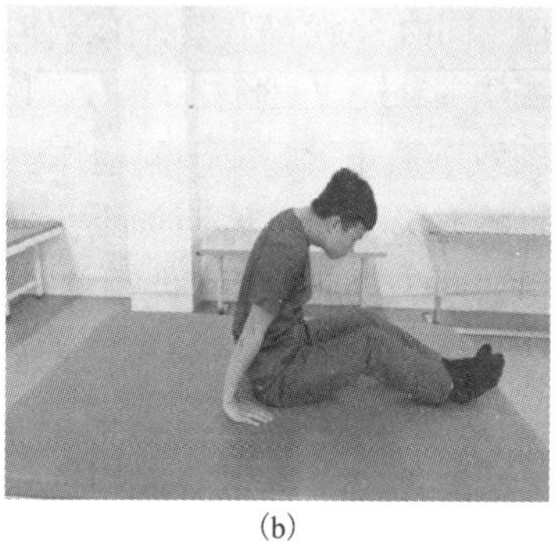
(b)

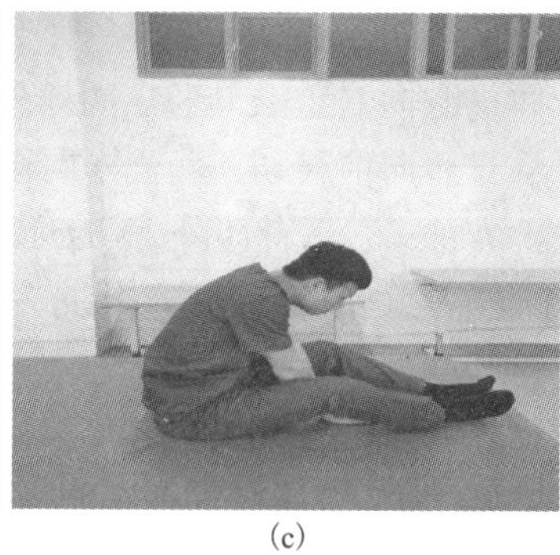
(c)

图 3-9　C6 完全性损伤患者床上纵向移动

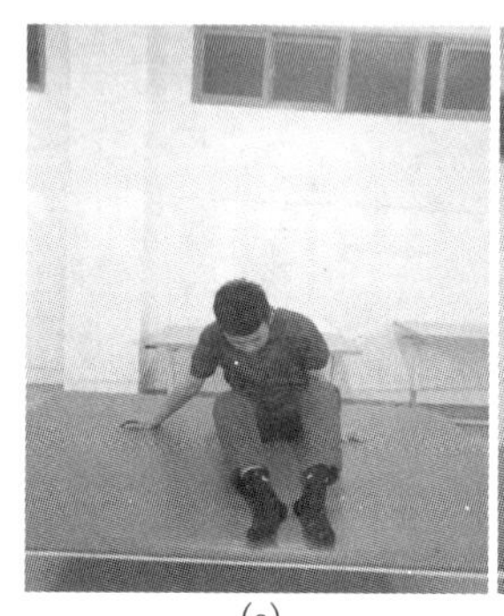
(a)

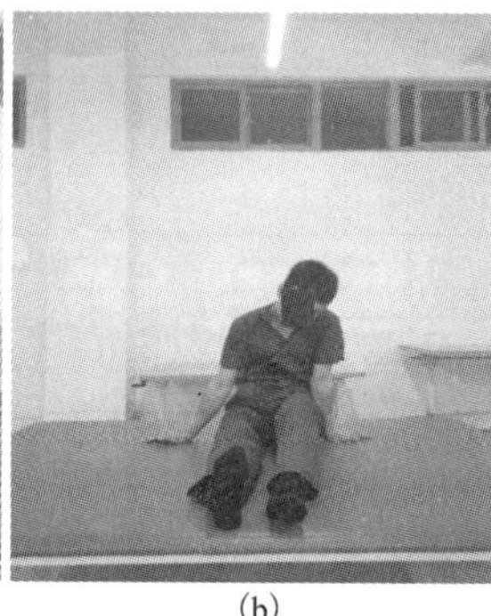
(b)

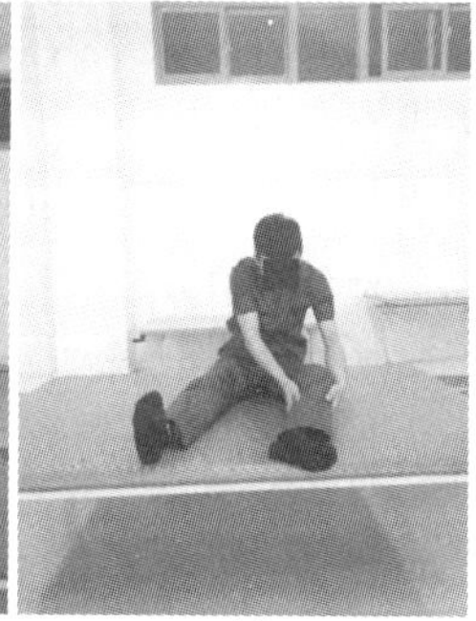
(c)

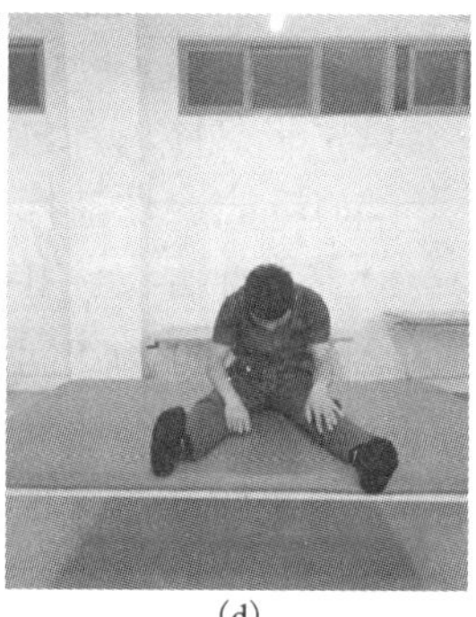
(d)

图 3-10　C6 完全性损伤患者床上横向移动

2) 双上肢充分伸展并支撑体重，躯干前屈，抬起臀部。

3) 将躯干移向左侧，臀部放到床面上，用上肢将双腿位置摆正。

二、转移活动训练

转移活动训练是患者独立完成各项日常生活活动的基础，转移活动对于康复治疗的实施以及康复效果的实现具有重要的意义。

(一) 偏瘫患者的转移训练

1. 坐位与立位之间的转移

(1) 独立由坐位到立位的转移

1) 患者床边坐位，双足着地，两足间距与肩同宽，两足跟落后于两膝，两足摆放时患足稍靠后，以利负重及防止健侧代偿。

2) 双手 Bobath 握手，双上肢向前充分伸展。

3) 身体前倾，重心前移，患侧下肢充分负重。

4) 当双肩向前超过双膝位置时，伸展髋、膝关节，抬臀，双腿同时用力慢慢站起，立位时双腿平均负重。

(2)独立由立位到坐位的转移

1)患者背靠床站立，双下肢平均负重，双手 Bobath 握手，双上肢向前伸展。

2)在保持脊柱伸直状态下躯干前倾，两膝前移，屈膝、屈髋。

3)慢慢向后、向下移动臀部，平稳坐于床上。

4)调整好坐位姿势。

(3)辅助由坐位与立位的转移

1)患者坐于床边或椅子上，躯干尽量挺直，双足平放地上，患足稍偏后。

2)患者 Bobath 握手双上肢前伸，辅助者站在患者患侧，面向患者，指引患者躯干充分前倾，髋关节尽量屈曲，不要出现弯腰、低头动作，并注意引导患者患侧承重。

3)辅助者进一步引导患者将重心向前移到足前掌部，一手放在患膝上，重心前移时帮助把患膝向前拉，另一手放在对侧臀部帮助抬起身体。

4)患者伸髋、伸膝，抬臀离开床面后挺胸直立。

5)起立后患者双下肢应平均负重，辅助者可用膝顶住患膝以防“打软”。

注意：辅助者指引患者躯干充分前倾，髋关节尽量屈曲，不要出现弯腰、低头动作，并引导患者患侧承重。

(4)辅助由立位与坐位的转移

由立位到坐位的辅助转移与坐位到立位顺序相反，但应注意：

1)患者必须学会向前倾斜躯干，并保持脊柱伸直。患者必须学会两侧臀部和下肢平均承重。

2)辅助者向患侧足跟方向下压患膝，鼓励患者站立时两腿充分负重。

3)辅助者应教会患者在完全伸膝前将重心充分前移。

考点提示▸ 脊髓损伤患者床轮椅转移训练

2. 床与轮椅之间的转移

(1)床到轮椅之间的独立转移

1)患者坐在床边，双足平放于地面上。将轮椅置于患者健侧，与床成45°角，刹住轮椅手闸，向两侧移开脚踏板。

2)患者用健手抓握轮椅远侧扶手，患手支撑于床上，患足位于健足稍后方，双足全掌着地，与肩同宽。

3)患者躯干前倾，健手用力支撑，抬起臀部，以双足为支点转动躯干直至背对轮椅，确信双腿后方贴近并正对轮椅后坐下。

4)调整坐位姿势，放下脚踏板。

由轮椅返回病床的转移与上述顺序相反。

(2)辅助下由床到轮椅的转移

1)患者坐在床边，双足平放于地面上。将轮椅置于患者健侧，与床成45°角，刹住轮椅手闸，向两侧移开脚踏板。

2)辅助者面向患者站立，双膝微屈，腰背挺直，双足放在患足两侧，用双膝内外固定患膝，防止患侧下肢屈膝或足向前方移动。

3)辅助者一手从患者患侧腋下穿过置于患侧肩胛上，抓住肩胛骨的内缘，并将患侧前臂搭在自己的肩上；另一手托住患者健侧上肢，使其躯干前倾。引导患者将重心前移至足前掌部，直至患者的臀部抬离床面，同时嘱咐患者抬头。

4）辅助者引导患者转身，使患者臀部转向轮椅坐下。

5）调整姿势使坐位稳定舒适。

由轮椅返回床的转移与上述顺序相反。

3. 轮椅与座厕之间的转移

（1）轮椅到座厕的独立转移（图 3-11）

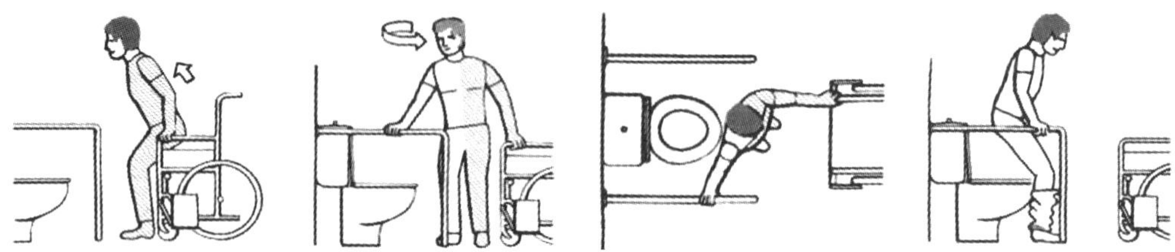

图 3-11　偏瘫患者由轮椅到座厕的独立转移

1）患者驱动轮椅正面接近座厕，刹住轮椅手闸，移开脚踏板。

2）使用支撑轮椅扶手站起。

3）用健手抓住对角线侧座旁扶手，然后健足向前迈一步，健侧上下肢同时支撑，向后转动身体，使臀部正对座厕。

4）将患手先由轮椅一侧扶手移到另一侧扶手上，再移到座厕旁另一侧扶栏上，站稳。

5）脱下裤子，确信双腿后方贴近座厕，慢慢坐下。

由座厕返回轮椅动作与上述相反。

（2）轮椅到座厕的辅助转移（图 3-12）

1）患者乘坐轮椅正面接近座厕，刹住轮椅手闸，移开脚踏板，轮椅与座厕之间留有一定空间，以便于辅助者活动。

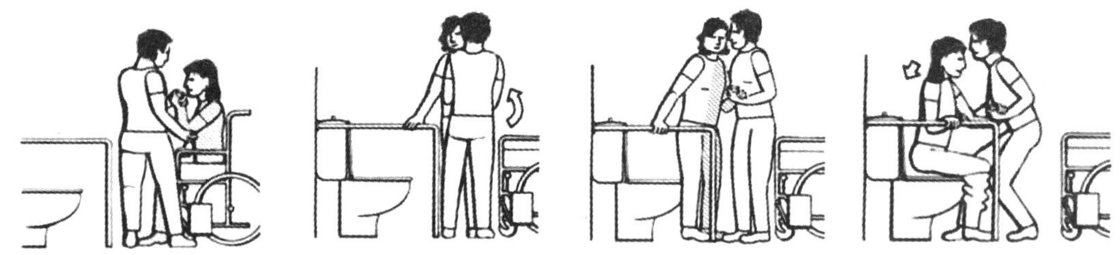

图 3-12　偏瘫患者由轮椅到座厕的辅助转移

2）辅助者立于患者患侧，面向患者，一足位于患者前面，另一足位于轮椅旁；与患者同侧手穿拇握法握住患手，另一手托住患侧肘部。

3）患者以健手支撑轮椅扶手，同时患手拉住辅助者的手站起，然后患者用健手抓住座厕旁的扶栏。

4)辅助者和患者同时移动双足向后转身，直到患者双腿后方贴近座厕，调整姿势站稳。

5)脱下裤子，辅助者协助患者臀部向后、向下移动坐于座厕上。

由座厕返回轮椅动作与上述相反。

4. 轮椅与浴盆间的转移

(1)独立由坐位进出浴盆(图 3-13)

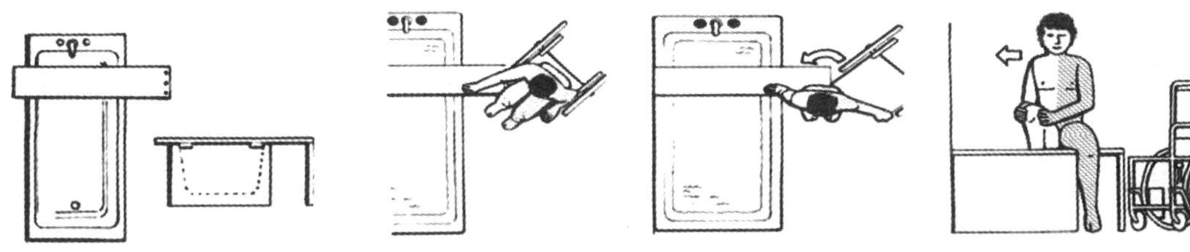

图 3-13　偏瘫患者独立由坐位进出浴盆

1)患者驱动轮椅与浴盆成 45°角，健侧靠近浴盆，轮椅与浴盆之间留有一定间隙，以便放置浴板。刹住轮椅手闸，卸下近浴盆侧轮椅扶手，移开脚踏板，双足平放于地面上。

2)浴盆注满水，然后脱下衣裤。

3)患者用健手支撑在浴板上，患手支撑于轮椅扶手，同时用力撑起上身，以下肢为轴转动身体，直至双腿后侧贴近浴板，先将患手移到浴板一端，然后向下坐到浴板上。

4)患者将两腿先后跨进浴盆，然后移到浴盆中央上方坐好。

5)患者将身体移入浴盆中。

出浴盆动作与上述相反。

(2)辅助下由坐位进出浴盆

1)患者乘坐轮椅与浴盆成 45°角，健侧靠近浴盆，轮椅与浴盆之间留有一定间隙，以便放置浴板。刹住轮椅手闸，卸下近浴盆侧轮椅扶手，移开脚踏板，双足平放于地面上。

2)辅助者立于患者患侧，面向患者，用同侧手穿拇握法握住患手，另一手托住患侧肘部。

3)患者用健手支撑在浴板上，同时患手拉住辅助者的手站起。患者以下肢为轴转动身体，直至双腿后侧贴近浴板，然后向下坐到浴板上。

4)患者自行将健腿跨进浴盆，辅助者帮助把患腿放入浴盆，然后移到浴盆中央上方坐好。

5)辅助患者将身体移入浴盆中。

出浴动作与上述相反。

(二)四肢瘫与截瘫患者的转移训练

1. 床与轮椅之间的转移

(1)独立转移

1)轮椅到床的成角转移(从右侧转移)

患者驱动轮椅从右侧靠近床，与床成 20°~30°角，刹住轮椅手闸，卸下近床侧扶手，移开近床侧脚踏板，双足平放在地面上。患者在轮椅中先将臀部向前移动，右手支撑床面，左手支撑轮椅扶手，同时撑起臀部并向前、向右侧方移动到轮椅上。

2)床到轮椅的成角转移(从右侧转移)

患者坐于床边，双足平放在地面上，轮椅置于患者右侧床边，与床成20°~30°角，刹住轮椅手闸，卸下近床侧扶手，移开近床侧脚踏板。患者右手支撑轮椅远侧扶手，左手支撑床面，同时撑起臀部并向前、向右侧方移动到轮椅上。

3）轮椅到床的侧方转移（左侧身体靠床）

轮椅与床平行放置，刹住轮椅手闸，卸下近床侧扶手。患者将双腿抬到床上。四肢瘫患者躯干控制能力差需用右前臂勾住轮椅把手，以保持坐位平衡；将左腕置于右膝下，通过屈肘动作，将右下肢抬到床上；用同样方法将左下肢抬到床上。

躯干向床侧倾斜，将右腿交叉置于左腿上，应用侧方支撑移动的方法，左手支撑于床上，右手支撑于轮椅扶手上，头和躯干前屈，双手支撑抬起臀部将身体移动到床上。

由床返回轮椅与上述顺序相反。

4）轮椅到床的正面转移（图3-14）

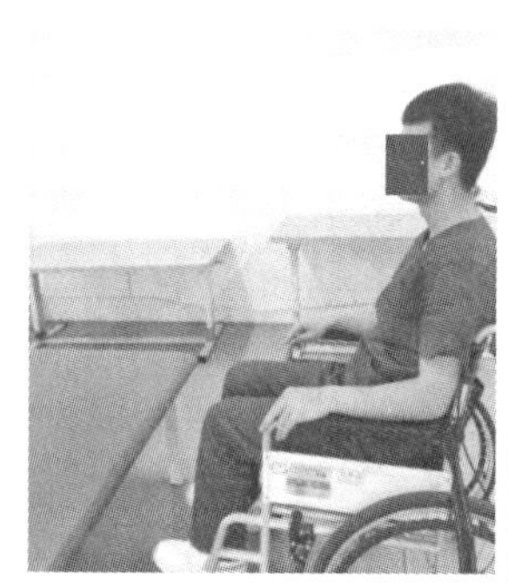
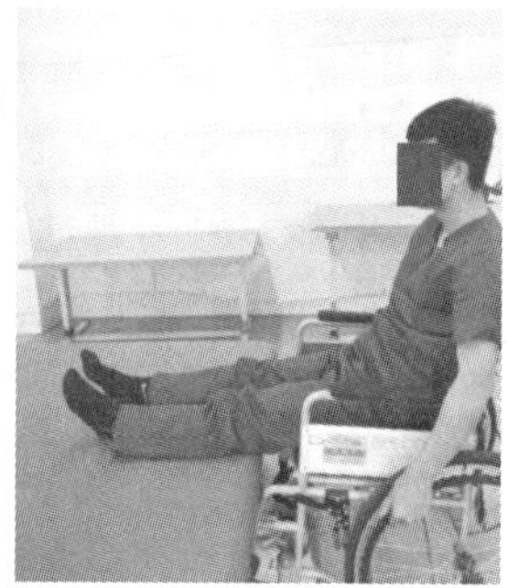
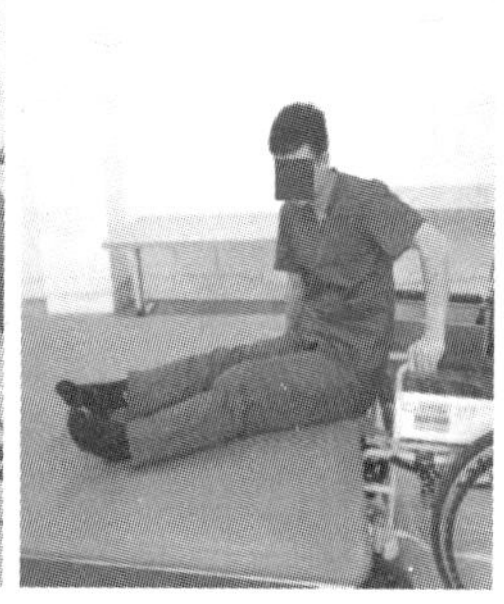
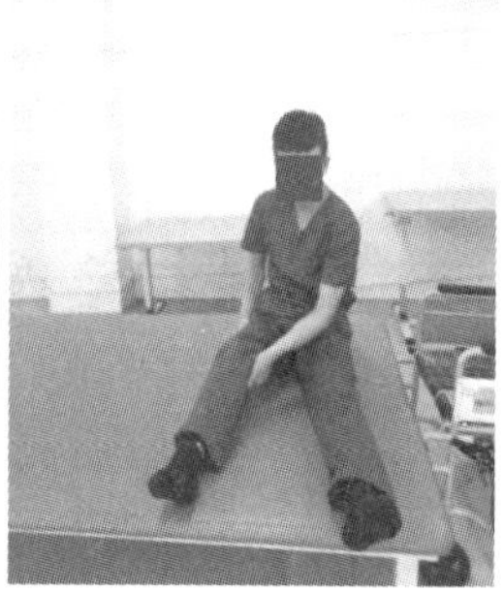

图3-14　脊髓损伤患者从轮椅到床的正面转移

患者驱动轮椅正面靠近床，距离30 cm，使抬腿有足够空间刹闸。四肢瘫患者躯干控制能力差，需用右前臂勾住轮椅把手以保持坐位平衡；将左腕置于右膝下，通过屈肘动作，将右下肢抬到床上。用同样的方法将左下肢抬到床上。打开轮椅手闸，向前驱动轮椅紧贴床沿，再刹闸。双手扶住轮椅扶手向上撑起身体，同时向前移动坐于床上，此过程中要保持头和躯干屈曲。将身体移到床上合适位置，用上肢帮助下肢摆正，调整坐位姿势。

5）利用滑板由轮椅向床的后方转移（图3-15）

患者驱动轮椅从后方靠近床沿，刹闸，拉下椅背上的拉链或卸下椅背。在轮椅与床之间放置滑板，滑板的一端置于患者臀下并固定好。患者用双手支撑于床面将身体抬起，向后移动坐于床上。用双手将下肢抬起移至床上并摆正，调整坐位姿势，最后撤出滑板。

由床返回轮椅过程与上述相反。

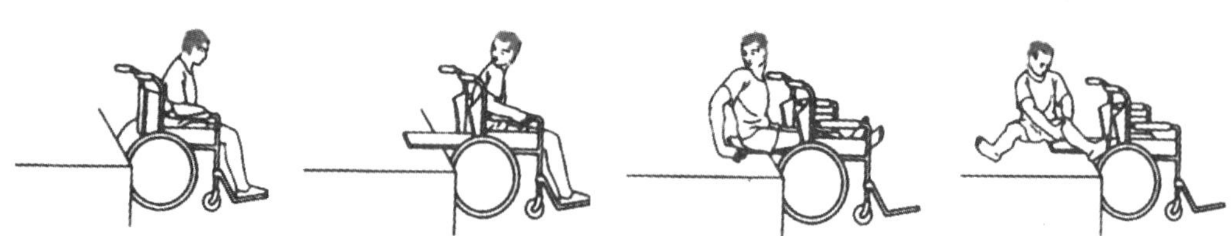

图3-15　脊髓损伤患者利用滑板由轮椅向床的后方转移

6）利用上方吊环由轮椅向床的转移（左侧身体靠床）

患者驱动轮椅从左侧平行靠近床，刹闸，卸下近床侧扶手。患者将双腿抬到床上，再将左手伸入上方吊环，右手支撑于轮椅扶手。在右手用力撑起的同时，左上肢利用屈肘动作向下拉住吊环，臀部提起，将身体转移到床上。

由床返回轮椅过程与上述相反。

（2）四肢瘫患者轮椅到床的辅助转移（图 3-16）

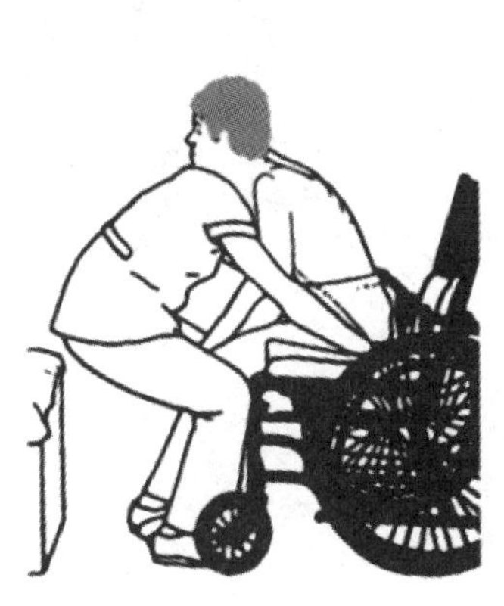

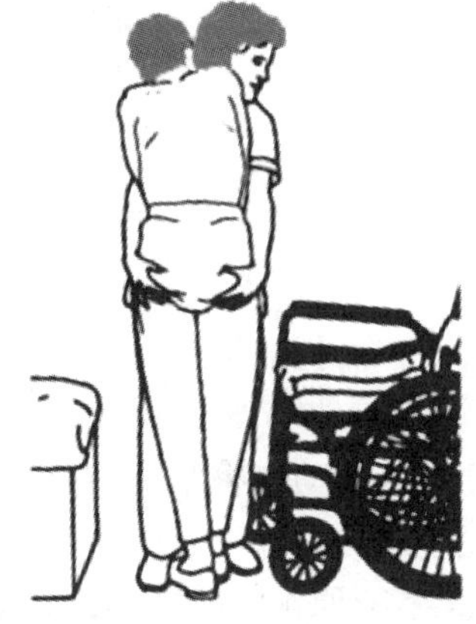

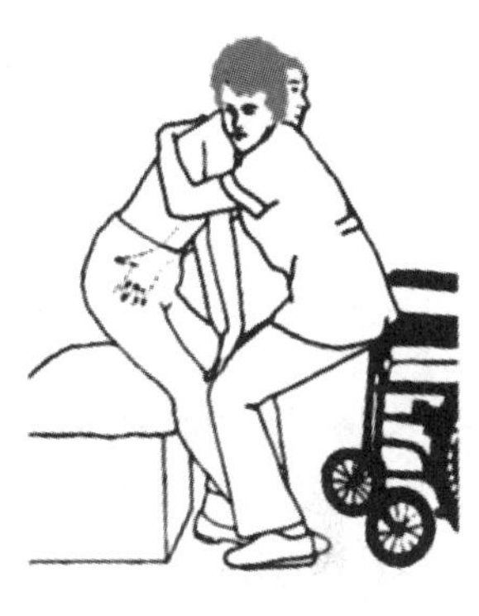

图 3-16　四肢瘫患者轮椅到床的辅助转移

1）患者坐在轮椅中，双足平放于地面上。

2）辅助者面向患者，采用髋膝屈曲、腰背伸直的半蹲位，用自己的双足和双膝抵住患者的双足和双膝的外侧，双手抱住患者的臀部；同时患者躯干前倾，将下颌抵在辅助者的一侧肩部，辅助者头转向另一侧。

3）辅助者重心后移用力将患者向上提起，呈站立位后，再向床边转动，注意控制膝关节稳定。

4）患者背对床后，辅助者右手仍扶住患者臀部，左手扶住肩胛骨部位以稳定躯干，同时用双膝控制住患者的膝关节，屈曲其髋关节，将其臀部轻轻放到床上。

2. 轮椅与椅之间的转移

C7 以下脊髓损伤患者可独立完成由轮椅到椅的转移。

（1）轮椅与椅之间独立成角转移

1）首先刹住轮椅手闸，椅子固定牢靠，两椅互成 60°角，卸下轮椅近椅子一侧扶手。

2）患者尽量坐于轮椅前沿，双足平放于地面上。

3）患者一手支撑于椅子的远侧角，另一手支撑于轮椅的扶手上。

4）手足同时用力将臀部抬起并向侧方移至椅子上。

5）用手将双腿位置摆正，调整臀及背部位置保持良好坐姿。

（2）轮椅与椅之间的独立并列转移（图 3-17）：除将两椅并列放置外，其余均与两椅成角转移相似。

（3）轮椅与椅之间利用滑板转移：适用两椅距离较远或两椅不同高的情况。

1）轮椅与椅子尽可能靠近并列，两椅的前沿平齐。

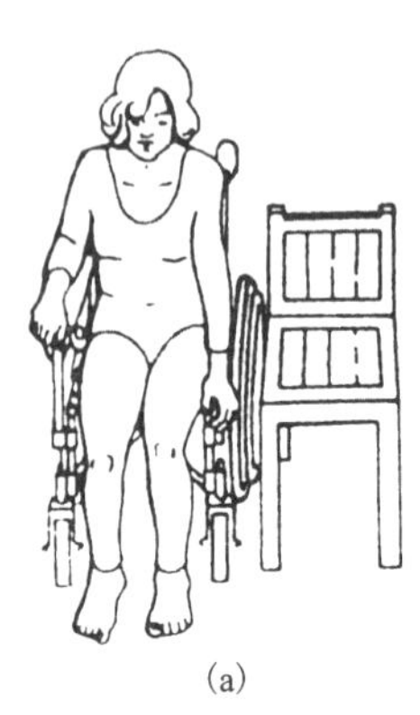
(a)

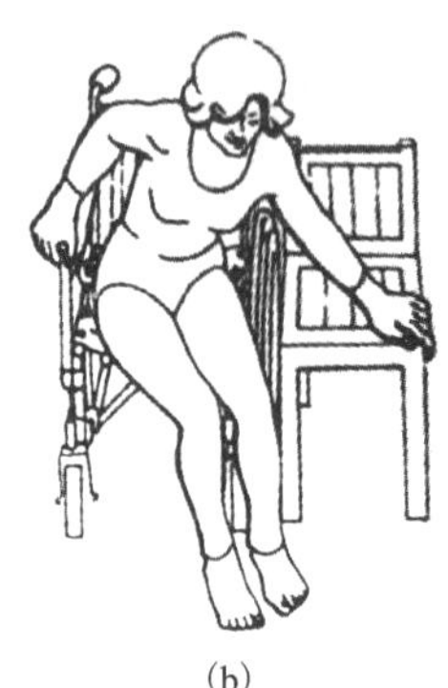
(b)

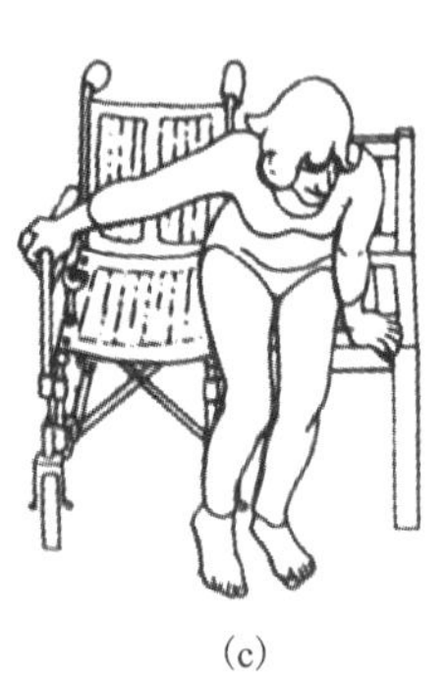
(c)

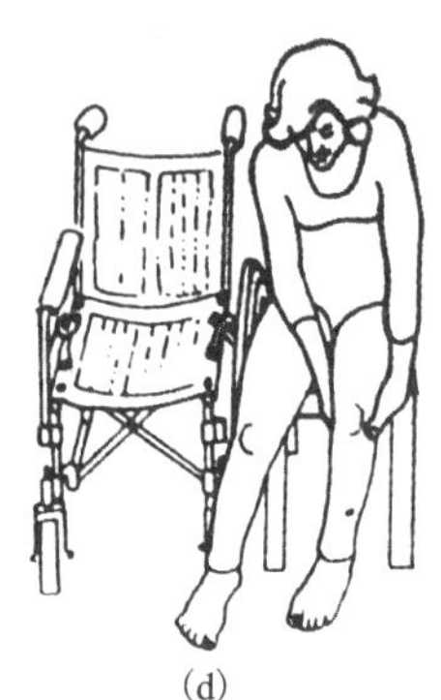
(d)

图 3-17　轮椅与椅之间独立并列转移

2)卸下轮椅近椅子一侧扶手，在两椅间架上滑板。

3)先将双足移向椅子，然后一手支撑于轮椅的椅座，另一手支撑于椅子或滑板。

4)双手及双足同时用力，通过支撑动作将躯干抬起向侧方移动，坐于滑板上。

5)通过数次侧方移位最终移至椅子并坐下，用手摆正双腿位置，最后抽去滑板。

(4)轮椅与椅之间独立正面转移：原则与两椅成角相似。

1)将轮椅与椅子正面对置，使两椅前沿平齐。

2)轮椅刹闸，椅子稳定放置，双足平放于地面上。

3)患者一手支撑于椅子坐板的远侧，另一手支撑于轮椅坐板的近侧，躯干略前倾，手足同时用力将臀部抬起移向椅子。

4)转身坐于椅子上，将双腿移至椅子正前面，调整好坐姿。

3. 轮椅与座厕之间的转移

C7 以下脊髓损伤患者可独立完成由轮椅到座厕的转移。

(1)轮椅到座厕独立侧方转移(从右侧转移)：方法与轮椅到床的侧方转移类似，转移前先脱下裤子。

1)患者驱动轮椅使右侧靠近座厕，与之成 45°角。

2)患者双足平放于地面上，且在膝关节的正下方，以便转移时下肢能承重，卸下轮椅右侧扶手。

3)将左手主语轮椅左侧扶手，右手置于座厕旁的扶手上，支撑上抬躯干并向右侧转身。

4)将左手移到轮椅的右侧大轮上，右手支撑于座厕旁的扶手，进一步上抬躯干并向后移动坐于座厕上。

由座厕返回轮椅过程与上述相反。

(2)轮椅到座厕独立正面转移

1)患者驱动轮椅正对座厕，刹住轮椅手闸，移开脚踏板。

2)患者两腿分开置于座厕两旁，双手抓握座厕两侧扶手。

3)双上肢用力撑起躯干前移，像骑马一样骑在座厕上。

(3)轮椅到座厕独立后方转移：此法适用于双下肢痉挛较重的患者，且轮椅靠背装有拉链。

1）患者驱动轮椅从后方靠近座厕，拉下轮椅靠背上的拉链。

2）一手置于座厕旁的扶手上，另一手置于座厕的坐垫上，双手向上撑起躯干并向后移动坐于座厕上。

（4）轮椅到座厕的辅助转移

1）患者乘坐轮椅，正面接近座厕，轮椅与座厕之间留有一定空间，以利辅助者活动，刹闸，移开脚踏板。

2）辅助者协助患者坐于轮椅边缘，辅助者呈半蹲位，双足置于患者双足外侧，用自己的双膝、双足抵住患者的双膝、双足，以免患者膝、足向前滑动及屈曲。

3）辅助者双手从患者两腋下穿过扶住其肩胛骨，患者双上肢置于辅助者肩部。

4）辅助者双腿用力帮助患者站起。

5）以双下肢为支点，辅助者帮助患者缓慢向后转身，此过程中注意防止患者双膝屈曲。

6）当患者双腿的后方靠近座厕后，辅助者一手扶住患者肩胛骨，另一手帮助患者脱下裤子，患者屈髋屈膝坐于座厕。

由座厕返回轮椅过程与上述相反。

4. 轮椅与浴盆之间的转移

（1）轮椅与浴盆之间独立一端转移（图 3-18）。

1）患者驱动轮椅靠近浴盆一端，与浴盆有一定距离刹住轮椅手闸，此距离需满足双脚能上抬放到浴盆边上。

2）用上肢帮助上抬双腿置于浴盆的边沿上，移开脚踏板。

3）打开手闸，驱动轮椅前沿完全贴近浴盆，然后再刹住轮椅手闸。

4）患者左手置于浴盆边沿，右手置于轮椅右侧扶手上，上抬臀部向前移动，双腿滑入浴盆中。

5）将右手移到浴盆边沿上，双手支撑于浴盆，躯干充分前屈。

6）保持躯干前屈，双手沿着浴盆边沿向前移动，先上抬躯干越过边沿，然后将身体放低进入浴盆中。

由浴盆返回轮椅过程与上述相反。

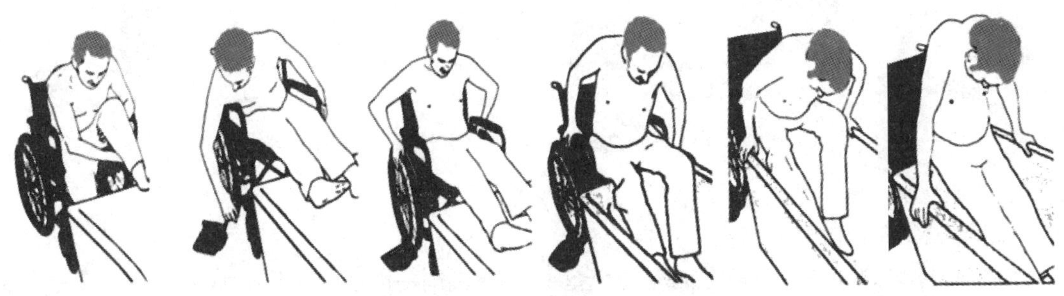

图 3-18　轮椅与浴盆之间独立一端转移

（2）轮椅与浴盆之间独立侧方转移（从右侧转移）

1）驱动轮椅右侧接近浴盆，与浴盆成 30°角。卸下轮椅右侧扶手，移开右侧脚踏板，制动。

2)用双上肢帮助将双腿上抬置于浴盆中。

3)屈曲躯干，右手置于浴盆远侧边沿，左手置于浴盆近侧边沿，双手用力支撑上抬躯干越过浴盆边沿。

4)进一步支撑并转动身体面向浴盆一端，慢慢放低身体进入浴盆中。

(3)轮椅与浴盆之间的辅助转移

1)患者乘坐轮椅从侧面接近浴盆，刹住轮椅手闸，移开脚踏板。辅助者帮助患者脱下衣裤，辅助者取半蹲位，双足置于患者双足外侧，用自己的双膝、双足抵住患者的双膝、双足，以免患者膝、足向前滑动及屈曲。

2)辅助者双手从患者两腋下穿过扶住其肩胛部，患者双上肢置于辅助者肩部。

3)辅助者双腿用力帮助患者站起，维持好平衡。

4)以双下肢为支点，辅助者帮助患者缓慢向后转身。

5)当患者双腿的后侧贴近浴板后，辅助者帮助患者坐于浴板上。

6)辅助者帮助患者将双腿放进浴盆，然后帮助患者坐到浴板中间。

从浴盆返回轮椅与上述相反。

5. 轮椅与地板之间的转移

(1)轮椅到地板的独立转移(图 3-19)

1)刹住轮椅手闸，卸下扶手。

2)将双足放到地板上，移开脚踏板。患者左肘支撑于轮椅靠背，右手支撑于轮椅大轮，抬起上身，左手将轮椅坐垫拉出。

3)将膝关节伸直，将坐垫置于两轮之间的地板上。

4)双手支撑于轮椅座位前方以上抬躯干，并将臀部向前越过轮椅的前沿。

5)逐渐放低重心坐到置于地板上的坐垫上。

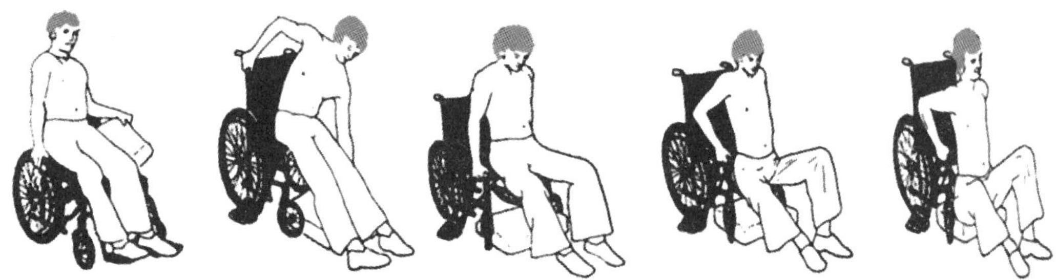

图 3-19　T11 完全性损伤患者独立由轮椅到地板的转移

(2)地板到轮椅的独立转移

1)患者背向轮椅坐在地板上的轮椅坐垫上，刹住轮椅手闸。患者双手支撑于轮椅坐位前缘，或重新安好脚踏板，将双手置于脚踏板顶端以支撑。

2)用力支撑上抬躯干，注意头、颈要伸展。

3)收缩腹肌，下降肩部，向后拉骨盆坐到轮椅上。

4)用手将双腿上抬放于脚踏板上。

5)将坐垫对折，置于大轮和髋部之间的轮椅扶手上，患者双手支撑于大轮上抬身体，坐垫弹向臀下。最后调整姿势。

6. 进行转移训练时的注意事项

总之，通过转移训练可提高患者生活自理能力，减少护理依赖，预防并发症，改善患者心理状态，促进再就业，有助于患者回归家庭、重返社会。进行转移训练时需注意以下几点：

(1)独立转移对患者功能水平要求较高，转移过程需注意患者安全。有多种独立转移方法可供选择时，以最安全、最容易的方法为首选。

(2)患者学习独立转移的时机要适当。

(3)床、轮椅等转移用具在构造、位置上要利于患者完成转移活动。

(4)患者应具备相应的平衡能力。

(5)患者应熟悉转移活动的周围环境，对自身的功能水平有清楚的认识。

(6)辅助转移技术要求辅助者与患者之间相互信任。

(7)辅助者应熟知患者病情，转移前辅助必须准备好必要的设施和空间，辅助者对患者下达指令应简单、明确、易懂，转移过程中需要辅助者具备相当的技巧而不能单独依靠体力，而且辅助者应时刻留意患者突然或不正常的动作，以免发生意外。

(8)随着患者功能的恢复，辅助量应逐渐减少。

考点提示▸ 偏瘫患者更衣训练要点

三、自我照顾训练

(一)偏瘫患者的自我照顾训练

1. 偏瘫患者更衣训练

(1)偏瘫患者穿前开襟衣训练：患者取坐位，先穿患侧，后穿健侧(3-20)。

1)偏瘫患者健手将衣服置于膝关节上，分清衣服前后、衣领、袖笼等。

2)将患手插入同侧衣袖内，用健手将衣领向上拉至患侧肩。

3)健手由颈后部抓住拉至健侧肩部，再将健手插入另一衣袖内。

4)健手系好纽扣并整理好衣服。

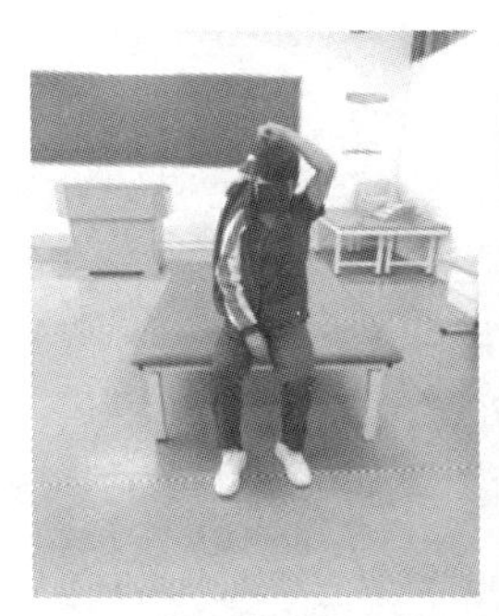
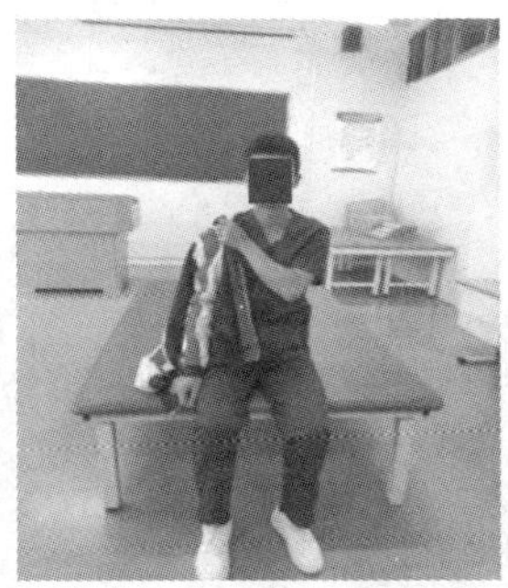
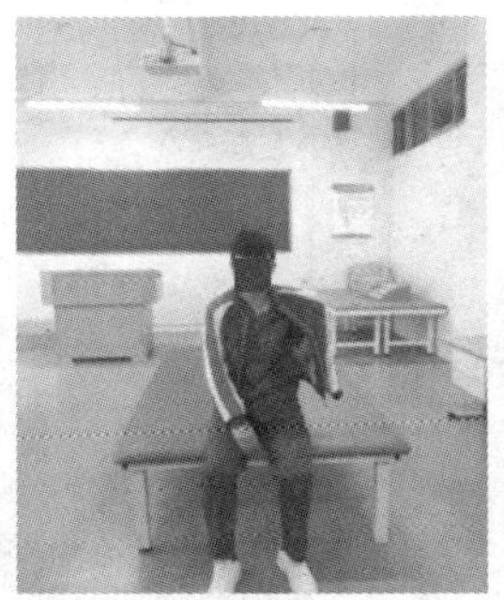
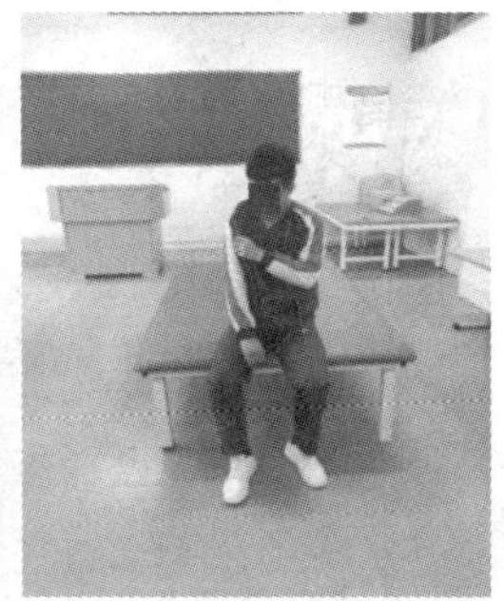

图 3-20　偏瘫患者穿前开襟的衣服

(2)偏瘫患者脱前开襟衣训练：与穿衣相反，先脱健侧，后脱患侧(图 3-21)。

1)偏瘫患者健手抓住衣领向上由头脱下患侧衣袖的一半，使患侧肩部脱出。

2)健手脱掉整个衣袖。

3)健手再将患侧衣袖脱出，完成脱衣动作。

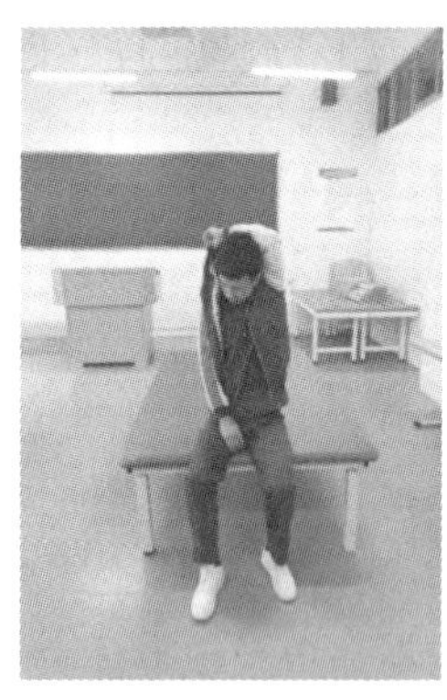
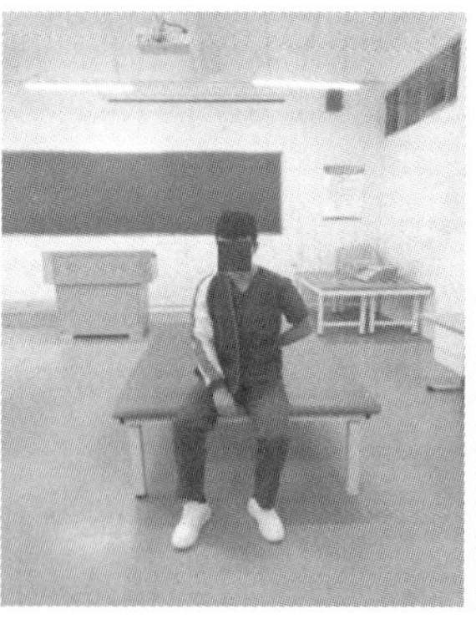
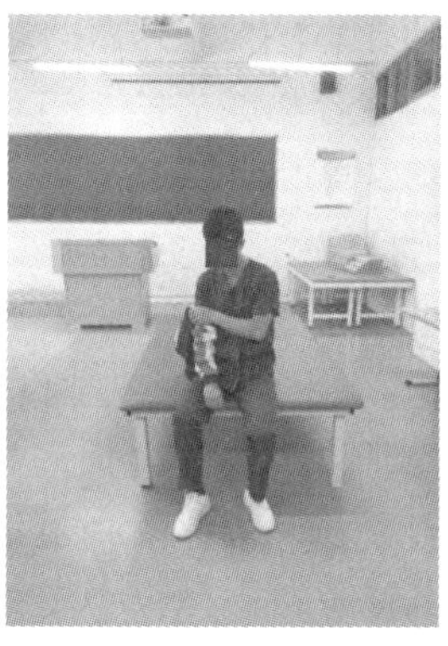
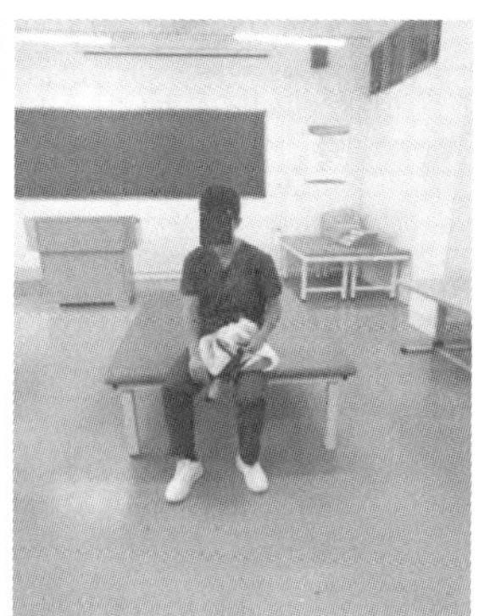

图 3-21　偏瘫患者脱前开襟的衣服

(3)偏瘫患者穿套头上衣训练：患者取坐位，先穿患侧，后穿健侧。

1)偏瘫患者健手将衣服背向上置于膝关节上，分清衣服前后、衣领、袖笼等。

2)将患手插入同侧衣袖内，并将手腕伸出衣袖。

3)将健手插入另一衣袖中，并将整个前臂伸出袖口。

4)健手将衣服尽可能拉向患侧肩部。

5)将头套入领口并伸出，并整理好衣服。

(4)偏瘫患者脱套头上衣训练：与穿衣相反，先脱健侧，后脱患侧。

1)偏瘫患者健手抓住衣衫后领向上拉。

2)在背部从头脱出，随之脱出健侧衣袖。

3)最后脱出患侧衣袖，完成脱衣动作。

(5)偏瘫患者卧位穿脱裤子训练(图 3-22)

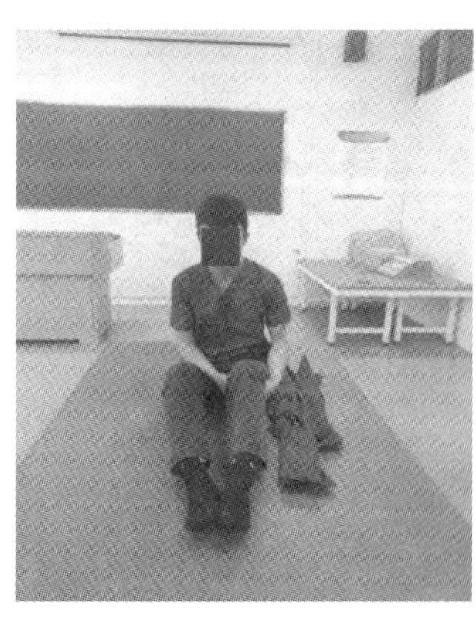
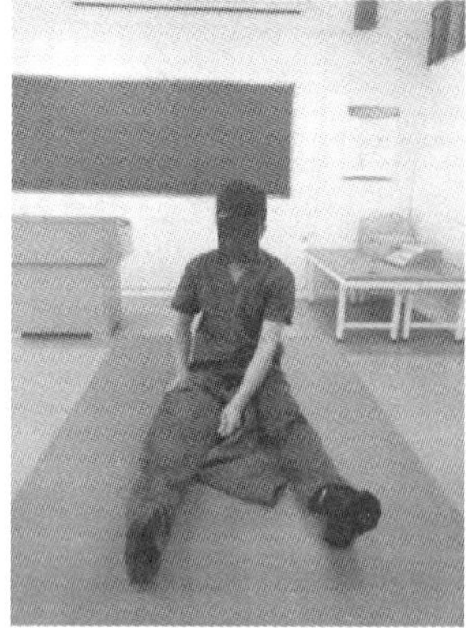
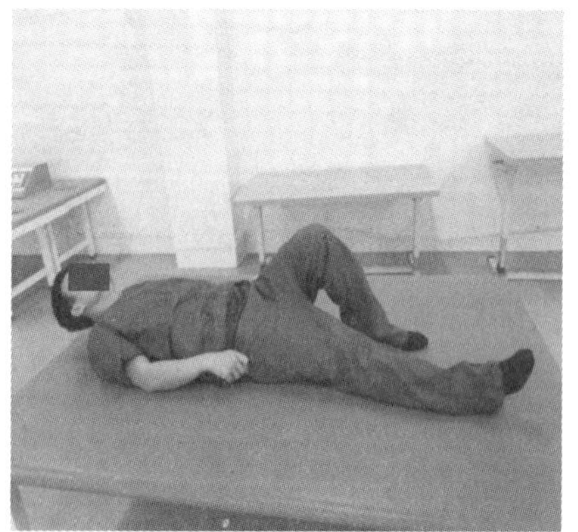

图 3-22　偏瘫患者卧位穿裤子

1）偏瘫患者坐起将患腿屈膝屈髋，放在健腿上。

2）患腿穿上裤腿后拉至膝盖上方，以同样的方法穿健腿裤子。

3）躺下，蹬起健腿抬起臀部，将裤子提至腰部。

4）扣好扣子，系好腰带并整理。

脱的顺序与穿的顺序相反，只需躺着就可用健脚将患侧裤腿脱下。

（6）偏瘫患者坐位穿脱裤子训练

1）偏瘫患者取坐位，将患腿屈膝屈髋，放在健腿上。

2）健手穿上患侧裤腿，向上提拉，放下患腿，然后穿上健侧裤腿。

3）站起，将裤子提至腰部并整理好裤子。

4）坐下并系好腰带。

脱裤子的顺序与上述穿裤子的顺序相反，先脱健侧，再脱患侧。

（7）偏瘫患者穿脱袜子训练（图 3-23）

1）先将患侧腿交叉放在健侧腿上，如果不能主动完成，可用叉握的双手抬起患腿置于健侧腿上。

2）找好袜子上下面，用拇指和示指将袜口张开，身体前倾将袜子套入脚上。

3）再抽出手指整理袜底、袜面，将袜腰拉到踝关节处，最后从脚跟处向上拉平整理。

4）用同样的方法穿上另一只袜子。

脱袜子比穿袜子简单，动作模式相似。

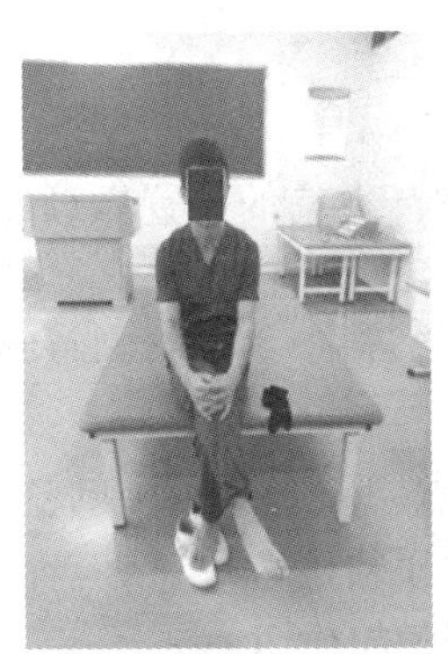
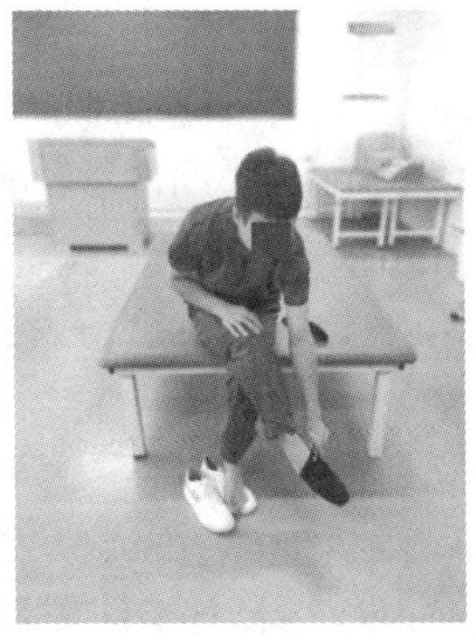
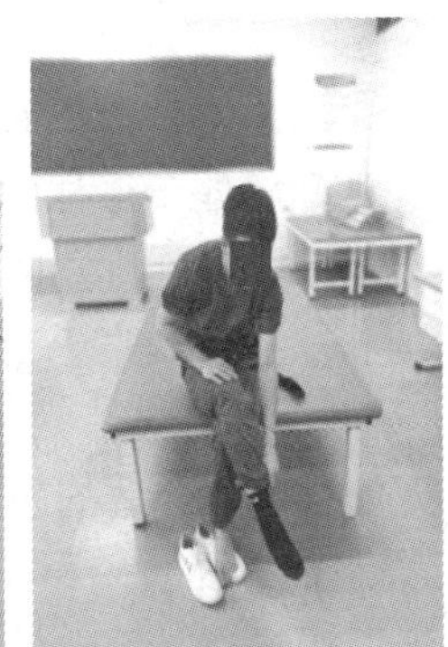
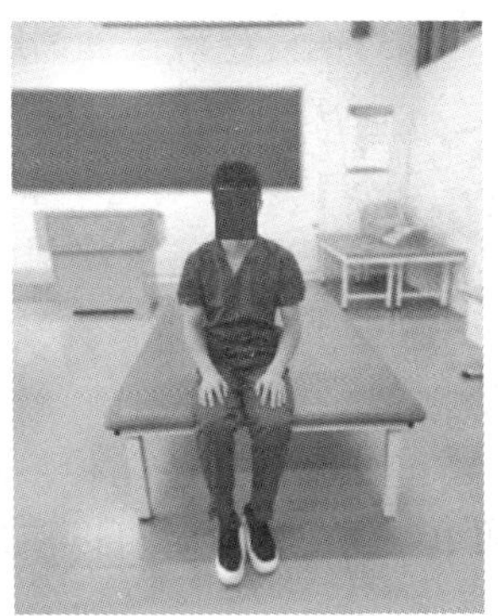

图 3-23　偏瘫患者穿袜子

（8）偏瘫患者穿鞋和脱鞋训练：患者可以像穿袜子那样穿上鞋，但脚要平放在地板上才能系上鞋带，如果穿系带子的鞋，鞋带的穿法应使患者能用单手系鞋带。

（9）偏瘫患者更衣训练注意事项

1）患者学习自己穿脱衣服时，健侧肢体应具备基本活动功能，有一定的协调性、准确性和肌力。

2）如健侧肢体有关节活动受限疾病时，应将所穿衣服改制成宽松式，以方便患者穿脱，避免强行穿脱引起关节疼痛。

3）内衣以质软、平滑、穿着舒适、穿脱方便、前开襟的为宜。

4）外衣以宽松式为好，纽扣以按扣或尼龙搭扣为宜。

5）西服应选择光滑衬里，领带为方便易结的“一拉得”或其他饰物。

6）穿脱裤子时，患者应具备坐位和控制平衡的能力，掌握桥式运动方法，以便能将裤子拉到腰上。裤子腰带可以改造，或用弹力带，或尼龙搭扣等，也可选用背带挂钩式裤子。

7）穿脱裤子时，患者应具备坐位和控制平衡的能力，掌握桥式运动方法，以便能将裤子拉到腰上。裤子腰带可以改造，或用弹力带，或尼龙搭扣等，也可选用背带挂钩式裤子。

8）对弯腰有困难的患者，可用简易穿袜器及穿鞋器协助穿脱。

9）在穿鞋及穿袜子时患者不可用力过大，防止患侧上下肢出现联合反应影响动作完成。

2. 偏瘫患者的饮食训练

（1）偏瘫患者进食训练

1）患者靠近桌旁坐下，患侧上肢放在桌子上，以帮助患者进食时保持对称直立的坐姿，将食物放置适当的位置。

2）将食物及餐具放在便于使用的位置，必要时碗、盘应用辅助具固定。

3）把筷子和调羹放进碗里，夹盛食物后送入口中。

4）咀嚼和吞咽食物。

（2）偏瘫患者饮水训练

1）杯中倒入适量的温水，放于适当的位置。

2）可用患手持杯，健手帮助以稳定患手，端起后送至嘴边。

3）缓慢倾斜茶杯，倒少许温水于口中，咽下。

4）必要时用可吸管饮水。

（3）偏瘫患者饮食训练注意事项

1）为患者提供良好的进食环境，进食前如有活动的义齿应取下。

2）进食时要端坐于桌前，头颈部处于最佳的进食位置。偏瘫手臂置于向前的位置靠近餐具，手臂正确的位置将帮助患者保持对称直立的坐姿。

3）进食时应是患者心情放松，注意观察患者咀嚼能力和吞咽能力，以避免进食时的呛咳发生。

4）必要时提供防掉垫、万能袖套、合适的刀叉、有把手的杯子、防流盘子等进食辅助具。如单手用勺进食时可以使用特制的碟子，碟子下面加垫湿毛巾或胶皮或利用带负压吸盘的碗，起到防滑作用。为了便于抓握餐具，还可用毛巾缠绕餐具手柄起到加粗作用。

5）尽可能让患者用健手把食物放在患手中，再由患手将食物放于口中，训练健、患手功能的转换，最后过渡到学会使用患手。

3. 偏瘫患者梳洗及个人卫生的训练

（1）偏瘫患者洗脸、洗手训练：如拧毛巾时可将毛巾绕在水龙头上用单手拧干，亦可将毛巾放在洗脸盆边上进行清洗。

（2）偏瘫患者刷牙训练：用患手握住牙刷，健手挤牙膏。注意将手置于抗痉挛体位，也可用经过改造的牙刷。

（3）偏瘫患者洗澡训练：洗澡对偏瘫患者来说是比较困难的。一般可以取坐位和站位的淋浴，也可使用浴缸。

偏瘫患者洗澡注意事项：洗澡时应教会患者使用安全的体位与方式，学会节省体力；进入浴池时可先坐在池边凳子上再进入浴池较为安全；擦洗身体时可以用一种特制的手套，用毛巾缝制的两侧都可以装上肥皂；洗完后，拧毛巾时可以用躯干与上臂夹紧毛巾单手拧干，也可用干浴巾从前面越过肩部敲打背部的方法，或使用挂在墙上干的大毛巾，使身体背靠在毛巾上摩擦也可以擦干身体。

(4)修指甲：可用一种固定于小木条上的指甲刀，通过两个吸盘固定在一个支持面上，使患者能修剪指甲。

(5)偏瘫患者如厕训练：这是大多数患者最希望解决的问题，也是最难处理的问题之一。

1)患者站立位，两脚分开。

2)一手抓住扶手，一手解开腰带，脱下裤子。

3)身体前倾，借助扶手缓慢坐下(或蹲下)。

4)便后处理，进行自我清洁。

5)一手拉住裤子，一手拉扶手，身体前倾，伸髋伸膝，站立后系上腰带。

偏瘫患者如厕时注意事项：如厕时躯体的机能要达到最基本的要求，至少能做到坐位与站立位的平衡，握持扶手、身体转移等；尽量让患者采取坐式座便器；教会患者学会控制大、小便，大、小便处理得当会给患者减轻很多痛苦。作业治疗师应教给患者和家属有关的知识；应就患者穿衣、用厕的环境提出建议和改进的方法，使其能方便地使用洗手间的一切清洁用具。

(二)脊髓损伤患者的自我照顾训练

1. 脊髓损伤患者进食训练

(1)改进进食工具：如在饮食器具上增加、延长或加粗把手等。若患者难以端起茶杯，可改用塑料吸管等，也可使用自助杯、碗、盘。

1)盘州的改进方法：在盘子上安装防护装置和防滑垫，对进食动作提供方便或防止倾倒、滑落。

2)勺子改进方法：在勺子把手安装一段可以弯曲的不锈钢或塑料制品，将其弯曲成杯状，便于在近端掌握关节处固定，以利于患者的抓握，为使用匙、叉等餐具进食提供便利条件。

(2)利用辅助装置：对肌力很弱的患者可使用肌腱辅助夹板或活动上肢辅助器改善患者独立进食的能力。

2. 脊髓损伤患者梳洗训练

截瘫患者上肢功能均好，基本可独立完成梳洗活动，而四肢瘫患者则需他人协助完成梳洗。

3. 脊髓损伤患者的更衣训练

(1)脊髓损伤患者穿衣训练：上肢具备一定功能的患者可按正常的方式穿衣，穿衣时应注意：采用一定的姿势和方法；增大衣服尺寸；选择有伸展性的布料；改进纽扣，在拉链拉锁上装一个小环；使用加长鞋拔；使用各种类型的长把钳；使用弹性鞋带等。

1)四肢瘫患者穿上衣训练方法：要求衬衫的袖口大，衣袖宽松，布料结实，同时，根据患者的平衡能力和扣紧衬衫所需要的时间来选择穿衣方法。

2)四肢瘫患者系扣方法：四瘫患者双手功能较差，常需要借助技巧和自助具完成系扣动作。系扣方法如下：①徒手系扣：利用手指的残余功能抓住纽扣和纽扣孔，将纽扣慢慢通过纽孔，系扣时，可用牙齿拉紧衣服贴边；②用尼龙搭扣：用手掌的根部或手指将尼龙搭扣压在一起。

(2)脊髓损伤患者穿裤训练：脊髓损伤患者穿裤时应注意，在操作时维持身体的稳定性；当把裤腰拉紧裤腰拉过臀部时固定一侧，活动另一侧。穿裤子方法根据脊髓损伤平面不同，个人习惯不同，方法各异。

(3)四肢瘫患者系裤训练：四肢瘫患者由于手功能较差，难以把裤腰系紧，为方便系裤需要改进裤腰。

(4)截瘫患者穿鞋、袜训练

1)截瘫患者穿鞋、袜的基本姿势：不同的脊髓损伤患者可以采取不同的姿势。

2)截瘫患者穿袜训练：要求袜口里面也可缝上一个指环带，方便患者利用指环带撑开袜子。

3)截瘫患者穿鞋训练：要求鞋子大小合适，易于穿脱，或对鞋子进行改进，如在鞋口上增加一个尼龙搭扣，也可在上面缝上一个指环带，便于扣紧鞋子，或在鞋后面装上一个指环带以助于将鞋穿上，还可借助鞋拔，使患者坐着不用弯腰便可较容易穿鞋。

四、家务活动训练

(一)偏瘫患者的家务活动的训练

1. 单手切菜方法

(1)将剁板置于防滑垫上。

(2)用剁板上的不锈钢钉固定肉、菜或事物。

(3)单手操作进行切菜活动作业练习。

2. 单手打鸡蛋方法

(1)用手掌轻轻抓住鸡蛋，轻碰其中心部位打破它。

(2)用拇指和示指将蛋清与蛋壳分开，完成打鸡蛋动作。

3. 单手开启罐头

单手抓住罐头瓶，使用固定在墙上的开瓶器，旋转打开罐头瓶，亦可训练患者使用自己习惯的方法打开瓶盖。

4. 单手扫地、拖地

(1)用患手和躯干夹住簸箕把手。

(2)再用健手持扫帚将垃圾扫入簸箕。

(3)拖地时，先把拖把杆固定在患臂下，然后用健手转动拖把拧干，再用健手持拖把慢慢拖地。

(二)四肢患者的家务活动训练

四肢瘫患者通常需各种支具或特殊的装置才能完成家务活动训练。

(1)简化家务活动。

(2)固定工作位置。

(3)注意事项

1)家务活动的训练不仅要练习某一功能活动，而且应增加其他方法提高训练效果。

2) 教会患者用替代的方法代偿特殊缺陷。

3) 与患者一起讨论家务活动中的计划安排及家务活动中的安全问题。

4) 指导患者从事家务活动时正确地分配和保存体能，在劳作、休息、娱乐三者之间取得合理安排。

5) 必要时改造家居环境，室内物品必须实用而且易于使用。

总之，通过家务活动训练可以改善患者的躯体功能，如肌力、运动耐力、移动能力、平衡协调能力及手的精细运动和感觉功能等；提高患者日常生活活动能力，增强其生活独立性，减少对他人的依赖性；锻炼并提高患者的思维能力和处理问题能力；能使患者体会到家庭生活的乐趣，有助于坚定患者走向自立的信心。

五、社会活动训练

社会活动训练的主要目的是创造条件使患者能够与健全人一起学习、工作和参与文体活动，使他们更好地融入社会。社会活动训练内容主要包括以下几方面：

首先，作业治疗师应帮助患者积极参与家庭生活，尽可能体现出在家庭担当角色的相应行为和能力。

其次，根据患者的功能状态，个人兴趣和职业需要，与患者及其家属一起讨论，学习新的知识和技能，进行专业培训。

第三，指导患者充分利用闲暇时间，积极参加有益的集体活动，丰富自己的日常生活。

第四，应用所学的交流技巧和手段与他人交往，接触更多层次的人群。

第五，指导训练患者社交中必需的功能活动，如上街购物、交通工具的使用、进餐馆就餐、到公共场所娱乐等等。

此外，对有言语障碍的偏瘫患者还应训练其交流能力，使他们掌握用言语、手势、文字、图示等任意一种方式来理解和表达自己的意思，提高与他人的沟通和交流能力。

第四节　良姿位的摆放及其原则

一、偏瘫患者的良姿位

考点提示▶ 偏瘫良肢体位摆放要点

偏瘫患者良姿位是为了防止或对抗痉挛模式的出现，保护肩关节及早期诱发分离运动而设计的一种治疗性体位。偏瘫患者典型的痉挛模式表现为肩关节内收、内旋、下垂后缩；肘关节屈曲；前臂旋前；腕关节掌屈、尺偏；手指屈曲。下肢髋关节内收、内旋；膝关节伸展；踝关节跖屈、内翻。偏瘫患者的良位，应针对其病理变化，采取抑制痉挛的体位。上肢保持肩胛骨向前，肩前伸，伸肘；下肢保持稍屈髋、屈膝，踝中立位。偏瘫患者在卧床期间应采取正确的姿势和体位，以利于今后功能的恢复，同时可避免患者长期卧床造成心肺功能下降，并为将来的功能恢复创造条件。当患者意识清楚，生命体征平稳，病情不再进一步发展48小时之后，可以在患者能耐受的情况下，采取坐位姿势；当患者可以站立时则注意保持良好的立位姿势。下面重点介绍偏瘫患者卧位和坐位的良姿位摆放方法。

(一)良好卧位姿势

1. 患侧卧位

这一体位是卧位姿势中对患者最有利的体位。采取患侧卧位时，增加了对患侧的感觉输入，有利于患侧功能恢复；同时患侧躯体得到伸展，可避免诱发或加重痉挛，使患者健侧的活动能力得以增强。

摆放方法(图3-24)：头颈稍前屈，患侧肩胛带前伸，肩关节屈曲、肘关节伸展，前臂旋后，腕关节背伸，手指伸展或握一毛巾卷。患侧下肢稍屈髋，屈膝，踝关节中立位。健侧上肢放松处于舒适体位即可。健侧下肢放在患侧下肢前面，屈髋，屈膝，在其下放一枕头防止压迫患侧下肢。躯干稍向后倾，背部放一枕头依靠其上，取放松体位。

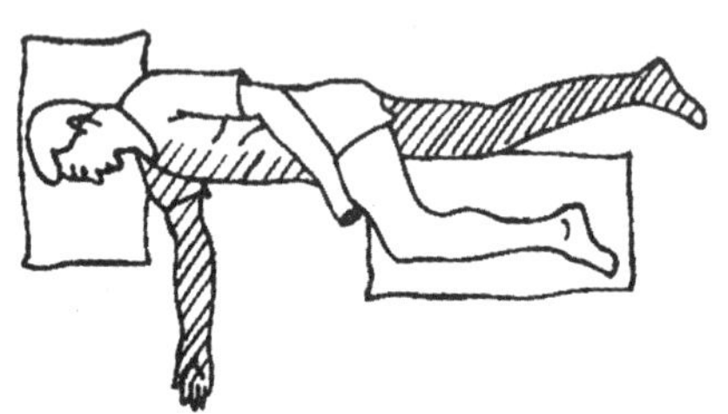

图3-24　偏瘫患者患侧卧位

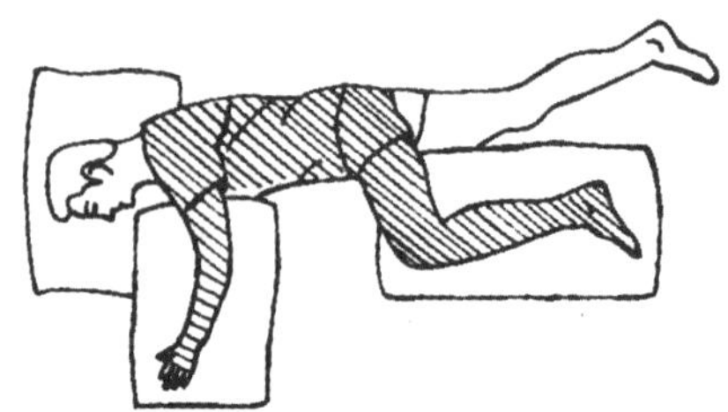

图3-25　偏瘫患者健侧卧位

2. 健侧卧位

该体位有利于患侧肢体的血液循环，预防患者水肿。

摆放体位(图3-25)：躯干与床面保持直角，背后放一枕头，使其放松。健侧上肢在下，置于舒适放松体位，患侧上肢在上，肩向前伸出，肩关节前屈约90°，在其下方放一个枕头支持，伸肘、前臂旋前，手伸展或握一个毛巾卷。健侧下肢髋关节伸展，膝关节轻度屈曲平放在床上，患侧下肢髋、膝关节屈曲，置于健侧下肢前，患膝下方放一枕头，踝中立位。注意患足不可悬空。

3. 仰卧位

偏瘫患者痉挛明显时尽量少采取仰卧位，由于患者仰卧位时受颈紧张性反射和迷路反射的影响，异常反射活动加强，同时在该体位易引起骶尾部、足跟外侧和外踝等处发生压疮。但是患者在卧床期间进行体位变换时需要这种体位与其他体位交替使用。因此要注意仰卧位的正确摆放方法。

摆放方法(图3-26)：头部置于枕头上，枕头高度适宜，注意不能使胸椎屈曲。患侧骨盆下整一薄枕，使患侧骨盆向前突，并防止患侧髋关节屈曲、外旋。患侧肩关节和上肢下垫一长枕，使肩胛骨前伸；患侧肩关节

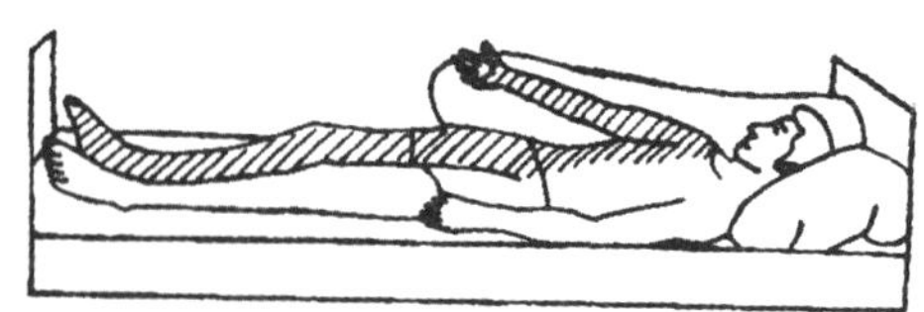

图3-26　偏瘫患者仰卧位

稍外展、肘关节伸展、腕关节背伸、手指伸展，平放于枕上，患侧下肢髋关节伸直，在膝关节下垫软枕，保持膝微屈，注意防止膝关节过于屈曲；同时要避免将软枕置于小腿下方，防止膝过伸或对下肢静脉造成压迫，下肢大腿及小腿中部外侧各放一枕头防止髋关节外展、外旋，踝关节保持背屈、外翻位，防止足下垂。

(二)良好坐位姿势

1. 床上长坐位

采取此体位时须保持躯干直立，背部伸展，必要时用棉被或抬起的床头充分支撑躯干；确保髋关节屈曲90°，双下肢伸展，为避免膝关节的过度伸展，可以在膝下垫一小海绵垫；患者双上肢对称置于其身前的小桌上，使患者上肢始终位于患者视野之内，避免患者忽视。

2. 椅坐位

左右两侧肩和躯干需对称，躯干伸展、骨盆直立、髋膝踝三关节保持90°位，避免髋关节的外展、外旋，小腿垂直下垂、双足底着地。

3. 轮椅坐位(图3-27)

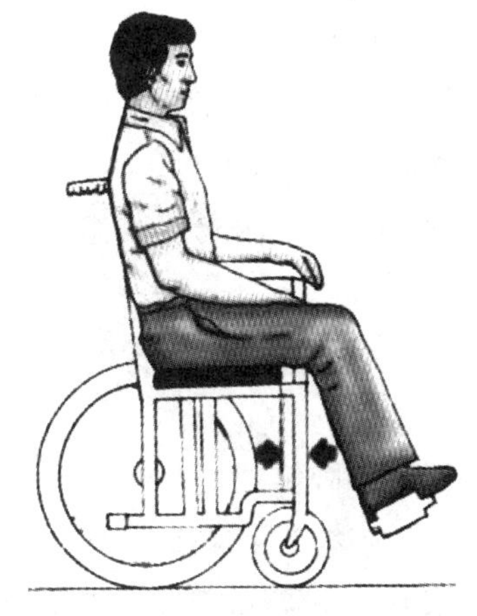

图3-27　偏瘫患者轮椅坐位姿势

要求轮椅的规格尺寸要与患者的身材相适应，必要时可利用海绵坐垫来调整轮椅的高度和深度。坐位时保持躯干直立，必要时可借助背板。患侧下肢侧方垫海绵枕，防止髋关节的外展、外旋。为保持上肢处于一个良好的姿位，应给患者所乘轮椅安置轮椅桌板。

考点提示　脑瘫患儿良姿位及异常姿势

二、脑瘫患儿的良姿位

脑瘫患儿的症状非常复杂，因其年龄、障碍部位、肌张力、认知水平、神经发育水平、运动异常状态等的不同，分为痉挛型、手足徐动型、共济失调型等，其中以痉挛型最常见。脑瘫患儿常见的异常姿势归纳如下：头屈曲、伸展、侧屈；躯干过伸展(角弓反张)、屈曲、侧弯；肩关节屈曲、内收、内旋；肘关节屈曲；腕关节掌屈、尺偏、手指屈曲；髋关节屈曲或伸展、内收、内旋(剪刀样改变)；膝关节屈曲或过伸展；踝关节跖屈、内翻。在日常生活中随时注意矫正异常姿势，保持正确体位，是预防关节挛缩和畸形的重要手段。治疗师应根据患儿各关节的异常姿势，设计出正确的姿势模式。

(一)侧卧位

此为患儿主要卧位姿势。侧卧位时，针对存在非对称姿势的痉挛患儿，应使患儿双上肢在身体前方，双下肢屈曲；也可以在患儿背部加放枕头稳定姿势；还可考虑给患儿使用“耳枕”以稳定头部。

(二)仰卧位

仰卧时可用软枕垫在肩下面，使患儿肩部前倾和内旋，也可用一个大围巾或宽布条，将患儿双肩往前拉，扣在胸前；还可以用一个特制的布套将患儿双手固定在胸前。对角弓反张表现异常强烈的患儿，上述措施效果不明显时，可让患儿躺在吊床上，吊床中间凹陷可使患儿过度伸展的躯干变成屈曲；同时吊床也能控制患儿头部背屈或向侧面旋转的倾向，促使患儿将头部保持在中线位置。床的上方悬挂吸引患儿注意力的玩具有利于患儿的头部保持在中线位置，并刺激患儿将手放到胸前中线位置。

（三）俯卧位

不要垫枕头，头转向一侧，让患儿的脸直接贴在床上，双上肢屈曲、外展放在床上。采取此体位时要经常观察患儿的呼吸是否通畅。此体位有利于患儿抬头功能的发育，也有利于身体各部分的姿势对称。

考点提示 脊髓损伤患者良姿位

三、脊髓损伤患者的良姿位

（一）仰卧位

1. 头部及上肢体位

头下枕一薄枕，将头两侧固定，需要保持颈部过伸展位时，在颈部垫上圆枕。

2. 下肢体位

双侧髋关节伸展但不旋转，在上下肢之间放1~2个枕头，以保持髋关节轻度外展，防止发生髋关节屈曲、内收挛缩，并可防止股骨髁和内踝受压。膝关节伸展，膝下可放小枕头，以防止膝关节过伸。双足底可垫枕，以保持踝关节背屈，预防足下垂的发生，有条件可使用踝足矫形器。足跟下放小软枕，以防止出现压疮（图3-28）。

（二）侧卧位

双肩均向前伸，肩关节屈曲。下方上肢的肘关节屈曲，前臂旋后；下肢髋、膝关节伸展，上方上肢伸展位、置于胸前枕头上，腕关节自然伸展，手指自然屈曲；下肢髋、膝关节屈曲位，肢体下垫软枕与下方肢体分开，踝关节自然背屈，踝关节下垫以软枕以防止踝关节趾屈内翻；背部用长枕等给支持以保持侧卧位（图3-29）。

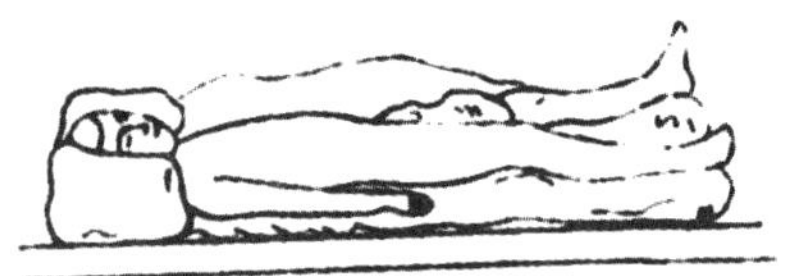

图3-28　脊髓损伤患者仰卧位

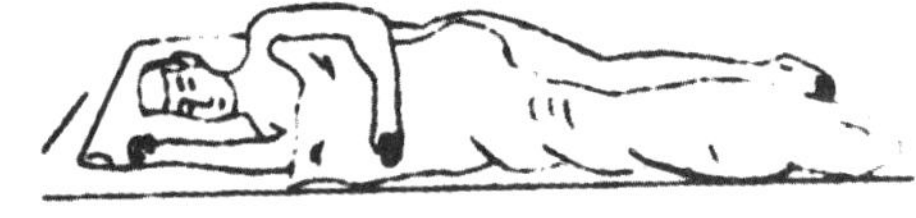

图3-29　脊髓损伤患者侧卧位

四、截肢患者的良姿位

（一）小腿截肢

小腿截肢后易发生膝关节屈曲挛缩，应保持髋、膝关节伸展。尤其在轮椅坐位时要注意（图3-30）。

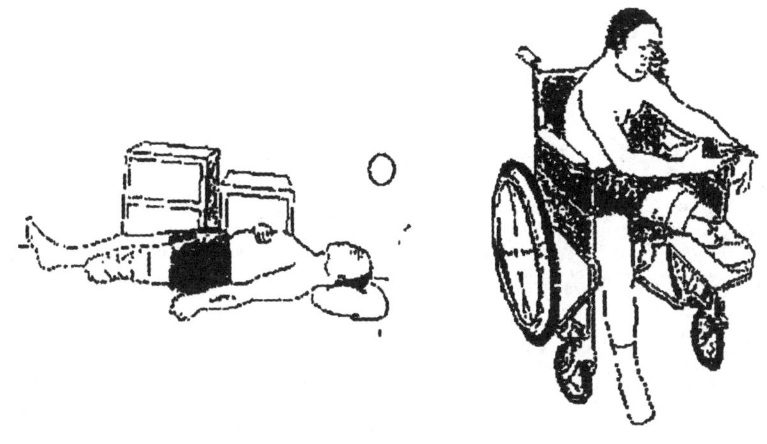

图 3-30 小腿截肢患者

(二) 大腿截肢

大腿截肢后易发生髋关节屈曲、外展、外旋挛缩，应保持髋关节伸直、内收体位。可取健侧卧位，使患者髋关节保持在内收的功能位。也可适当采取俯卧位，有利于髋关节伸直。

五、颈椎病患者的良姿位

颈椎病患者需要保持颈部的正确姿势，以减少颈部疼痛的发生。

(一) 卧位

腰腿痛患者卧位时要注意保持脊柱的正常曲线，床垫不可太软，要能支持身体重量，防止身躯下坠造成腰椎后凸。慢性腰腿痛患者仰卧时，可用毛巾卷垫在腰部下方，以保持腰部的生理弧度。保持脊柱正常对线，可使脊柱和躯干肌肉处于平衡状态，对于防止腰腿痛的发生及复发具有重要作用，也是治疗的重要前提。

(二) 坐位

患者取坐位时，腰部挺直，避免弯腰弓背，靠背垫于腰部保持腰椎正常弧度；臀部后靠，小腿自然下垂，双足着地。座椅不宜太软、太深或太高，如果座椅偏高，为避免双足悬空，可在足下垫一个小凳子；工作台高度合适，避免背部过分弯曲。

(三) 立位

站立时头部保持水平位置，下颌稍内收，肩平直，胸部微向前倾，下腹内收，腰后微凹，可以防止背部肌肉处于持续性的紧张状态。女性下腰痛患者不宜穿高跟鞋，因穿高跟鞋会增加腰椎的前凸，使骨盆的前倾角增大，降低腰椎的稳定性。当需要长时间站立位工作时，为防止腰部肌肉紧张，可用一侧脚踩在约 30 cm 高的小凳上，并且不时双脚轮换，实现重心在双下肢间转移。

六、腰腿痛患者的良姿位

(一)卧位

腰腿痛患者卧位时要注意保持脊柱的正常曲线，床垫不可太软，要能支持身体重量，防止身躯下坠造成腰椎后凸。慢性腰腿痛患者仰卧时，可用毛巾卷垫在腰部下方，以保持腰部的生理弧度。保持脊柱正常对线，可使脊柱和躯干肌肉处于平衡状态，对于防止腰腿痛的发生及复发具有重要作用，也是治疗的重要前提。

(二)坐位

患者取坐位时，腰部挺直，避免弯腰弓背，靠背垫于腰部保持腰椎正常弧度；臀部后靠，小腿自然下垂，双足着地。座椅不宜太软、太深或太高，如果座椅偏高，为避免双足悬空，可在足下垫一个小凳子；工作台高度合适，避免背部过分弯曲。

(三)立位

站立时头部保持水平位置，下颌稍内收，肩平直，胸部微向前倾，下腹内收，腰后微凹，可以防止背部肌肉处于持续性的紧张状态。女性下腰痛患者不宜穿高跟鞋，因穿高跟鞋会增加腰椎的前凸，使骨盆的前倾角增大，降低腰椎的稳定性。当需要长时间站立位工作时，为防止腰部肌肉紧张，可用一侧脚踩在约 30 cm 高的小凳上，并且不时双脚轮换，实现重心在双下肢间转移。

七、人工髋关节置换术后患者的良姿位

(一)术后早期的体位摆放

(1)手术当天，患者仰卧位，在手术侧肢体下方垫软枕，使髋、膝关节稍屈曲，术侧足穿防旋转鞋(丁字鞋)，避免下肢外旋，并缓解疼痛。

(2)手术后 1~7 天，撤除软垫，尽量伸直手术侧下肢，以防屈髋畸形。保持术侧下肢处于外展中立位，可在双腿间放置三角垫，但须防止手术侧髋关节置于外旋伸直位。取健侧卧位时，两腿之间垫上软枕，防止髋关节屈曲大于 45°~60°。

考点提示 全髋关节置换术后早期危险体位

(3)不同手术入路对体位的要求：手术后入路，应避免患髋过度屈曲超过 90°、内收、内旋，特别是屈曲、内收、内旋的联合动作。手术侧方入路和前侧入路，应避免患侧下肢的过度伸展、内收、外旋，特别是伸展、内收、外旋的联合动作。所有患者均应避免伸髋外旋。

(二)体位摆放注意事项

(1)全髋关节置换术后早期，四种应避免的危险体位：①髋屈曲超过 90°；②下肢内收超过身体中线；③伸髋外旋；④屈髋内旋。

(2)要保持患肢经常处于外展中立位。术后 6~8 周内屈髋不要超过 90°。

(3)应嘱咐患者术后 6~8 周内避免性生活，性生活时要防止术侧下肢极度外展，并避免受压。

(4)患者术后日常休息时使用三角垫或枕头使患髋外展是为了防止患肢内收、内旋，该枕头通常使用6~12周，12周后，髋关节的假髋形成，此时的肌力也足以控制髋关节的稳定。

(5)全髋关节置换术4~6周后，患者髋关节能够完全伸直，屈曲可达80°~90°，轻度内旋(20°~30°)和外旋(20°~30°)，并且可以在忍受的范围内被动外展。

(6)术侧髋关节出现任何异常情况，均应及时与手术医生联系。

考点提示：烧伤患者早期功能位、抗挛缩体位摆放

八、烧伤患者的良姿位

(一)烧伤患者体位摆放的原则

烧伤后应尽早将身体的受累部分维持在正确体位，并进行适当固定，可限制水肿的形成，维持关节活动度，防止挛缩和畸形，预防功能障碍的发生。根据烧伤后瘢痕挛缩的好发部位，从早期开始将体位保持在功能位和抗挛缩体位，以预防瘢痕挛缩导致的畸形或功能障碍。

(二)体位摆放方法

伤后48小时之内患者应平卧，休克期过后若存在头面部烧伤，床头应抬高30°左右，利于头面部消肿，1周后恢复平卧。

1. 颈部烧伤

颈前部烧伤时，去枕仰卧保持头部充分后仰(可在颈肩部放一个小长枕)，预防颈前部屈曲挛缩。颈后或两侧烧伤时，保持颈部中立位，预防颈两侧瘢痕挛缩。

2. 胸部、背部、腋部、侧胸壁、上臂烧伤

上肢充分外展90°，预防上臂与腋部及侧胸壁创面粘连和瘢痕挛缩。

3. 肘部烧伤

上肢屈侧烧伤或环形烧伤时，肘关节保持伸直位。背侧烧伤时，肘关节屈曲70°~90°，前臂保持中立位。

4. 手部烧伤

手背烧伤，宜将腕关节置于掌屈位；手掌或环形烧伤，腕关节以背伸为主；全手烧伤时，腕关节微背伸，各指蹼间用无菌纱布隔开，掌指关节自然屈曲40°~50°，指间关节伸直，拇指保持外展对掌位，必要时采用塑料夹板固定。

5. 臀部、会阴部烧伤

保持髋关节伸直，双下肢充分外展。

6. 下肢烧伤

单纯前侧烧伤，膝关节微屈10°~20°，也可在膝关节后侧垫高15°~30°。若膝关节后侧烧伤，膝关节保持伸直位，必要时用夹板作伸直位固定。

7. 小腿伴踝部烧伤

踝关节保持中立位，患者仰卧位可在床尾放置海绵垫尽量保持踝关节背屈，防止跟腱短缩形成足下垂。

为减轻水肿，减少疼痛，可将烧伤部位抬高，一般用枕头、软垫等将肢体维持在伸展和

抗重力位置，也可采用矫形器帮助体位摆放。大面积烧伤患者应每隔 2 小时变换体位一次，防止压疮，减少肺部感染。

第五节 日常生活活动能力训练注意事项

日常生活活动能力训练应注意以下几方面的问题。

（一）难易适度

治疗师设计活动训练难度要适当，应比患者能力稍高但不应相差太远，经患者努力能完成。

（二）注重动作

患者完成某一活动时应积极引导其把注意力集中在某一动作的完成上，而不是在某一块肌肉或某一关节的活动上。

（三）分步完成，注重质量

如果某一动作完成不正确，需分解成若干步骤和分阶段完成。患者完成动作时，务必要求每个动作正确。

（四）保持良肢姿势

生活活动能力训练是在良肢姿势的基础上完成，每一项训练活动应维持良好的姿势和位置。

（五）注意疲劳

训练过程中，要注意患者有无疲劳，对使用工具者注意训练时的安全性。当患者出现疲劳时应进行休息或减量，对不会安全使用工具的患者应进行具体指导。

（六）联系实际

训练的内容应与实际生活要密切结合，将训练中掌握的动作必须应用到日常生活中去。作业治疗师对每个患者的家庭生活和工作环境必须做实际调查。在实际生活中观察，要根据患者的具体情况进行训练，注意分析患者在日常生活中存在的困难动作，带着问题进行训练，可以提高康复训练效果。

二维码3-1

第四章

认知功能障碍训练与感觉统合失调治疗

学习目标

1. 掌握认知及知觉的概念，认知功能障碍分类、评定及作业治疗的概念、感觉统合与感觉统合失调的概念、理论，感觉统合异常行为表现及功能评定及治疗性活动应用。
2. 熟悉认知功能评定的目的、评定方法、分析方法、训练原则及训练方法、水中活动、眼动控制、口部感觉运动治疗等辅助治疗手段。
3. 了解注意障碍、感觉餐单、Wilbarger 治疗法、记忆障碍作业治疗的注意事项。

第一节　概述

一、认知及知觉的概念

认知(cognition)是认识和知晓事物过程的总称。包括感知、识别、记忆、概念形成、思维、推理及表象过程。

知觉(perception)是人对客观事物各部分或属性的整体反映，是对事物的整体认识或综合属性的判别。

认知障碍(cognition deficits)当认知功能因大脑及中枢神经系统障碍出现异常，则称之为认知障碍。有多方面的表现，如注意、记忆、推理、判断、抽象思维、排列顺序的障碍等。

知觉障碍(perception deficits)是指在感觉传导系统完整的情况下大脑皮质特定区域对感觉刺激的认识和整合障碍，可见于各种原因所致的局灶性或弥漫性脑损伤患者。

二、常见认知及知觉障碍

(一)注意障碍

注意力(attention)是指人们集中于某种特殊内、外环境刺激而不被其他刺激分散的能力。这是一个主动过程，包括警觉、选择和持续等多个成分。按其水平可分为以下五种类型：

（1）重点注意：特殊感觉（视觉、听觉、触觉）信息的反应能力。如上课时注意听讲，认真读书等。

（2）连续注意：连续一段时间注意某项活动或刺激的能力，又称之为集中。它与警觉有关，取决于紧张性觉醒的维持水平，如在公路上开车、看电视、在功能训练中观察患者等，都需要此类注意。

考点提示 选择性注意、交替注意和分别注意的区别

（3）选择性注意：连续有关活动、任务，而忽略无关刺激（如外界的噪声，内在的担心等）的能力。如在客厅里别人看电视，你却在看报纸或做作业。这与有意向选择某项活动有关。

（4）交替注意：两项活动之间灵活转移注意重点的能力。如正在做某项工作时，电话铃响了，你会暂停工作去接电话，然后再恢复工作。

（5）分别注意：对多项活动同时反映的能力，也称之为精神追踪、同时注意。如驾车时，边开车边打电话或听写生字、单词等。

（二）记忆障碍

记忆（memory）是既往经验在脑内储存和再现的心理过程，包括信息的识别、保持和再现三个环节。各种记忆互有区别又相互联系（图 4-1）。

（1）瞬时记忆：又称感觉记忆，信息保留时间以毫秒计，最长 1~2 秒。

（2）短时记忆：又称之为工作性记忆，信息保留时间在 1 分钟以内。

（3）长时记忆：信息保留时间在 1 分钟以上，包括数日、数年、直至终生。

（4）近期记忆：信息保留时间在数小时、数日、数月以内。

（5）远期记忆：保留时间以年计，包括幼年时期发生的事件。

（6）程序性记忆：又称内隐记忆。自动地、不需要有意识提取信息的记忆，即对于信息的回忆不依赖于意识或认知过程，如条件反射和运动技巧。

（7）陈述性记忆：又称外显记忆。需要有意识提取信息的记忆，即对于信息的回忆依赖于意识或认知过程。

（8）清洁性记忆：与事件整个过程相关信息的记忆。包括发生事件、地点与相关条件背景，如个人亲身经历及重大公众事件。

（9）语义性记忆：有关一般知识、事实、概念及语言信息的记忆。

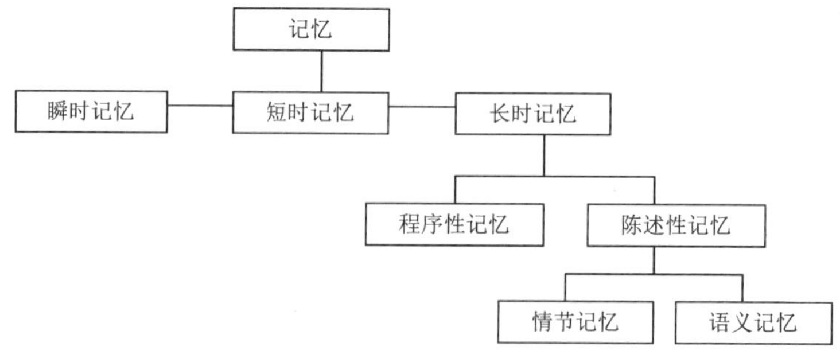

图 4-1　记忆的分类及其相互关系

记忆障碍(memory deficit)表现为不能回忆或记住伤后所发生的事件，但对久远的事情回忆影响不大。虽然记忆力随时间推移可逐步改善，但大多数人仍有严重问题。某种程度记忆障碍可在脑损伤后2年才出现，对个人重返工作岗位和独立生活能力逐步产生影响。

(三)失认症

失认症(agnosia)是指并非感觉器官功能不全或智力低下、意识不清、注意力不集中、言语困难以及对该事物不熟悉等原因，而是由于大脑损伤，不能通过相应器官感受来认识以往熟悉的事物，但仍可以利用其他感觉途径进行识别的一类症状。

(1)视觉失认：指在没有视觉障碍、语言障碍、智力障碍等情况下，却不能通过视觉认识原来所熟悉物品的质、形和名称，包括视物体失认、面容失认、同时失认及颜色失认等。

(2)触觉失认：指触觉、温度觉、本体感觉以及注意力均正常，却不能通过触摸识别原已熟悉的物品，不能说出物品的名称，也不能说明和演示物品的功能、用途等。

(3)听觉失认：指没有听力下降或丧失，能判断声音的存在，但不能通过识别来肯定原本熟悉的声音。

(4)单侧忽略：又称单侧空间忽略、单侧不注意或单侧空间失认，是指对来自损伤半球对侧的刺激无反应，主要以视觉形式表现，也可以表现在近体空间的触觉及空间表象上。表现为以体轴为中心，离体轴越远越容易忽略。多见于右侧顶叶以及颞-顶-枕叶结合部位的损伤，也见于枕叶、额叶以及丘脑、内囊等部位的损伤。左侧大脑半球的病变也可以出现忽略症状，但发生率低且很少迁延到慢性期。

(四)失用症

失用症(apraxia)指在意识清楚、无感觉和运动功能障碍，或其不足以影响相关活动的情况下，患者丧失完成有目的复杂活动的能力。在无肌力下降、肌张力异常、运动协调性障得、感觉缺失、视空间障碍、语言理解障得、注意力差或不合作等情况下，不能正确地运用后天习得的运动技能进行目的性运动的运用障得。

根据症状表现和发生机制的不同，临床上将失用症分为意念性失用、意念运动性失用、运动性失用、结构性失用、穿衣失用、步行失用、发音失用、口额面失用等。失用症可以表现为双侧或一侧的失用，多见于左侧脑损伤的患者，且常合并失语。

考点提示▸　意念性失用和意念运动性失用的区别

(1)意念性失用：患者失去执行复杂精巧动作和完成整个动作的观念，表现为动作混乱，前后顺序颠倒等。

(2)意念运动性失用：患者能做日常简单的动作，但不能按指令完成复杂的随意动作和模仿动作，患者知道如何做，也可以讲出如何，但自己不能完成。

(3)运动性失用：患者在无肢体瘫痪，无共济障碍等情况下，失去执行精巧、熟练动作的能力，不能完成精细动作。

(4)结构性失用：涉及空间关系的结构性运用障碍，表现为缺乏对空间结构的认识，丧失对空间的排列和组合能力。

(5)穿衣失用：患者不能正确按顺序穿衣，穿衣时上下颠倒，正反及前后颠倒，纽扣扣错，将双下肢穿入同一条裤腿等。

（五）躯体构图障碍

躯体构图障碍（body scheme disturbance）指缺乏对自身的视觉和心理印象，包括对自身的感觉，特别是与疾病有关的感觉，不能辨别躯体结构和躯体各部位的关系。常见躯体构图障碍有左右分障得、驱体失认、手指失认、疾病失认等。

（1）躯体失认：指识别自己和他人身体部位的能力障碍，表现为不能执行需要区别身体部位的指令。

（2）手指失认：指在感觉存在的情况下不能识别自己和他人的手指，包括不能命名或指出被触及的手指。

手指失认很少单独出现。当双侧手指失认同时合并左右分障碍、失写、失算时称为古茨曼综合征（Gerstmann's syndrome），与优势半球角回损伤有关，故又称角回综合征。

（3）疾病失认：是一种严重的躯体构图障碍，患者否认、忽视或不知道瘫痪的存在及其程度，表现为对瘫痪漠不关心或完全否认。严重者常伴有偏身感觉缺失、单侧空间忽略以及智力和记忆的损害，影响患者对障碍的理解和治疗效果。一般当疾病开始恢复时疾病失认会逐渐消失

（六）图形－背景分辨困难

图形－背景分辨困难（difficulty in figure-ground identification）指不能忽略无关的视觉刺激和选择必要的对象，故不能从背景中区分出不同的形状，不能从视觉上将图形与背景分开，表现为不能从抽屉中找到要寻找的物品，不能找到轮椅的车闸等。

（1）空间定位障碍：指不能了解和解释物体在空间的位置，表现为不能理解含有方位词的指令（如上、下、前、后以及内、外等），不能处理物与物之间的方位关系。

（2）地形定向障碍：指不能理解和记住两地之间的关系，无论是否使用地图均无法从一地走到另一地，表现为不能从治疗室回到病房，找不到回家的路，在熟悉的环境中迷路；也不能描述所熟悉的路线或环境特征等。

（3）物体恒常性识别障碍：指不能观察或注意到物品形状上的细微变异，不能鉴别形状相似的物体，或者不能识别放置于非常规角度的物品

（4）距离与深度知觉障碍：指患者在判断物体距离及深度上有困难。

第二节　注意障碍的作业治疗

一、注意障碍的评定

注意障碍的评定主要通过神经心理学测试中，视觉、听觉测验对被试者注意的选择性、持续性、转移的灵活性方面进行评定，亦可通过测试其信息处理的速度和效率来进行评定。

（一）视跟踪和辨别

1. 视跟踪

让患者看着一光源，测试者将光源向患者左、右、上、下移动，观察患者随之移动的能力。

2. 性状辨别

让患者复制一根垂线，一个圆，一个正方形和大写字母 A。

3. 字母删除(图 4-2)

每行中有 52 个英文字母，共有 6 行，让患者以最快的速度准确地删除字母中的 C 和 E，每行有 18 个要删除的字母，100 秒内删错多于一个为注意有缺陷。

4. 连线测验

包括两种类型：A 型(图 4-3)主要反映大脑右半球的功能，即反映较为原始的知觉运动速率，要求被试者尽快地将数字按顺序用直线连接 25 个圆圈，即 1-2-3-4-5……24-25；B 型(图 4-4)则是反映大脑左半脑的功能，除了包括知觉运动速率之外，还包括了概念和注意转换等能力，要求被试者尽快地将 1-A-2-B-3-C……12-L-13 连接起来，以完成的时间评分。

EUHNKCVAUYFEJCECEHXSFENUCENBEKVCIUXVXKEHAEQTFEPOZXEC

JCYEUFESALCEKNELKACYEUYENCYCVBEAOIEVMEVKCUHECHUIEHAN

SEJCOKEHXSEUHNKCVACYFENUCENEHCEQTFEPOZXECBEKVCIUEVXK

KCVAEYBEJCBCEUHNEHXSFENUCENXKEHGEQTFEPOZXECBEKVCIUGE

UYGEJCECEHXSFENEUHNKCVACIUCVXKEHGEQTFECPOZXECENBEKVC

JEUHCNKCVAUEYCMEHXESENUCENBEKVCIFUCXEHCVXKEHEQTFEPOZ

图 4-2　字母删除图

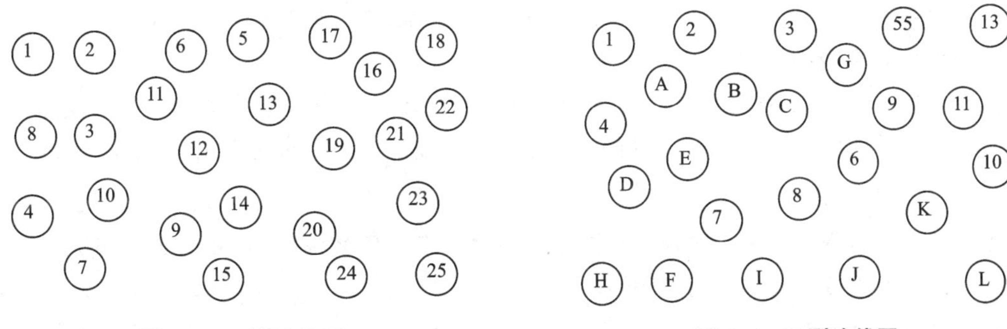

图 4-3　A 型连线图

图 4-4　B 型连线图

(二)数或词的辨别

1. 听认字母

测试者在 60 秒内以每秒一个的速度念无规则排列的字母，其中有 10 个为指定的同一字母，让患者每听到此字母时拍击一下桌子，应拍击 10 次。

2. 数字顺背和倒背测验

采用韦氏智力测验中数字倒背和顺背测验。如：测试者以每秒一个的速度给患者念随机排列的数字，从 2 个开始，每念完一组让患者重复一次，一直进行到患者不能重复为止。复述不到 5 个数字为异常。

3. 词辨认(图 4–5)

向患者播放一段短文录音，其中有一定数量的指定词，如“红”字，让患者每听到一次“红”字就敲击一下桌子。

傍晚，我穿着红外套骑着红色的自行车放学时，看到晚霞将天空染的红彤彤的，我向红色的天空望了一眼，看到了几只飞翔的鸽子。回到家里，我的姐姐小红穿着一条红裙子，头上束着一条红发带在客厅的红地板上跳舞。她告诉我说要去红树林剧场表演，就骑上我的红自行车走了。

图 4–5　词辨认

(三)听跟踪

让患者闭目听铃，将铃在患者左、右、前、后和头上方摇动，让患者指出铃所在的位置。

(四)声辨认

1. 声认识

向患者播放一段录音，含有重复出现的电话铃声、钟表滴答声、门铃声和号角声等，其中号角声出现 5 次，患者每听到一次号角声就敲击一下桌子，少于 5 次为有缺陷。

2. 在杂音背景中辨认词

向患者播放一段录音，其内容是在喧闹的集市中朗诵一段短文，其中有 10 个指定词，如“红”字，让患者每听到一次该词时就敲击一下桌子，敲击少于 8 次为有注意缺陷。

(五)斯特鲁普色–词测验

根据斯特鲁普效应原理，检查以不同颜色书写代表颜色名称的名词时，被试克服字体颜色的影响，对这些名词进行命名的能力。

(六)日常专注力测试

采用相关的量表，如中国儿童注意力水平测试量表，对儿童长时间专注于某一事情的情况做出评价。

二、注意障碍的作业治疗

(一)信息处理训练

1. 兴趣法

使用电脑游戏、专门编制的软件、虚拟的应用等。

2. 示范法

示范想要患者做的活动，并给予语言提示，使患者视觉、听觉都调动起来，加强注意。

3. 奖赏法

常用的代币法，一些毛公仔、巧克力、各种卡通小贴片等作为小奖品，激发患者的热情。

4. 电话交谈

鼓励不同住的家人、亲友和朋友打电话给患者聊天，特别是他所感兴趣的问题，可以无话不谈，无所不包。

（二）以认知技术为基础的训练

1. 猜测游戏

用两只透明玻璃杯和一个乒乓球，在患者的注视下由测试者将两个杯子依次反扣在桌上，其中一个杯子反扣在球上，让患者指出哪一个杯子中有球；两只杯子反扣在桌上，其中一只反扣在乒乓球上，然后移动其中一只杯子的位置，再让患者指出球在哪一只杯子里。

先让患者观察桌子上的苹果、橘子、草莓等三种水果，然后用三只同样大小、形状的纸盒分别反扣住这三种水果，让患者指出某一种水果在哪一个盒子里。

2. 删除作业

在 16 开白纸上写几个大写的汉语拼音字母，让患者用笔删去训练者指定的字母。改变字母的顺序反复进行。

线条删除（图 4-6），让患者用铅笔将线条做交叉状删除。

图形删除（图 4-7），让患者用铅笔将五角星删除。

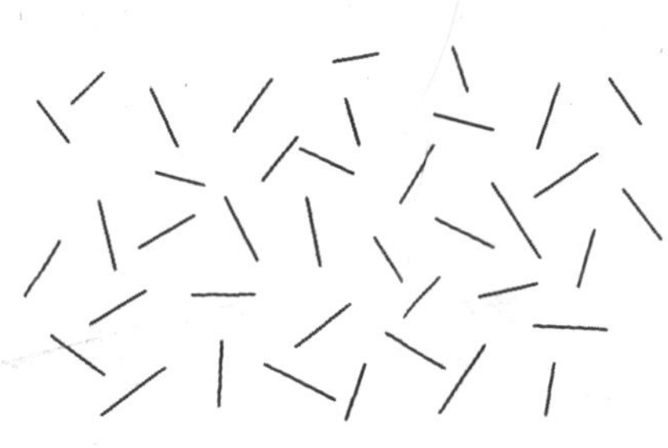

图 4-6　线条删除图

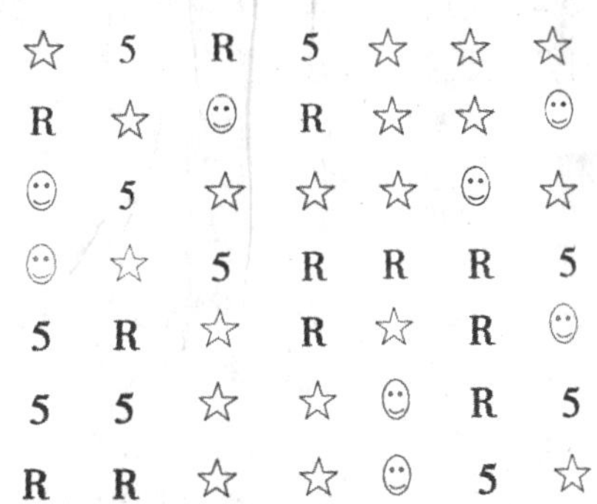

图 4-7　五角星删除图

3. 时间感训练

给患者秒表，要求患者按训练者指令开启秒表，并于 10 秒内自动按下秒表；以后延长至 1 分钟，当误差小于 1~2 秒时改为不让患者看表，开启后心算到 10 秒停止；然后时间可延长至 2 分钟，当每 10 秒中误差不超过 1.5 秒时，改为一边与患者讲话，一边让患者进行上述训练。

4. 数目顺序训练

让患者按顺序说出或写出 0~10 之间的数字，或给患者 11 张写有 0~10 数字的字卡，让他按顺序排好，反复数次。

上述方法成功后改为按奇数、偶数或逢5的规律说出或写出一系列数字，如“2-4-6-8……”，“5-10-15-20……”。逐渐增加难度。

训练者提供一系列数字中的头四个数，从第五个数字起往后递增时每次加一个数目如“3”等，让患者继续进行，每次报出加后之和，如“1-4-7-10……”反复数次。

（三）分类训练

1. 连续性注意障碍的训练

删除作业、连线作业；数秒数；数字顺背、倒背训练；连续减7训练；倒数一年有多少个月、倒背成语；听音乐、朗读或竞赛性活动，如击鼓传花、下棋等。

2. 选择性注意障碍的训练

辨认物品图片或人物照片；听、辨认字母；播放一段背景嘈杂的录音，找出要听的内容，如门铃声、鸟鸣声或鼓声，并数出指定声音出现的次数。

3. 交替性注意障碍的训练

删除奇偶数作业（图4-8）；扑克牌分类；看电视时要求患者间隔一定时间切换一次频道。

5636398129348125894912743865
6721987842589491274386524362
5894981258949127671812589491
2743865681293427438512585481

图4-8 奇数、偶数删除数字图

4. 分别性注意训练

听写字母或汉字、听写短文；拼图或下棋作业时与患者谈论时事；声光刺激。

（四）电脑辅助法

电脑游戏等软件，通过丰富多彩的画面，声音提示及主动参与（使用特制的键盘与鼠标），能够强烈吸引患者的注意，根据注意障碍的不同成分，可设计不同程序，让患者操作完成。

三、注意事项

注意障碍康复是认知康复的中心问题，虽然它只是认知障碍康复的一个方面，但是只有纠正了注意障碍，记忆、学习、交流、解决问题等，认知障碍的康复才能有效地进行。训练中应注意：

第一，训练前确定患者注意到治疗师的口令、建议、提供的信息或改变的命令，必要时可要求患者重复命令。

第二，应用丰富多彩的功能性活动治疗。

第三，选择安静的环境，避免干扰，逐渐转移到接近正常的环境训练。

第四，当患者注意改善时，逐渐增加治疗时间和任务难度。

第五，鼓励患者家属参与训练，并能够在非训练时间应用所学到的技巧督促患者。

最后，注意训练的同时，兼顾记忆力、定向力、判断力及执行功能等。

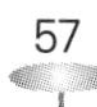

第三节 记忆障碍作业治疗

一、记忆障碍的评定

(一)韦氏记忆量表

历史悠久、全世界公认，在我国已标准化。需要专业人员测试，测试时间较长。

(二)记忆单项能力测定

较为实用，有康复专业人员进行测试，也可由患者自评。缺点是不够简便。

(三)Rivermead 行为记忆实验

用于评定每日生活中的记忆能力，有较高可信度与效度，测试方法与评分都不难，患者比较容易完成。

(1)记住姓和名：姓名均答对 2 分，答对姓或名 1 分，回答不正确 0 分。

(2)记住藏起的物品：正确 1 分，找不到 0 分。

(3)记住预约：正确 1 分，否则 0 分。

(4)记住一段短的路线：记住 1 分，否则 0 分。

(5)延迟后记住一段路线：能重复 1 分，否则 0 分。

(6)记住一项任务：记住 1 分，否则 0 分。

(7)学一种新技能：操作成功 1 分，否则 0 分。

(8)定向：①今年是哪一年？②本月是哪一月？③今日是本月的几号？④今日是星期几？⑤现在我们在哪里？⑥我们在哪一个城市？⑦您多大年纪？⑧您是哪年出生的？⑨现在国家总理的名字是什么？⑩谁是现任的国家主席？①~⑦全对 1 分，否则 0 分。

(9)患者回答问题：正确 1 分，否则 0 分。

(10)辨认面容：挑对 1 分，否则 0 分。

(11)认识图画：挑对 1 分，否则 0 分。

以上 11 题满分共 12 分，正常人总分为 9~12 分，脑部有损伤时至少有 3 项不能完成，总分 0~9 分。

二、记忆障碍的作业治疗

(一)内部法或内部对策

1. 无错性学习

片段性记忆障碍者不能记住他们的错误，也难以纠正错误。因此，应保证严重记忆障碍者要强化的行为是正确的。例如，在词汇学习中，应给予正确的意思，避免猜测，以防出现错误。

2. 助记术

助记术是有助于学习和回忆已学过知识的技术，它也是一个使人们更有效地组织、储存和提取信息的系统。

(1)言语记忆法：首词记忆法、组块、编故事法、时空顺序、因果关系、重要性和新近性、精细加工、兼容、自身参照。

(2)视形象技术：图像法、联想法、层叠法、放置地点法、现场法、倒叙法、自问法、分类。

3. 书面材料的学习

(1)PQRST 法：预习(Previewing)、提问(Questioning)、评论(Reviewing)、陈述(Stating)和测试(Testing)。

(2)信息检索法：①主动浏览要记住的材料，确定主题、重点或背景；②自发地把注意焦点转移到不同的刺激点上；③注意并重复要学习的信息；④将新信息与熟悉的事物联系起来，学会归类或组合；⑤把一些信息编成押韵诗帮助记忆。

(二)外部法或外部对策

1. 信息存储

日历本、日记本、备忘录、时间表或日程表、明显的标志、照片、记忆提示工具。

2. 环境适应

消除分散注意力的因素、将环境中信息的量和呈现条件控制好、减少环境的变化、修改外部环境以利记忆、组织好环境可以帮助记忆、提供言语或视觉提示、家用电器的安全、避免常用物品遗失。

3. 计算机的应用

智能屋、电话、进出住宅警示装置、温度控制设备、报警系统、神经传呼机、交互式活动指导系统。

三、注意事项

在临床治疗中，让患者学会并应用助记术并不是难事，为了有效地应用助记术，应注意以下几点。

(1)记忆障碍者在采用视觉意向时，最好让他们看到纸上或卡片上的图画，而不是单纯依靠精神想象。

(2)双重编码，即用两种方法比单用一种方法学习更有效。

(3)要学习的信息应该是现实的并且与患者的日常需要有关。

(4)助记术是教会患者新信息，患者家人、朋友也必须采用这种方法鼓励患者去学习。

(5)要经常与患者一起找出差距，纠正错误。

(6)患者成功时一定要给以强化，至少是口头的表扬。

第四节　失认症的作业治疗

一、触觉失认

触觉失认是指不借助其他器官，仅凭触摸不能认识原来熟悉物品的质、形和名称。

(一)分类

(1)质地觉失认：不能将触觉综合成质地觉。

(2)型态觉失认：不能将个别的触觉综合成形状觉。

(3)实体觉失认：不能仅凭触摸识别物品名称。

(二)评定

(1)质地觉评定：用不同原材料制成形状、大小、薄厚相同的布料，令患者闭目触摸。

(2)型态觉评定：用木制的不同形状的模型块，让患者闭目触摸。

(3)实体觉评定：给出大小、形状、质地各不相同的几种物品，让患者闭目触摸后说出名称。

(三)作业治疗

(1)先用粗糙物品沿患者手指向指尖移动，待患者有感觉后用同样的方法反复进行刺激，使他建立起稳定的感觉输入。

(2)反复触摸不同粗细的砂纸、棉、麻、丝、毛等布料，先睁眼后闭眼。

(3)利用其他感觉如视觉或健手的感觉，帮助患肢体会其感觉。

(4)让患者反复触摸需辨认的物体。

二、听觉失认

听觉失认是指不能识别或区别非语义性声音。常与其他言语障碍相伴发生。

(一)分类

(1)知觉辨别性声音失认：不能准确地区别声音，在环境中不能选择相同的声音；不能在声源物的图中正确选择答案。

(2)联合性声音失认：不能把声音与相应发声物相联系。在环境中可以选择相同的声音，但不能在声源物的图片中正确选择答案。

(3)语音认识不能：不能领悟口语，虽获音波刺激，但不明语意，似听外语。听理解、复述、听-指、记录讲话均不能，但自发语、阅读、书写、抄写均可以。

(二)评定

(1)无意义声音配对。

(2)在声源物的图片中找答案。

(3)听音乐跟唱。

(三)作业治疗

(1)建立声与发声体之间的联系：治疗师吹一个口哨，患者吹另一个口哨，然后让他将口哨的图片与写有口哨字样的图片配对。

(2)分辨发声和不发声体：治疗师让患者细心听(不让看)吹口哨的声音，然后让患者从画有锤子、水杯、闹钟、口哨的图片中认出口哨。

(3)声-词联系：治疗师用录音带提供猫叫、狗吠、鸟鸣等声音，让患者找出与叫声一致的动物的词卡。

(4)声辨认：治疗师从发“啊”音开始，令患者对着镜子模仿此音，数次后，出示一张写有“啊”字音的字卡，再令患者模仿此音；下一步加入元音“衣”“噢”“喔”，分别出示相应的字卡。

考点提示 视觉失认包括内容

三、视觉失认

视觉失认是指视觉感受存在，但不明了所见物的意义。

(一)物品失认

物品失认是指有视觉感受，但不知其为何物。

1. 评定方法

(1)相同物品配对：如别针、钥匙、钢笔等各两枚，混在一起，让患者把相同物品分开。

(2)按物品用途分组。

(3)指物呼名或按口令指物。

(4)按指令使用物品：如“戴眼镜”等。

2. 作业治疗

(1)对常用的、必需的、功能特定的物品通过反复实践进行辨认。

(2)提供非语言的感觉-运动指导，如通过梳头来辨认梳子。

(3)教患者注意抓住物品的某些特征。

(4)鼓励患者在活动中多运用感觉如触觉、听觉等。

(5)必要时可在物品上贴标签，提示患者。

(二)颜色失认

颜色失认是指有视觉体验，能分辨各种颜色不同，但不能辨认颜色种类。

1. 评定

(1)颜色匹配：可正确完成。

(2)按指令指出不同颜色：不能完成。

(3)呼出颜色名称：不能完成。

(4)轮廓着色：不能完成。

2. 训练方法

可用检查中的各项对患者进行训练。

(三)面容失认

面容失认是指能认识面孔，也能鉴别个别特征，但不认识以往熟悉的人是谁。

1. 评定

给出熟悉人的照片，令患者指出相应的称谓名字。

2. 作业治疗

(1)按年龄顺序将某人的照片进行排列比较，帮助辨认。

(2)让患者从不同场景、不同角度、与不同人合影的照片中寻找他熟悉的人。

(3)教患者根据人的特征如发型、声音、身高、服饰等辨认。

知识链接

Gerstman 综合征表现为手指失认、左右失认、失写失算。其病灶部位在左侧额叶后部和颞叶交界处。

四、躯体失认

(一)躯体失认

躯体失认是指患者不能辨识自己的器官、肢体名称及位置。

1. 评定

(1)按指令触摸躯体的某些部位，如“请指你的鼻子”，不能正确地完成。

(2)模仿检查者的动作，可能有错误。

(3)拼接躯体/面部的图板拼图，不能完成。

(4)画人像，不能完成。

(5)回答问题，如“手在胳膊的下面吗?”可能回答错误。

2. 作业治疗

(1)感觉-运动法，令患者自己用粗糙布擦拭治疗师所指的身体部位。

(2)让患者按命令模仿治疗师的动作，如用右手摸你的左耳；左手放在右膝上等。

(3)在活动中鼓励运用双侧肢体或患侧肢体，强化正常运动模式。

(4)当治疗师触及患者身体的某一部分时，让患者确定是哪一部分。

(5)让患者按照“让我看你的手”或“触摸你的膝盖”的指令动作。

(6)练习组装人体模型拼板。

(二)手指失认

1. 评定

(1)按指令出示手指，常出现错误。

(2)令说出检查者所触患者手指的名称，出现错误。

(3)令说出检查者或图上所指数目，出现错误。

(4)说出某两指间的手指数目，出现错误。

(5)令患者模仿治疗师所做手指动作，不能正确模仿。

以上检查均在睁眼、闭眼两种情况下进行。睁眼正确，闭眼错误，为轻型失认。

2. 作业治疗

(1)使患者的指尖、指腹得到外界反复刺激，如按键、弹琴训练。

(2)用粗布有力地摩擦患侧前臂、手和手指的背侧和掌侧，至少2分钟，接受的刺激必须有一定的强度，在操作中可先睁眼体会，再闭眼说出手指名。

(3)让患者主动或被动地用手抓握木制的椎体，以对手指的掌面施加一个压力，压力的大小取决于物品的轻重。同时可移动手中的物品，使产生摩擦感，至少2分钟。

(三)左右失认

1. 评定

(1)按指令完成动作如"请指你的左膝"，"请摸一下我的右手"。

(2)指出人体模型或图画的部位。

2. 作业治疗

(1)治疗师给患者触觉、本体觉的输入，还可在手腕部加重。

(2)对有困难的活动给予提示；将一侧袖子或裤腿与对应肢体做上相同标记，便于患者完成。

(3)作一些反复强调左右差别的活动，如"让我看看你的右手""把你的左脚抬起来"等。

五、空间关系辨认障碍

空间关系辨认障碍是指对空间的物与物、自己与物间的关系、距离、方位辨认困难。

(一)辨认障碍

1. 评定

(1)外形相似的几种物品放置于桌面上，令患者辨认，如牙刷、钢笔、吸管等。

(2)将一物品以不同方式呈现给患者，让其辨认，如上下颠倒放置。

2. 作业治疗

(1)不同形状的积木做匹配训练。

(2)按功能将物品分类。

(3)在完成上述作业前，让患者触摸所有物品，增加触觉刺激。

(4)摆动一个悬挂的几何形物品，让患者辨认。使患者感觉物品在空间形状、位置的变化。

(5)对外形相似的物体通过示范其用途，强化识别。

(6)物品在垂直状态下最容易辨认，所以在放置物品时最好直立。

(7)重要的、不易分开的东西做标记或贴标签。

(8)将物品分类保存在相对固定的位置。

(二)图形-背景区分障碍

图形-背景区分障碍是指不能从视觉上将图形与背景分开。

1. 评定

(1) Ayres 图形-背景测试(图 4-9)：不能在 1 分钟内从测试图中正确指出 3 个物品。

(2) 功能性测试：从白布上取出毛巾，从盘中拿起勺子，指出衣服上的扣子等。

2. 作业治疗

(1) 物品放置桌面，按指令指出。物品数目可增加。

(2) 用颜色与衣服底色完全不同的纽扣。

(3) 楼梯的第一级与最末一级用不同颜色标出。

(4) 抽屉内、床头柜上只放少数最常用的物品，对其中用得最多的用鲜明的颜色标出。

(5) 打一行混有大写和小写的字母，让患者从中挑出大写的 A。

(6) 让患者根据短裤、短上衣、长袖或短袖衬衣等标志将一堆衣服分类。

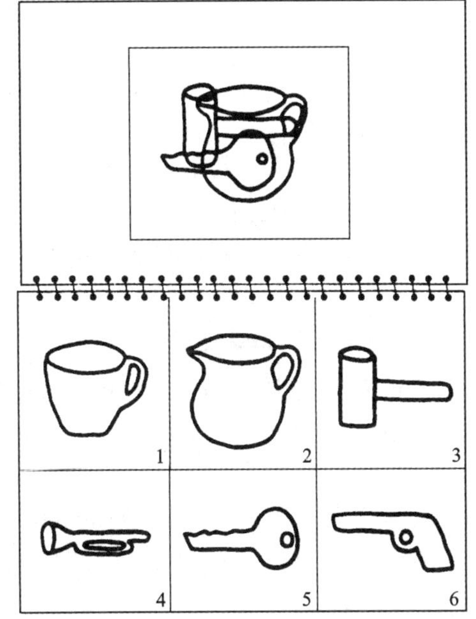

图 4-9　图形-背景测试

(三) 空间关系辨认障碍

空间关系辨认障碍是指不能感知物与物、自己与物之间的关系。

1. 评定

(1) 让患者用指针在钟面上表示时间，表示不正确。

(2) 完成点阵作业：在设有 36 个孔的木板上按指定的位置插上小木棍。异常：位置差错。

2. 作业治疗

(1) 让患者完成含有空间成分的活动，如“请把门后的椅子拿来”“请站在桌子与床之间”。

(2) 让患者把几种物品放置在房间的不同位置，离开房间，然后返回，再指出或说出它们的准确位置并逐一取回。

(3) 用家具设一迷宫，让患者从入口走到出口。

(4) 治疗师用积木搭构一个立体模型，让患者仿制。

(5) 让患者将一些折纸物品、积木、动物形状的木块、木钉盘等构成三位立体的情景模型。

(四) 地形方位辨认困难

患者不能理解和记住地点之间的关系，因而在地理关系上迷失方向，即不能找到从一地到另一地的路径与方向，患者不能从治疗室顺利回到病房，不能从花园走回室内。

1. 评定

(1) 让患者画一个自己熟悉的地区图，并描述出路径。异常：不能画出。

(2)将患者领到某治疗室后让他自己回到病房，带领他多次走过后仍迷路者为异常。

2. 作业治疗

(1)改变环境及适应环境：用标记标出路径，教患者辨认。标记物可用图片、文字、物品等。

(2)在患者每日必经的路上，用鲜明的色点等标志作路标，多次实践，患者可能记住，记住后再减少甚至取消色点。

(3)告诉患者及家属存在的问题，外出时随身带着写有姓名、地址、电话的卡片，以防走失。

(五)深度和距离辨认障碍

深度和距离辨认障碍的患者判断距离和深度有困难，如要坐下时坐不到椅子上；倒水时杯子已满仍倒个不停；上下楼梯时迈步不知深浅等。

1. 评定

(1)让患者伸手取物。异常：伸手不够、过度或迟疑。

(2)向杯中倒水。异常：水溢出或倒在杯外。

2. 作业治疗

(1)尽可能多地使用触觉，如移乘前，先让患者伸手探查距离及高度，倒水前用手摸杯边等。

(2)上下楼梯时让患者练习用足探知上一级和下一级。

(3)在治疗室内设一迷宫，中途的路上放一木板，另一处挂一绳索，让患者弯腰低头才能通过，让患者从入口到出口。

(4)让患者练习将足恰好放在绘制在地板上的足印中。

(5)让患者联系用足探一活动台阶的高矮，并准确地将足放于其上。

(六)单侧空间忽略

是对来自大脑受损对侧的刺激无反应。主要以视觉形式表现，也可以表现在近体空间的触觉及空间表象上。

1. 评定

二等分试验(图 4-10)、删除实验、二点发现实验、自由画(图 4-11)、反向画图实验、临摹实验、字体实验、行为检查。

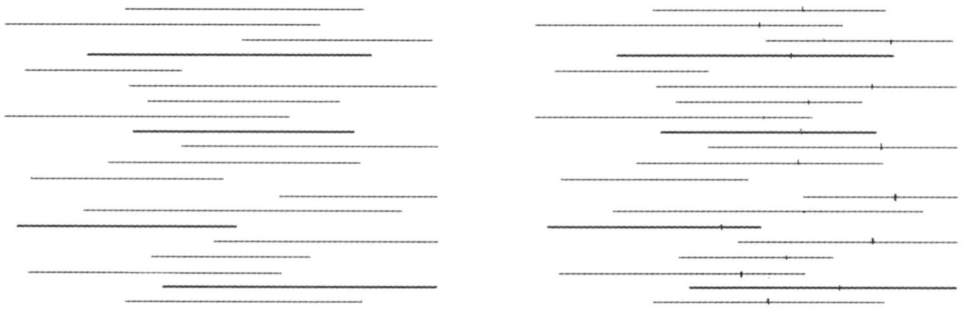

图 4-10　二等分实验

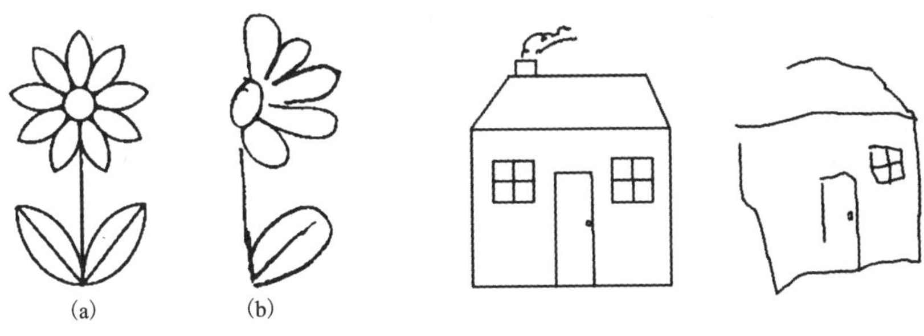

图 4-11　单侧忽略(自由画)

2. 作业治疗

(1)感觉输入法

浅感觉：对忽略侧肢体的皮肤进行冷、热、触觉刺激。

深感觉：主动或被动活动忽略侧肢体。或在患者的注视下，用健手摩擦其忽略侧手。

视觉：训练患者对忽略侧有意识地扫描。面对镜子自画像、梳洗等。

(2)交叉促进训练：在患肢近端有一些活动时，可将手放在有滑轮的滑板上，在桌面作越过中线的环形活动。

(3)拼图时拼图块放置在忽略侧；插木钉时所有木钉均放置在左侧；将数字卡片放置在患者前方，让患者由右至左读出数字。

(4)右眼遮盖。

(5)暗示：暗示形式与任务方式必须相一致才能取得最大效果。

(6)躯干旋转：头转向左侧不如躯干向左侧旋转更有效。

(7)改变环境：与患者讲话时站在忽略侧。日用品、电视机等放在忽略侧，使患者注意。

(8)激发警觉：可用蜂鸣器提高全身警觉。

(9)口头回忆法：将复杂的动作分解，让患者记住每一活动的各个步骤。

第五节　失用症的作业治疗

失用症是指将任务概念化障碍和不能自动地按要求进行有目的的运动，因为患者不能理解该项任务的总体概念，不能在脑中保留该任务的意念，不能形成该任务所需的运动形式。

一、失用症的临床表现

(一)意念性失用

意念性失用是指意念中枢受损以致动作的逻辑顺序紊乱。表现为患者失去执行复杂精巧动作和完成整个动作的观念，表现动作混乱，前后顺序颠倒等。

(1)动作错乱可表现在身体的各个部位。

(2)能模仿检查者的动作，但不能口述动作过程。

(3)完成简单动作无错误，不能成功地制定动作计划，程序错乱。

(4)组合动作的部分省略。

(5)组合动作的部分合并。

(6)执行动作不完整。

(7)执行动作过于夸张。

(8)动作有空间和反向错误。

(9)做事常表现心不在焉。

(10)纠正错误动作时表现无耐心。

(二)意念运动性失用

意念性失用是指患者能做日常简单的活动，但不能按指令完成复杂的随意动作和模仿动作，患者知道如何做，也可以讲出如何做，但自己不能完成。

(1)能正确口述动作，但执行困难。

(2)能在自然情况下完成动作，但不能完成指令性动作。

(3)自己知道执行动作中的错误，但无所适从。

(4)启动困难，不知所措。

(5)重复动作。

(6)将身体的一部分当物品使用。

(7)不能模仿动作。

(8)空间方位错误。

(9)执行动作中的错误，动作变形、动作简化等。

(三)运动性失用

运动性失用是指患者在无肢体瘫痪，无共济障碍等情况下，失去执行精巧、熟练动作的能力，不能完成精细动作。

(1)常表现在一侧肢体的失用，并以上肢为主，甚至只见一部分肌肉群的运动功能障碍。

(2)动作的困难与动作的简单或复杂程度无关。

(3)动作笨拙。

(四)结构性失用

结构性失用是指空间分析和对某一活动进行概念化的能力障碍，导致患者缺乏对空间结构的认识，丧失对空间的排列和组合能力。

(1)患者临摹、绘制和构造二维和三维的图或模型有困难。

(2)不能将某些结构的物体各个成分连贯成一个整体。

(五)穿衣性失用

穿衣时上下颠倒，正反及前后颠倒，纽扣扣错，将双下肢穿入同一条裤腿。

二、失用症的评定

失用症在临床采取实际观察法、Goodglass 失用实验等评定法，尤其适用于意念性失用、意念运动性失用和运动性失用。

(1)执行不及物动作

1)面部：闭眼、开口、露齿、伸舌、舔唇、吹口哨、鼓腮、咳嗽等。

2)颈部：低头、仰头、左右转头等。

3)肢体：关节的各个方向活动、敬礼、再见、握拳、吸烟、踢球、搭腿等。

4)躯干：鞠躬、左右转身等。

5)动作转换：拍腿-握拳-立掌、指天花板-指地板-指鼻子等。

(2)执行及物动作

1)单一物品使用：用牙刷、用梳子梳头等。

2)复数物品系列操作：沏茶、装信封等。

(3)更衣动作。

(4)结构动作

1)画几何图形：平面图、立体图、物品等。

2)纸板或火柴拼图。

3)积木造型、木钉板模型。

三、失用症的作业治疗

(一)意念性失用、意念运动性失用

(1)给予触觉、本体觉、运动觉的输入，且贯穿在动作前及整个过程中。

(2)治疗师握患者的手去完成动作。

(3)把语言命令降到最低程度。

(4)鉴别失用症的种类对治疗十分重要。

(5)完成日常生活活动最好在相应的时间、地点和场景中进行，如穿衣在起床时进行。

(6)在患者做动作前闭上眼睛想象动作，然后睁眼尝试完成。

(7)患者完不成动作时给予必要的支持。

(二)运动性失用

(1)在进行特定的活动前，给予本体觉、触觉、运动觉的刺激，如在制动轮椅手闸前，可将肢体做所需范围的关节活动。

(2)尽量减少口头指令。

(三)结构性失用

(1)指导患者完成桌面上的二维、三维作业，并逐渐增加其复杂性。

(2)在患者进行一项结构性作业前，让他用手触摸该物，进行触觉和运动觉的暗示。

(3)在患者操作时，治疗师可提供触觉和运动觉的指导，根据完成情况减少帮助。

(4)分析动作成分，提供辅助技术，可用逆行链锁法，先完成部分，再完成全部。

(5)找出完成某项任务的关键环节。

(四)穿衣失用

(1)鼓励患者自己穿衣，适当给予触觉和运动觉的指导。

(2)穿衣前让患者用手去感受衣服的不同重量、质地、变换不同的穿衣技巧，目的是迫使患者使用受累侧肢体。

(3)找出穿衣动作的一些表面特征，怎样变换能够使患者完成动作。

(4)使用功能代偿的方法。

(5)告诉患者及家属穿衣困难的原因，教给他们一些实用技术。

第六节　感觉统合失调的作业治疗

一、感觉统合

(一)概念

感觉统合(sensory integration，SI)是一个信息加工过程，是大脑将从各种感觉器官传来的信息进行多次组织分析、综合处理，作出适当的反应，使机体和谐有效地生活、学习。

(二)感觉系统

1. 触觉系统

(1)基本功能：防御性反应能保护自身免受伤害，本能地逃避刺激。辨别性反应有助于判断肢体位置及外部环境中物体的各种物理性质等，对动作运用能力的发展起重要作用。

(2)触觉活动效果：快速点状轻触皮肤可以提高人体警觉性，大面积缓慢深度用力刺激皮肤可以镇静安神、调节情绪。

(3)触觉失调：包括触觉反应过高(触觉防御)、过低(触觉迟钝)、触觉辨别障碍、动作运用障碍。

2. 本体觉系统

(1)基本功能：感知身体位置、动作和力量，觉察身体。感知和辨别肌肉伸展或收缩时的张力。调节四肢活动的力度，控制关节位置、关节活动的方向和速度。具有记忆功能，能增加运动反馈信息。调节大脑兴奋状态，平静情绪，增加安全感。

(2)本体觉活动效果：缓慢、有节奏地挤压关节可以安抚情绪；轻快、变奏的关节活动可以提高警觉性；抗阻活动以及爬、跳、跨、绕、钻等越过障碍物活动所产生的本体觉信息比被动活动的效果大得多，有利于儿童在觉醒状态、发展动作计划能力、姿势控制的平衡能力。

(3)本体觉失调：包括本体觉反应低下、本体觉寻求、本体觉辨别障碍、本体觉防御。

3. 前庭觉系统

(1)基本功能：提供头的方位信息，在潜意识中探测头部、身体与地心引力之间的关系，并在脑干部位统合各系统的感觉信息，发挥多种神经系统功能，如调节身体及眼球的活动，维持肌张力、姿势和平衡反应，分辨运动的方向和速度，建立重力安全感，稳定情绪，参与视觉空间加工处理、听觉–语言加工处理等活动。

(2)前庭觉活动效果：任何牵涉到头部的活动都能产生前庭觉信息。快速、大幅度、短暂活动，前庭觉刺激强烈，具有兴奋作用；慢速、小幅度、持续性活动，前庭觉温和，具有镇静作用。

(3)前庭觉失调：前庭反应过高：前庭防御，即重力不安全感、对运动厌恶反应；前庭反应过低：前庭迟钝，前庭分辨障碍，运动运用障碍等。

4. 视觉系统

(1)基本功能：眼球基本运动技能：注意、注视、扫视、跟随、前庭–眼反射、调节与辐辏；视觉动作整合：手眼协调、手部精细动作；视觉分析技巧：图形分析、记忆、专注力等；视觉空间能力、帮助建立人际关系和沟通：如目光接触、情感表达等。

(2)视觉刺激效果：红色、橙色、黄色令人亢奋；绿色、蓝色、紫罗兰色、粉红色令人放松；鲜艳、发光、移动、突然出现、陌生的物体，比暗色、静止物体容易吸引人的注意。

(3)视觉障碍：视觉防御、视觉迟钝、视觉寻求、眼球运动基本技能障碍、视觉分辨障碍、大脑对视觉信息的解读障碍。

5. 听觉系统

(1)基本功能：包括声音分辨、记忆对声音和语言的理解、空间定向、判断声音距离感等功能。

(2)听觉刺激效果：节奏缓慢、旋律柔和、悠扬动听的音乐使人镇静；节奏鲜明的音乐使人振奋；突然出现的声音易吸引人的注意；重复、持续、熟悉的声音容易被人忽视。

(3)听觉障碍：听觉反应过度、听觉反应低下、听觉寻求、听觉辨别障碍、听觉过滤能力障碍、听觉记忆能力障碍。

(三)感觉统合与儿童发育

第一阶段：感觉通路的建立。

第二阶段：感觉动作的发展。

第三阶段：知觉动作技能的发展。

第四阶段：认知学习的产生。

(四)感觉统合的循环过程

首先在脑干等部位进行信息筛选、调整及封闭等处理，继之丘脑等边缘系统结构对所输入的感觉信息进行辨别，大脑皮层进行行动的计划和安排、形成动作指令，最后输出行为完成指令。

(五)感觉统合层次

(1)感觉调节：感觉调节是指大脑根据身体和环境的需要对所接收的感觉信息进行正确调节和组织，从而能以恰当的行为方式作出适当的反应。

(2)感觉辨别：感觉辨别是指大脑利用前馈和反馈信息对所接收的感觉刺激的质和量进行分辨，以改变和调整运动计划，正确对外作出反应。

(3)感觉基础性运动(动作运用)：感觉基础性运动包括姿势控制和动作运用，是指大脑对环境作出反应前所进行的一系列行动计划、安排以及动作执行过程。

二、感觉统合失调

(一)病因

(1)生物学因素：包括源于遗传、胎儿、孕妇、环境的因素，发生在产前、产时、产后不同阶段。

(2)社会心理因素：独生子女溺爱，过度保护；包得过多，缺少运动、爬行；缺少同伴玩耍；缺少主动探索环境的机会；特殊家庭的子女被忽视、甚至被虐待；与社会严重隔离、缺乏教育和良性环境刺激机会。

(二)感觉统合失调分型

(1)感觉调节障碍。

(2)感觉辨别障碍。

(3)感觉基础性运动障碍(动作计划及运用障碍)。

三、感觉统合失调评定

感觉统合失调(sensory integration dysfunction，SID)是指大脑不能有效地组织处理从身体各感觉器官传来的信息，导致机体不能和谐地运转，最终影响身心健康，出现一系列行为和功能障碍。

(一)异常行为表现

1. 日常生活活动中的表现

动作笨拙、进食困难、接触困难、抗拒乘坐交通工具、过度依赖家长。

2. 游戏时的表现

协调性活动能力差、不能与其他儿童一起玩游戏。

3. 学习困难

(1)读写异常，数字排列异常等。

(2)身体动作幅度大，力度控制不良，执笔忽轻忽重，书写困难，容易折断铅笔，字迹浓淡不均，字体大小不等，字体混乱等。

(3)视物容易疲劳，抱怨字体模糊或有双重影响，厌恶阅读，经常跳读漏读。

(4)写字偏旁部首颠倒，数字容易写成反向，不能整齐地写在格子内，完成作业困难。

(二)器具评定

(1)小滑板：儿童对小滑板滑行方向的控制、操作滑板时手的灵活性以及在滑板上的情绪等都有助于判断是否存在问题。

(2)巴氏球：俯卧巴氏球、仰卧巴氏球，是测试儿童前庭平衡能量和重力安全感的重要器具。

(3)跳袋或袋鼠跳：身体平衡能力差，手脚协调不良的儿童，往往出现身体前倾、双脚跟不上的情况，因此容易摔倒。

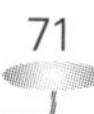

(三)标准化量表评定

(1)儿童感觉统合能力发展评估量表:是目前国内常用的标准化评估表,适用于3~12岁。

(2)婴幼儿感觉功能测试量表:适用于4~18个月的婴幼儿,有较好的信度和效度。

(3)感觉问卷:适用于从出生到青少年、成年。

四、感觉统合失调的治疗原则及流程

(一)治疗原则

1. 以儿童为中心

根据儿童的反应对活动进行适当的调整;尊重儿童,妥善使用肢体语言、对话、暗示儿童、指导帮助儿童;协助儿童建立自信心,用耐心培养儿童的兴趣;注重培养儿童良好的工作习惯;给儿童主动选择和参与设计活动的机会,因势利导。

2. 具有针对性

按照感觉系统障碍逐项分析存在的问题,理顺感觉统合障碍与行为状态之间的关系;选择有针对性的治疗活动,提供合适的挑战;活动器材要能提供多样的刺激,能够搭配出不同的活动,以及在一个活动中能够提供视+听+活动的多样式刺激。

3. 激发儿童兴趣

所选择的治疗活动要能够激发儿童的兴趣,使孩子主动尝试各种活动,并且活动的难度必须适合儿童的发育水平。

4. 全面性治疗

利用活动让儿童尝试错误、失败和成功的机会,活动设计以动态与静态、粗大与精细活动相互搭配为原则,既保存适当体力,又能接受全面的刺激,使儿童的大脑整合感觉信息的功能,从而做出适合环境的反应。

(二)治疗目的与适应证

1. 治疗目的

目的是促进大脑发育成熟,使大脑能有效地处理来自环境与身体的感觉信息,继而做出与环境需要相适应的反应,最终帮助儿童提高兴趣及专注力、组织能力、学习能力。

2. 适应证

适用于所有感觉统合失调人群,包括脑瘫、唐氏综合征、注意力缺陷、多动障碍、智能障碍、语言障碍、发育迟缓、自闭症等全面发育障碍者。此外感觉统合治疗不仅适用于儿童,也适用于成人。

(三)治疗流程

(1)全面感觉评定:逐项描述所存在的感觉统合问题,确定感觉统合失调类型,理顺感觉统合障碍与行为症状之间的关系。

(2)根据评定结果制订治疗策略:明确感觉统合问题层面,制订解决策略。

(3)明确治疗目标,制订治疗计划:如减轻感觉防御、减少自我刺激、改善姿势和身体认知等,最终改善自理、学习、社交、游戏等功能。

(4)制订治疗方案：根据治疗目标确定具体治疗方案，包括治疗目的、活动内容、治疗时间、治疗频度、注意事项等。

(5)感觉统合治疗实施：严格按照计划实施治疗，适当配合儿童心理辅导，进行家长咨询，取得家长配合。

(6)治疗效果评估：一般在进行3个月治疗后，需要进行再次评定，了解治疗效果，修改治疗方案。

考点提示 常见感觉统合治疗设施及作用

五、感觉统合治疗设施

感觉统合治疗活动多数可以同时提供多种感觉刺激，而感觉统合训练设施在治疗中起着非常关键的作用。感觉统合治疗是随时随地都可以进行的，生活中有许多唾手可得的器具和活动，如跳绳、踢毽子、跳方格、跳皮筋、打沙包、玩沙子、抓石子等等，都可以作为感觉统合治疗的活动项目。

(一)滑行类

滑板、滑梯、斜坡滑板(图4-12)。

使用方法：以坐、卧、站、跪等姿势在秋千上进行各种活动，如：静态飞机式、青蛙蹬、乌龟爬、俯卧旋转、牵引滑行、滑板过河、在滑板上水平推球等。

感觉输入：前庭觉、本体感觉、触觉、视觉。

作用：强化前庭系统功能；促进双侧统合，促进身体保护性伸展；反应成熟；强化身体形象，有利于注意力集中。

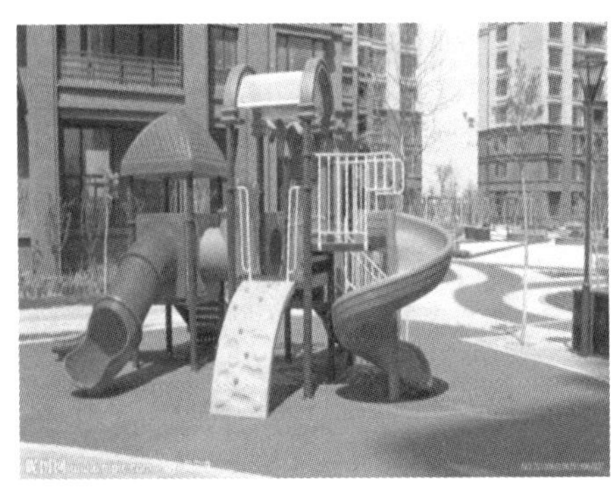
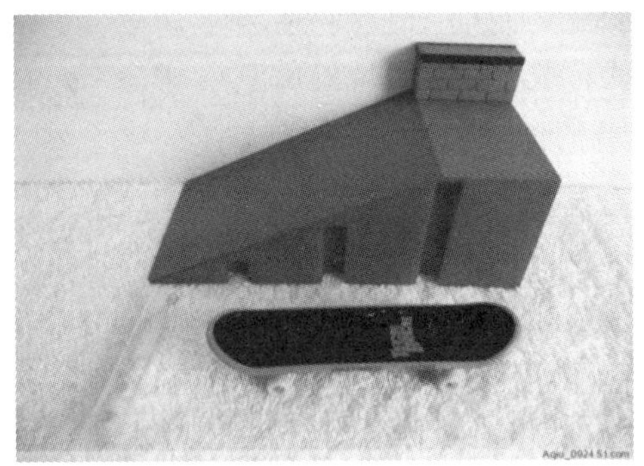

图4-12 滑梯、滑板

(二)悬吊类

秋千；圆筒吊缆、圈状吊缆、网状吊缆(图4-13)。

使用方法：以各种不同的姿势如俯卧、坐、站等在器材上摇晃，并结合手眼协调活动。

感觉输入：前庭觉、本体感觉、触觉、视觉。

作用：提高平衡；姿势控制及动作运用能力；强化身体形象；促进身体协调；提高前庭系

统功能；纠正触觉防御；提高手眼协调和注意力。

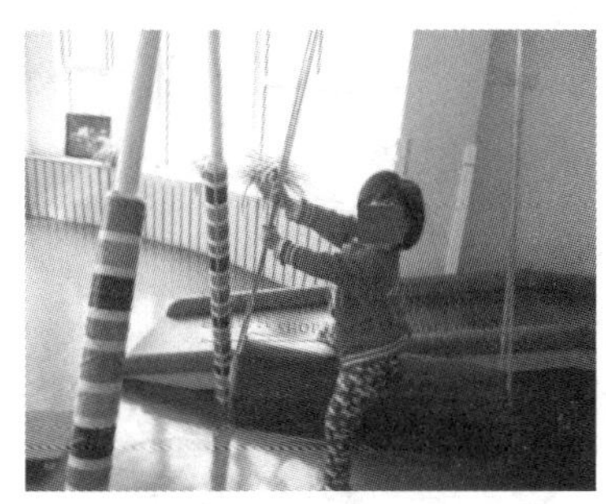
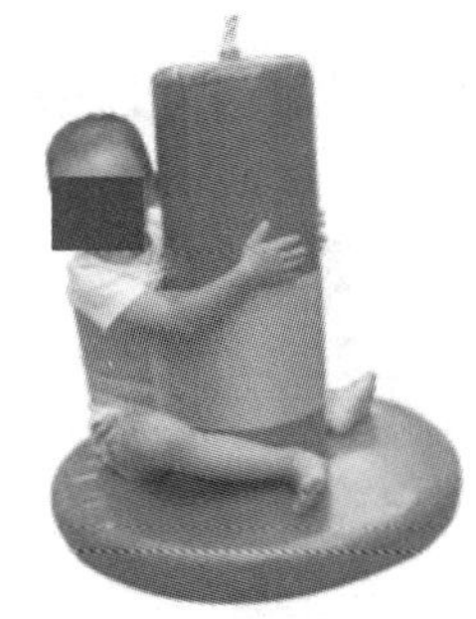
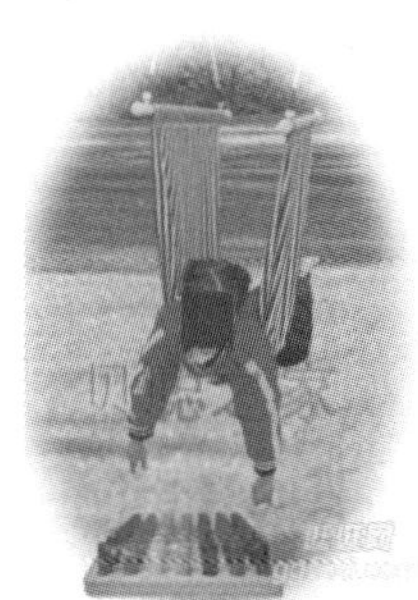

图 4-13　悬吊

(三)平衡类

平衡台、独脚椅、旋转浴盆、平衡木(图 4-14)。

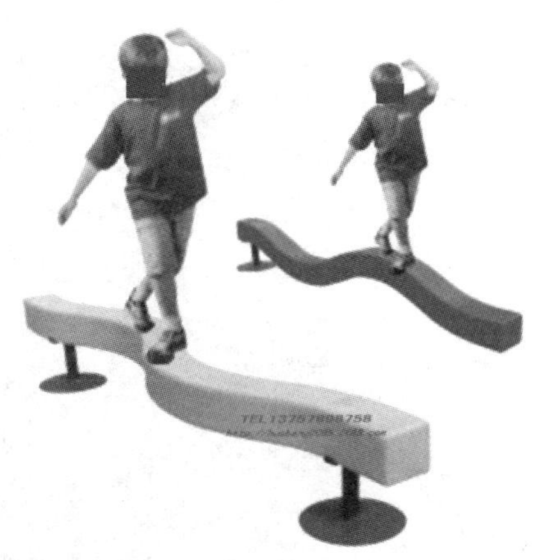
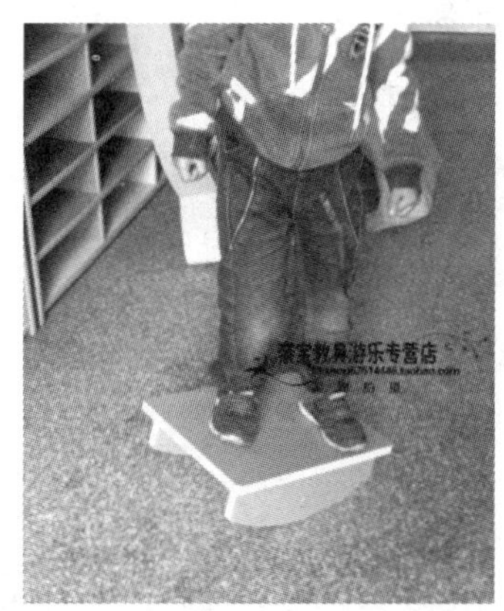

图 4-14　平衡台

使用方法：静坐或跪立于晃动的平衡台上，双人扶持并摇晃平衡台；俯卧或仰卧平衡台，在摇晃的平衡台上匍匐前进；平衡台上蹲起；坐独脚椅、在独脚椅上踢腿运动；坐、蹲、站、俯卧旋转浴盆。

感觉输入：前庭觉、本体感觉、触觉、视觉。

作用：提高前庭感觉功能，控制重力感；发展平衡能力；强化身体形象，建立身体协调及双侧统合；增强腰肌及下肢肌力；提高视觉空间；眼动控制及视觉运动协调能力。

(四)触觉类

触觉球、触觉板(图 4-15)。

使用方法：表面有特殊设计软质颗粒和香味，多种形状和质地的装饰，鼓励儿童赤足在触觉板上行走；触摸及感受触觉球；熟练后可以配合取物、扔物活动，或与其他器具配合使用。

感觉输入：触觉、嗅觉。

作用：提供丰富的触觉和嗅觉刺激；减轻触觉防御；提供触觉分辨能力，稳定情绪。

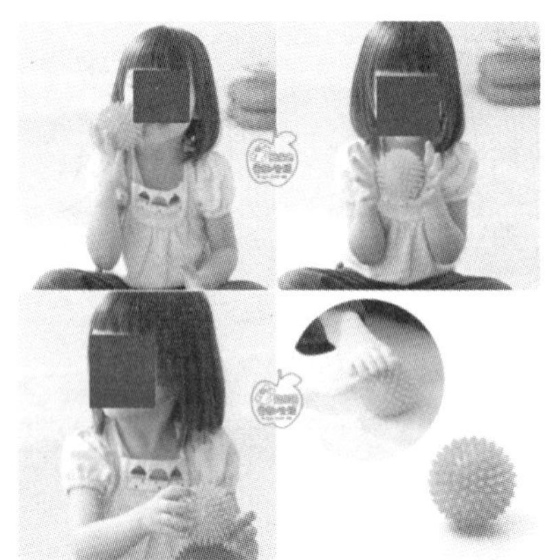

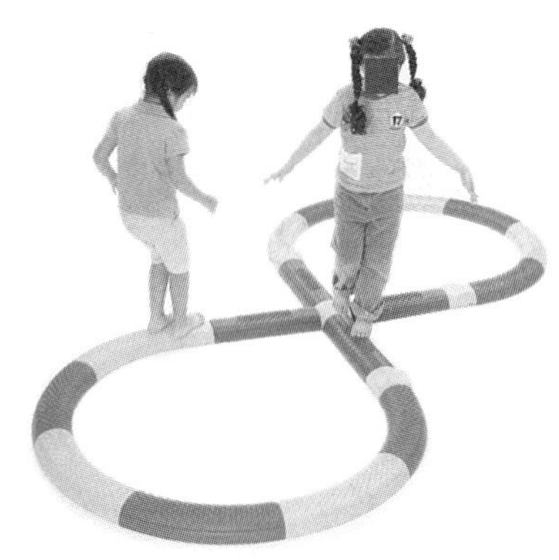

图 4-15　触觉球、触觉板

（五）滚动类

彩虹筒（图 4-16）。

使用方法：俯卧彩虹筒、筒内滚动。

感觉输入：前庭感觉、触觉、本体感觉。

作用：提高姿势控制及平衡能力；强化运动计划能力；促进身体协调，强化身体形象概念。

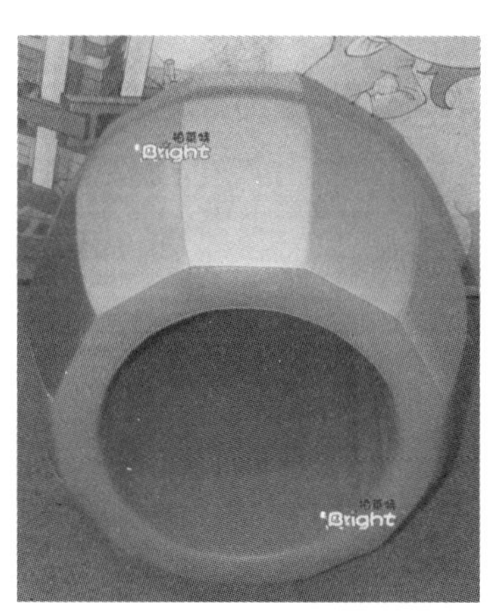

图 4-16　彩虹筒

（六）弹跳类

蹦床、羊角球、袋鼠跳（图 4-17）。

使用方法：在蹦床上双脚并拢跳起，并使小腿后屈，足跟踢至臀部；双手抱球跳跃；两人一组进行抛接球游戏；投球入篮；坐在羊角球上，双手紧握手把，双脚蹬地向前跳；站在跳袋中，双手提起袋边，双脚同时向前跳。

感觉输入：前庭觉、本体感觉。

作用：抑制感觉防御；矫治重力不安全感和运动计划不足；发展下肢力量及上下肢协调；锻炼跳跃能力；强化姿势控制和身体双侧统合；有助于情绪稳定。

（七）球类

巴氏球、皮球（图 4-18）。

使用方法：仰卧、俯卧巴氏球；坐上巴氏球，巴氏球滚压；俯卧巴氏球抓物；趴地推球；对墙壁打球。

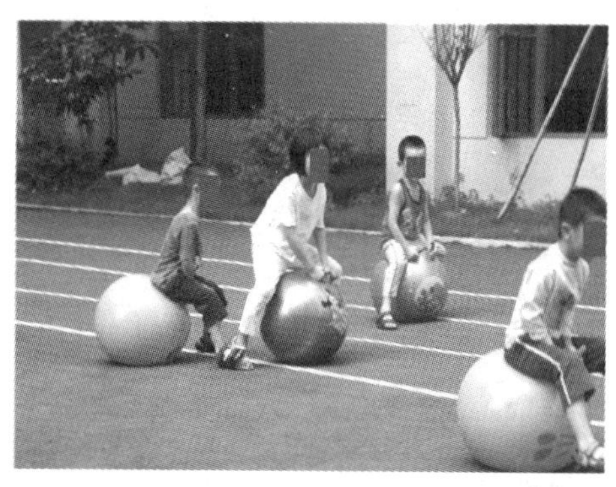
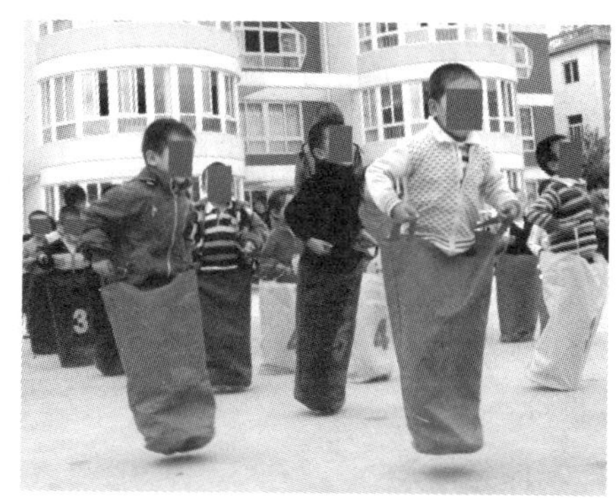

图 4–17　羊角球、袋鼠跳

感觉输入：前庭觉、本体感觉、触觉。

作用：增强身体与地心引力之间的协调；提高运动计划能力；提高注视能力；手眼协调能力，强化身体形象；提高对移动物体控制和运用的能力。

（八）重力类

重力背心、弹力背心、重力被。

使用方法：走路摇晃、注意力不集中、自我刺激的儿童床上重力背心或盖上重力被，每次 20 分钟左右，间隔 2 小时可重复使用。

感觉输入：本体感觉、触觉。

作用：强化本体觉及触觉；稳定情绪；提高注意力。

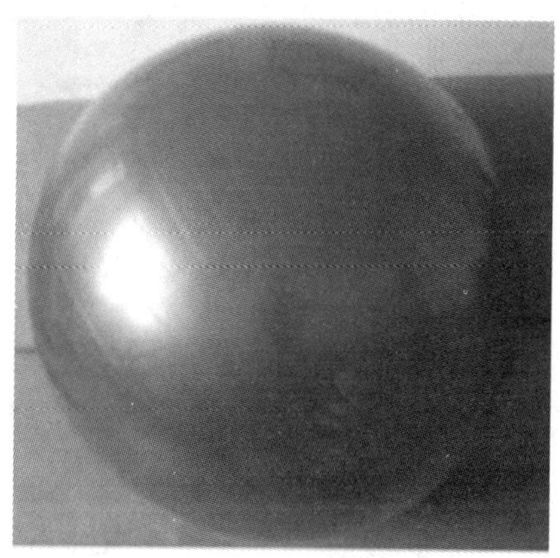

图 4–18　巴氏球

六、感觉统合治疗活动

（一）被动多感觉输入

（1）适应证：严重运动功能障碍及感觉调节障碍的儿童，小婴儿。

（2）器材：软刷、手套、小毛巾、小振动棒、巴氏球、浴巾、秋千等。

（3）感觉统合刺激：用不同材质的小毛巾等刷擦皮肤，小振动棒振动肌肤，关节挤压，巴氏球上蹦跳，用浴巾或床单摇晃儿童，同时进行视听觉刺激。注意按照本体觉–触觉–前庭觉或触觉–本体觉–前庭觉的顺序操作。

（二）触觉活动

（1）球池（海洋球）活动。

（2）巴氏球活动。

（3）倾斜垫上滚动。

（4）手脚印活动。

(5)突出重围活动。

(6)寻宝活动。

(三)前庭平衡觉活动

(1)平衡台活动。

(2)"飞机飞"活动。

(3)摇小船和跷跷板。

(4)球上爬行。

(5)投球。

(四)本体觉活动

(1)翻越障碍。

(2)大力士摔跤。

(3)不倒翁。

(五)视觉及听觉活动

(1)保龄球。

(2)光影追踪。

(六)动作计划活动

(1)花样滑行。

(2)跨越障碍。

(七)两侧协调及手眼协调活动

(1)排球。

(2)飞人玩球。

(八)精细协调性活动

(1)适应证:手部小肌肉活动不灵活,手指力量不足,手部触觉不敏感,手眼协调性差者。

(2)器材:包装用泡泡塑料袋,胶泥、橡皮泥、面粉、各种珠子、不同大小的球、拼接棒、泡沫剃须膏等。

七、感觉统合辅助治疗方法

(1)感觉餐单

1)目的

调节感觉失调,使儿童能正确接受感觉信息;促进感觉统合,使儿童建立理想的兴奋状态适应环境;减少自我刺激或自伤的行为;最大限度减少注意力分散,使儿童能集中精力学习、社交,达到促进发育的目标。

2)方法

制作感觉餐单需要考虑多种要素,包括时间、空间、活动的可调整性、儿童的兴趣、治疗团队的接受能力。

(2) Wilbarger 治疗法。

(3) 水疗。

(4) 眼动控制。

(5) 口面部感觉运动治疗。

二维码4-1

第五章 治疗性作业活动

学习目标

1. 掌握治疗性作业活动的概念、应用原则及治疗作用；各类治疗性作业活动分析方法。
2. 熟悉各类治疗性作业活动的常用工具、材料及注意事项。
3. 了解各种治疗性作业活动的特点及代表性活动。

第一节 概述

一、治疗性作业活动的概念

考点提示▸ 治疗性作业活动概念及其特点

治疗性作业活动(therapeutic activity)是作业治疗的重要组成部分，是通过精心选择的、具有针对性的作业活动，维持和提高患者的功能，预防功能障碍或残疾的加重，使患者获得或提高独立的生活能力，提高生活质量。

治疗性作业活动特点：①有一定治疗目标，对身体活动功能，如心理上、情绪、健康等有一定的治疗作用；②患者本人参加活动，从中受到了训练，并因活动成果而满足；③所选作业活动与患者日常生活或工作学习有关；④有助于改善或预防患者的功能障碍，提高生活质量；⑤符合患者兴趣，活动的方式可在一定范围内由患者自己选择；⑥作业活动时间、活动量、活动难度等可依年龄、性别、体质等加以调节；⑦作业活动性质及作用以科学知识和治疗师的专业经验为依据。

二、治疗性作业活动的分类

考点提示▸ 治疗性作业活动分类

作业治疗功能分类的方法，分为日常生活活动、生产性作业活动和娱乐休闲性活动等三大类，但各类中又会有重复，如有些娱乐休闲性活动也可以生产出产品，故又可称为生产性作业活动。

三、治疗性作业活动的应用原则

(一)在评定基础上有目的选择

在选择治疗性作业活动前，应对患者的功能情况进行全面的评定，评定内容包括患者的基本情况、身体功能、心理功能、认知、言语状态、兴趣爱好、康复需求等，可通过观察、询问、检查、测量、查阅病历、问卷等方法。

(1)基本情况：包括年龄、性别、文化程度、家庭情况、经济收入、伤病原因、部位、病情发展等方面。

(2)躯体功能：包括肌力、关节活动范围、平衡、协调、步行、转移、日常生活活动能力、手功能及职业能力等。

(3)认知功能：包括感知、认知、言语等，如注意力、记忆力、解决问题能力及有无交流障碍等。

(4)心理功能：包括患者伤病前后的情绪、行为、个性有无改变，以及有无抑郁、焦虑等。

(5)兴趣爱好：选择作业治疗活动前要了解患者的文化背景、生活经历、个人兴趣及特长等。

(6)职业情况：包括工作环境、工作要求、工作任务、工作时间、职业兴趣、单位意向等。

(7)康复需求：包括患者对自身病情及预后情况的了解，以及对治疗的积极性和预期目标等。

(二)作业活动分析

为了准确选择治疗性作业活动的方法，使期达到治疗的需要和目的，应对作业活动进行详细地分析，了解活动所需的技能和功能要求、活动顺序、场所、时间、工具以及有无潜在危险等。

(三)调整作业活动

1. 工具的调整

如象棋训练时将棋子与棋盘加上魔术贴，以增加下棋的难度；将棋子、棋盘改造成用脚来完成下棋活动；用筷子夹棋；加粗手柄工具抓握等。

2. 材料的调整

如手工编织、木工作业活动中选择不同质地的材料，质地较硬的材料。

3. 体位或姿势的调整

(1)体位调整：如下棋活动中，站立位进行可增强立位平衡能力及站立的耐力；坐位进行可改善认知功能或提高视觉扫描能力。

(2)姿势调整：如钉钉子活动中，选择不同的姿势可训练上肢各大关节的功能，如肘关节屈伸、肩关节内外旋等。

4. 治疗量的调整

从治疗时间、频率、强度进行调整。如心脏病患者步行训练时，应严格控制运动量，速度不宜过快、时间不应过长，以适宜心率为度。

5. 环境的调整

如改善认知功能时，选择较安静的环境以避免注意力分散；为提高患者环境适应能力、实际生活或工作能力，应在真实环境中进行，如木工车间、金工车间作业等。

6. 活动方法的调整

简化活动方式和程序，可选择某一活动中的一个或几个动作进行训练，如选择篮球活动中的传球、投篮、运球分别进行训练，而非打一场比赛；截瘫患者，可选择轮椅篮球赛形式进行训练。

（四）以集体形式活动

治疗性作业活动尽量以集体活动的方式进行，可提高患者治疗的积极性和治疗效果。集体训练的优点：趣味性强，能调动患者的积极参与性；培养患者合作和竞争意识；提高患者社交能力；有利于患者间的交流，增进友谊。作业治疗更鼓励集体训练，尤其是趣味性活动。

（五）充分发挥治疗师的指导、协调作用

在治疗性作业活动中，作业治疗师起到组织、指导和协调的作用，治疗师在活动中收集患者的基本信息，进行作业活动评估，制订作业治疗计划；及时与患者或家属沟通，解决患者所关心的问题；指导和教育患者进行功能训练。在作业治疗过程中，应充分发挥治疗师在活动中的作用。

四、治疗性作业活动的作用

考点提示 作业性活动的作用

（一）躯体功能方面

1. 增强肌力和耐力

如木工、金工、制陶、泥塑、投篮、舞蹈、飞镖、足球、绘画、书法、轮椅竞技、缝纫、郊游、爬山等。

2. 改善关节活动范围

如滚筒、砂磨板、制陶、泥塑、绘画、书法、编织、篮球、乒乓球、舞蹈、捏橡皮泥、纺织等。

3. 改善手的灵活性

如泥塑、棋类游戏、牌类游戏、绘画、书法、编织、折纸、镶嵌等。

4. 减轻疼痛

如通过进行牌类游戏、棋类游戏、泥塑、绘画、书法、音乐等转移患者注意力。

5. 改善平衡和协调能力

如套圈、保龄球、篮球、舞蹈、足球、飞镖、投掷游戏等。

6. 促进感觉恢复

如利用不同材料进行的棋类游戏、牌类游戏、手工艺制作、制陶、泥塑等。

7. 提高日常生活能力

如进行穿衣、进食、洗浴、如厕、家务活动等，恢复或提高患者的 ADL 能力。

（二）心理方面

1. 调节情绪

如采用木工、金工、泥塑等宣泄性活动。

2. 转移注意力

如采用音乐、舞蹈、绘画、书法、泥塑、棋牌类游戏、编织、折纸、镶嵌、电子游戏等转移其注意力。

3. 增强自信心

如穿衣、进食、洗浴、家务活动等日常生活活动练习，提高患者独立生活能力。

4. 提高成就感

如制陶、泥塑、绘画、书法、编织、折纸、镶嵌、手工艺制作等，让患者生产出产品，提高自身成就感及满足感。

5. 改善认知、知觉功能

如电子游戏、绘画、棋类游戏、牌类游戏、书法、音乐等，提高患者注意力及解决问题的能力。

（三）职业能力方面

有针对性选择与患者职业有关的作业活动，可提高患者劳动技能，增强患者的竞争与合作意识，提高职业适应能力，增强患者再就业的信心。

（四）提高社会适应能力

通过有目的和有针对性地进行集体作业活动，改善患者的社会交往能力和人际关系，促进患者重返社会，同时也增强了社会对残疾人的了解和理解。

第二节　生产类作业活动

一、木工作业

木工作业是利用木工工具对木材进行锯、刨、打磨、加工、组装，制作成各种用具或作品的一系列作业活动，具有方便、实用、易于操作、安全的特点。木工是康复治疗中常用的作业疗法之一，尤其适合于男性患者。

（一）常用工具及材料

1. 常用工具

包括锯、刨、木工台、桌椅、凳、螺丝刀、纸、钻、钳子、钢尺、锤子、软尺、记号笔、砂纸、刷子等。

2. 常用材料

包括木板、合成板、木条、钉子、油漆、白乳胶、腻子等。

（二）代表性活动

木工作业活动类型繁多，包括选料、量尺寸、画线、拉锯、刨削、钉钉子、打磨、组装、着色等，其中最具代表性的是锯木、刨削和钉钉子。

（三）活动分析

1. 锯木

锯木作业活动可增加上肢肌力和耐力，改善肩、肘关节和躯干活动范围，提高躯体平衡能力，活动成分有：

（1）固定木材：小块材料用一侧下肢踩于矮凳上固定或用台钳固定；大块木材需专门固定装置进行固定。

（2）拉锯：用单手或双手持锯，利用肩肘关节屈伸的力量平稳完成拉送动作。

2. 刨削

刨削作业活动可增加上肢、躯干肌力和耐力，改善肩、肘关节和躯干活动范围，提高躯体平衡能力，活动成分有：

（1）固定木材：用台钳将木材牢固地固定于水平桌面上，以保证所刨出的平面水平。

（2）刨削；双手或单手持刨，利用躯干、肩肘关节屈伸的力量平稳完成推拉动作。

3. 钉钉子

钉钉子作业活动可增加上肢肌力和耐力，尤其是肘、腕部肌群力量和握力，改善肩关节内外旋、肘关节屈伸、腕关节屈伸、腕关节尺偏和桡偏活动范围，改善手眼协调性，宣泄情绪，活动成分有：

（1）固定：木材固定方法同上，钉子可用手持固定或钳夹固定。

（2）锤打：根据治疗目的不同，可分别应用肩关节内旋、肘关节伸直、腕关节屈曲、腕关节尺偏的力量用力向下敲打。

（四）活动的选择与调整

1. 工具的选择

用弯手柄锯子或环状手柄锯子增加抓握的稳定性；加粗手柄锤子和刨子可有利于抓握。

2. 材料的选择

增加木材的硬度可增强肌力；选择不同的钉子和锤子大小，会产生不同的治疗效果。

3. 位置的调整

固定于较高位置的木材进行锯断时，主要训练肘关节的屈伸功能；较低位置，主要训练肩关节后伸功能；木材固定于斜板上有助于扩大肩关节屈曲活动范围。

（五）注意事项

（1）注意安全防护，必要时戴安全帽，噪音大时需使用防噪音设施（如耳塞），有粉尘和刺激性气体时需配备吸尘和排气装置并佩戴口罩。坐轮椅者需固定腰带。

（2）使用锯、刨等锋利工具时注意避免割伤，尤其手灵活性较差和感觉障碍者。

（3）打磨时注意避免磨伤手部皮肤。

（4）木工作业时注意防火，木材、塑料、油漆属于易燃品。

（5）因油漆难以清除，刷漆时注意避免污染其他物品，刷漆阶段产生刺激气味，必要时戴口罩。

二、金工作业

金工是指用金属材料制作物品的过程或工艺，为中国工艺艺术的一个特殊门类，主要包括景泰蓝、烧瓷、花丝镶嵌、斑铜工艺、锡制工艺、铁画、金银饰品等；工种有车工、铣工、磨工、焊工等。金工制作过程中捶打、拧、敲击、旋转等活动强度较大，动作简单，可较好地宣泄过激情绪、产品易于长久保存及使用，但多需专业工具和专门培训，近年多数工艺已不在作业治疗中应用。

（一）常用工具及材料

1. 常用工具

台钳、铁锤、扳手、钳子、螺丝刀、剪刀、镊子、直尺、记号笔、车床铣床、切割机等。

2. 常用材料

各种金属材料、钉子、螺丝等。

（二）代表性活动

金工作业活动类型繁多，包括划线、锯削、锉削、刮削、研磨、钻孔、扩孔、攻螺纹、拧螺丝、捶打、装配、修理等，其中最具代表性的是锤打、拧螺丝。

（三）活动分析

1. 锤打　锤打可增加上肢肌力和耐力，改善上肢关节活动范围，改善手眼协调性，宣泄情绪，其活动成分有：

（1）固定　用手、钳或台钳固定。

（2）锤打　方法同钉钉子，但活动强度更大，可利用肩关节内旋、肘关节屈伸、腕关节屈曲或腕关节尺偏的力量，强度大时需用全身的力量。

2. 拧螺丝　拧螺丝可改善手的灵活性，扩大前臂旋转及手指的活动范围，增强上肢肌力，促进感觉恢复。其活动成分有：

（1）握持　用拇指、中指、环指三指捏持，或通过抓握扳手或螺丝刀固定。

（2）旋转　利用手指的活动旋转，如用手指直接拧；或通过前臂旋前、旋后来旋转，如利用螺丝刀；或利用腕关节的屈伸来旋转，如应用扳手时。

（四）活动的选择与调整

1. 工具的选择

手抓握功能欠佳者可用加粗手柄工具，握力不足者可加长工具手柄来延长力臂。

2. 体位或位置的调整

根据训练目的可选坐位、站立位，也可通过位置的改变扩大关节活动范围。

3. 工序的调整

如制作整件产品不方便，可选其中某些工序进行训练。

（五）注意事项

（1）捶打时应注意安全，不要伤及自身。

（2）接触锋利的刀具和材料避免受伤。

(3)处理金属材料时可能有材料温度升高的情况，避免烧烫伤。

(4)切割、锤打等活动会引起碎屑飞起，注意使用保护网而避免造成伤害。

(5)有攻击或自伤行为者禁用，以免造成人身伤害。

三、制陶作业

陶艺是中国的传统古老文化，又称陶瓷制作。陶艺的基本材料包括土、水、火等，主要通过水土揉合的可塑性、流变性、成型方法及烧结规律等工艺，生产制造出不同的陶艺形态，日常生活中使用的锅、碗、瓢、盆等，大多由陶瓷制成。制陶作业活动趣味性及操作性较强，对场地及材料要求不高，且可用橡皮泥等材料替代，易于在作业治疗中开展。

(一)常用工具及材料

1. 常用工具

包括转盘(陶车)、面板、面杖、金属棒、竹刮板、针、石膏粉、容器、瓷器刀、剪刀等。

2. 常用材料

包括陶土、黏土(瓷土、陶土)、釉彩等。

(二)代表性活动

制陶作业包含原料选择与处理、器物成型与装饰、烧成工艺三个部分。其中最具代表性训练是调和黏土和成型工艺。

(三)活动分析

1. 调和黏土

(1)准备好适量黏土，加水后在面板上反复揉搓，直至挤出所有空气。

(2)自中心向外按压，制成厚饼状。

(3)用面杖擀压黏土，使其平整且厚薄均匀，便于成型。

2. 成型工艺

(1)泥条盘筑成型法：取适量泥料，用双手自然捏紧、转动成圆棒状；将圆泥棒横放于工作台上，用手指均匀地搓动，边滚边搓，左右手指走动，从粗到细；自然、平和地搓泥条，根据需要搓成粗细一致、大小均匀的泥条；将泥条放在转盘上做一底部，然后将泥条边转边接边压紧，边转动转盘，依次加高，做成造型。每增加一层需要内外压平、压密、压匀，以免干燥时开裂。

(2)手捏(雕塑)成型法：可以不用工具，光用手捏，有较大的自由度，只需用手把泥团捏成你自己想要造型的形状即可；还可用雕塑刀等工具做成雕像，在泥半干时将雕像挖空。

(3)泥板成型法：将泥块通过人工或压泥机滚压成泥板，然后进行塑造。滚泥板时，把泥块放在两块布中间，从泥块的中心向四周扩散(转动布块)。制作时利用泥的柔软性，可以像用布一样成型，利用泥板的坚硬特点又可把它当成木板一样来成型。

(4)印模(印坯)成型法：利用石膏模具来进行成型，根据造型翻成若干块模具，待模具干燥后，即可印制坯体，印模成型。印模时要用力均匀，压紧，要分模印制，然后再合成，在接口处要用泥浆粘接好，坯体脱模后有残缺的要修补，多余的要刮掉。

(5)拉坯成型法：利用旋转的力量配合双手的动作，再拉坯机上将泥团拉成各种形状的成型。此法技术性强，需要花很长的时间才能掌握，坯体可以先从简单的碗、杯、盘开始，熟练后再拉瓶、罐等复杂的造型。

(6)泥浆铸件成型法：先用泥或石膏做母模翻成石膏模(分块)，石膏模留有注浆口，模具干燥后，把配制好的泥浆注入石膏模内，随着石膏模的吸水速度，及时注满泥浆，当石膏模吸浆达到一定厚度时，将模内多余的泥浆倒出，控干待泥坯脱离模壁后，再从石膏模内取出坯体即可，另外还要保持(掌握)一定的干湿度进行保湿，以便进行下一步修坯、粘接、装饰等。

(四)活动的选择与调整

1. 材料的选择

可使用清洁易购买的替代品如硅胶土(泥)、橡皮泥等代替黏土，为改善关节活动范围和缓解疼痛，可使用加热黏土进行训练。

2. 体位的调节

根据需要可选择站立位、蹲位、坐位，以针对性配合训练站立平衡、肌力和关节活动度、坐位平衡和耐力等。

3. 工序的调整

可仅选用调和黏土和(或)成型工艺进行训练。

(五)注意事项

(1)在陶艺制作过程中要用到竹刀等工具，因此要求患者要注意安全，避免受到伤害。

(2)在使用石膏粉时注意粉尘的防护。

(3)烧制时要防止烫伤，尤其是感觉减退者。

(4)未用完的粘土应装入塑料袋，置于密闭容器中保存，防止干燥。

(5)在陶艺制作时，应根据患者的功能障碍情况来选择姿势，以针对性训练站立平衡、上肢肌力、关节活动度、坐位平衡和耐力。

第三节　手工类作业活动

一、手工编织作业

手工编织是将植物的枝条、叶、茎、皮等加工后，用手工编织工艺品，也包括各种编织丝线或毛线作品。手工编织工具简单，动作易学易练，产品多种多样，且易于开展，特别适合用于手功能差的患者训练。

(一)常用工具及材料

1. 常用工具

编织框、挂棒、分经棒、毛衣棒针、缝毛线针、钩针、剪刀、镊子、钳子、尺子等。

2. 材料

丝线、毛线、编织用草、竹片、竹叶、藤条等。

（二）代表性活动

按工艺技法分为交织、针织、编织、钩织等；按所用原料分为草编、竹编、柳编、藤编、棕编、葵编、绳编等。

（三）活动分析

1. 编织毛衣

包括下针、上针、加针、浮针、滑针、并针等工艺。

2. 手工编织藤条

包括编辫、平纹编织、花纹编织、绞编、编帽、勒编等工艺。

（四）活动的选择与调整

1. 材料的选择

对于手功能稍差的患者，可先选用较粗的线进行操作；为了增加肌力，可选藤编并使用较粗的藤条，手部感觉差者则不宜选过细的线或锋利的草和竹片。

2. 工具或方法的调整

为改善灵活性可选针织或钩织并选稍复杂的图案或形状；如果治疗目的是为扩大上肢关节活动范围，则可利用较大编织框进行大件物品的编织；手功能欠佳者可在钩针的末端增加套环或加粗钩针的把手以利于抓握和稳定。

3. 体位的调整

根据需要可选择站立位、坐位、轮椅坐位，以针对性训练站立平衡、下肢力量和关节活动范围、坐位平衡和轮椅上的耐力，如为扩大肩关节或躯干的关节活动范围，可将编织框挂于墙上较高处。

4. 工序的调整

对手功能较差者，可仅选用其中的一两个工序进行训练，也可几个患者流水线作业，如在编结时一人负责编、一人负责抽，另外一人则专门进行修饰，可培养合作精神和时间感。

（五）注意事项

（1）在进行编织时，会用到剪刀、钩针一类等具有危险性的工具，要注意安全防护。

（2）草编和藤编时，要处理好材料的边缘，防止被割伤或划伤。

（3）对于手功能较差者，可先选用较粗的进行操作；手部感觉差者，则宜选用较粗和边缘光滑的草或藤条编织，而不宜选过细的线和锋利的草和竹片，否则皮肤容易割伤。

（4）在进行毛衣编织时产生的细小绒毛对患者的呼吸系统有一定刺激性，因此对有呼吸疾患的患者应小心谨慎进行这项活动，必要时可以戴上口罩。

（5）如需较大的力拉紧时最好选用钳子或镊子，不宜直接用手拉。

二、十字绣作业

十字绣是用专门的绣线和十字格布，利用经纬交织搭十字的方法，对照专用坐标图案进行刺绣的方法。特点：绣法简单，外观高贵华丽、精致典雅、别具风格。在刺绣过程中，人会沉浸在刺绣所带来的乐趣之中，还可培养耐心和专注力。

(一)常用工具及材料

1. 常用工具

各种规格的针、铅笔、剪刀(包括裁布及刺绣剪刀)、布尺、绣架、绷子、拆线器、绕线板等。

2. 材料

各色丝线、十字绣图案、塑料布、9 格十字绣布、11 格十字绣布等。

(二)代表性活动

常见的绣法包括扣眼绣、链绣、断绣、飞绣、羽毛绣、瓣绣、回针绣、克里岛绣、Crean 绣、十字绣、法国结等。

(三)活动分析

1. 全针绣法

先由一网眼穿上来，再由另一网眼穿下去，以次类推。

2. 半针绣法

由一条对角线构成，即为全针绣的一半。

3. 四分之一绣法

由对角线的一半构成，如需边线正方形中残留的部分，表现不同颜色，需要有 1/4 针绣来表现。

4. 四分之三绣法

由一条完整的对角线与半条对角线所构成出“人”字形状。

(四)活动的选择

1. 工具的选择

手指欠灵活的选择长针孔，好穿线；或者针尖圆钝的以防伤及手指。

2. 材料的选择

根据治疗要求结合自己的爱好，选择线与布的颜色，线的粗细与布的厚薄。也可不用绣架，直接在布上绣。

(五)注意事项

(1)防止针与剪刀伤及手。

(2)注意姿势正确，勿长时间低头，伤及颈椎与脊柱。

三、剪纸作业

剪纸是指利用剪刀、刻刀将纸镂空一部分后形成图画、图案或文字的过程。剪纸按题材分为人物、动物、景物、植物、组字等；按颜色分单色、彩色、套色、衬色、拼色等，包括剪纸、刻纸、撕纸、烫纸及以上几种组合。剪纸作业简单易学，趣味性强，具有很强的直观性和可操作性，且工具材料简单、制作工序相对单一、作品丰富多彩、耗时少，易于在作业治疗中开展。

(一) 常用工具及材料

1. 常用工具

剪纸工具非常简单，常用的有剪刀、刻板、刻刀、订书器、铅笔、橡皮、尺子、胶水、复写纸、彩色笔等。

2. 常用材料

各种纸，如单色纸、彩色纸、金箔纸、银箔纸、绒纸、电光纸等。

(二) 代表性活动

剪纸的基本形状包括柳叶形、锯齿形、小圆孔、月牙形、花瓣形、逗号形、水滴形等；基本工艺包括对折折叠法、四瓣形折叠法、五瓣形折叠法、六瓣形折叠法等。

(三) 活动分析

将正方形色纸对折、压平再进行折叠，折好后用订书器订好，在折好的纸面上画好图稿并用剪刀剪出需要的图案，打开折叠部分后一件精美的剪纸作品就完成了。

(四) 活动的选择与调整

1. 工具的选择

手抓握功能欠佳者可选用加粗手柄工具，手指伸展不良者使用带弹簧可自动弹开的剪刀；不能很好固定纸者可使用镇尺协助固定。

2. 材料的选择

为增强肌力可选较硬和较厚的纸。

3. 姿势的调整

根据治疗目的可选坐位或立位进行训练。

4. 工序的调整

为增强手的灵活性可选折叠剪纸，手灵活性不佳者可选刻纸训练，为发泄不满情绪可选剪纸或撕纸，为训练耐心提高注意力可选择刻纸。

(五) 注意事项

(1) 因所用剪刀或刻刀较为锋利，要注意避免损伤，尤其是手感觉障碍者。

(2) 有攻击行为者可只选用撕纸而不用剪刀或刻刀，以免伤及自身或他人。

(3) 刻纸前要先检查刻刀是否牢固，刻纸时刻刀要垂直向下以提高产品质量和防止刻刀断裂伤人。

(4) 剪好的图案应分开平放，不要相互重叠以免粘连、损坏，最好放在专门的文件夹内或夹于书内。

四、剪贴画作业

剪贴画是用各种材料剪贴而成，所选材料大都是日常生活中废弃的物品，故又称“环保艺术品”。剪贴画制作技艺独特，巧妙地利用材料和性能，取材容易、制作方便、变化多样，目前广泛应用于作业治疗。

（一）常用工具及材料

1. 常用工具

包括剪刀、笔、镊子、胶水、棉签、小木棍等。

2. 材料

包括各种丝线、彩纸、橡皮泥以及易拉罐、泡沫、大小不同的各种豆类、树叶等各种颜色的废弃材料。

（二）代表性活动

剪贴画所选材料丰富多样，大都是日常生活中废弃的物品。

（三）活动分析

1. 采集材料

采集不同形状和颜色的树叶，如多菱形的红色枫树叶、圆形的深绿色桦树叶、长形的黄色的柳树叶及椭圆的胡枝子叶等，以保证图案结构的多样化。另外，还可采集一些花瓣、叶梗、籽粒等。将采集好的原材料用吸水纸或旧报纸展平包好，使其干透。

2. 设计图案

选择合适画面需要的树叶，用镊子轻轻地放到画稿上摆放；在树叶背面涂上胶水，渐渐展平树叶，等胶水干透后即可。

（四）活动的选择与调整

1. 工具的选择

手灵活性较差的患者，可用筷子或镊子加强难度进行操作以达到训练的目的。

2. 材料的选择

手功能差的患者为了增强手部训练，可选用豆类等较细小材料进行操作，如选择花生米或芸豆或开心果壳来训练。

3. 姿势的调整

根据治疗目的可选坐位或立位进行训练。

4. 工序的调整

在进行剪贴画活动时，可独自完成一幅画，也可多人合作完成，例如在构图、采集原材料、加工原材料、涂胶水、粘贴过程中，可让多位患者分工合作，以培养团队合作精神。

（五）注意事项

（1）在采集原材料或加工原材料时要注意安全，尤其是需要登高采集树叶或花瓣时。

（2）注意保持环境卫生，加工后的废弃材料不能乱扔。

（3）对于有呼吸系统疾患的患者，不要使用粉末状材料进行训练。

（4）原材料要尽量保持干燥，可以提高作品质量并易于保存。

（5）完成后的作品应置于干燥环境保存，注意防霉变和虫蛀。

第四节　艺术类作业活动

一、音乐作业

(一)常用工具及材料

各种乐器，如钢琴、手风琴、电子琴、口琴、小提琴、吉他、笛子、手鼓、架子鼓、二胡等；录音机、电脑、电视机、DVD机、音箱、磁带、光盘、麦克风等。

(二)代表性活动

音乐类作业活动丰富多彩，包括音乐欣赏、各种乐器演奏、声乐歌唱等，本节仅介绍声乐歌唱和乐器演奏。

(三)活动分析

1. 声乐歌唱

可训练患者呼吸功能，增进患者间的交流，缓解情绪和放松心情，提高治疗积极性和生活的信心，患者多乐于接受，可选用集体卡拉OK方式进行。活动成分有：

(1)演唱前热身：主要针对颈部、胸廓、肩背舒展放松。完全呼吸运动法：一手放在腹部，一手放在肋骨处；缓缓地吸气，感觉腹部慢慢鼓起，尽可能使空气充满肺部的每一个角落；当吸气吸到双肺的最大容量时，再缓缓地呼气，先放松胸上部，再放松胸下部和腹部，最后收缩腹肌，把气完全呼净。

(2)发声练习：以中声区训练为主，进行深吸慢呼气息控制延长呼吸时间：深吸气之后，气沉丹田；慢慢地放松胸肋，使气缓慢呼出。

2. 乐器演奏

可根据不同乐器操作的难易程度、患者对乐器的掌握程度以及功能状况选择不同的乐器。吉他等弦乐器演奏可改善手的灵活性和心理功能；敲打手鼓等击打乐器可改善手的灵活性和上肢关节活动范围；吹笛子等管乐器可提高呼吸功能和改善手的灵活性。合奏可帮助患者培养团队合作精神，加强患者之间的沟通和交流，解决心理问题，改善精神状况。

(四)活动的选择

1. 活动方式的选择

主要根据训练的目的和方式进行选择，如手灵活性稍差的患者选用击打乐器。

2. 环境的选择

在相对独立和安静的环境下进行训练。

(五)注意事项

(1)所选择的乐曲一定要适合患者功能训练需要，如选用摇滚乐来训练只会使情绪激动者更加兴奋。

(2)治疗中注意观察患者的反应，集体治疗时注意控制相互间的不利影响。

二、绘画作业

(一)常用工具及材料

1. 常用工具

包括画笔，如钢笔、铅笔、毛笔、水粉画笔、水彩画笔、中国画毛笔、木炭条等。

2. 材料

包括画纸、颜料、调色盒、画夹、直尺、小刀、橡皮、胶纸等。

(二)代表性活动

绘画包括素描、水粉画、水彩画、中国画等，适合于作业治疗的代表性活动有涂色、写生、创作、素描、临摹等。

(三)活动分析

1. 素描

常用于培养训练视觉思维和发展技能，通过线条的浓淡，或只用单一色调来表现和创造形象。

2. 水粉画

以水为媒介调和含粉颜料作画，与水彩不同的是水粉颜料色质不透明，具有较强的遮盖和覆盖底色的能力。

3. 水彩画

以水为媒介调和水性颜料作画。

4. 中国画

按艺术手法可分为工笔、写意和兼工带写三种形式；按艺术分科可分为人物、山水、花鸟三大画科。用笔讲求粗细、疾徐、顿挫、转折、方圆等变化，以表现物体的质感。起笔和止笔都要用力，力腕宜挺，中间气不可断，住笔不可轻挑。用笔时力轻则浮，力重则钝，疾运则滑，徐运则滞，偏用则薄，正用则板；用墨讲求皴、擦、点、染交互为用，干、湿、浓、淡合理调配，以塑造型体，烘染气氛。

活动成分有：

(1)涂色：简单有趣，能激发患者的兴趣，提高信心。选择好图画后，采用彩色铅笔、蜡笔、颜料等在图案上着色。

(2)写生：写生前，要求患者仔细观察对象，确定作画对象的大小、长短和形态；写生中，先以几何形概括法描绘对象，构好图，安排好所描绘对象的大小位置，再用长线条从整体入手。

(3)创作：可给予一个命题，让患者独立创作或采用合作方式完成。

(4)临摹：临摹前应仔细观察画的内容、布局、色彩、结构等，然后将画放在白纸旁边，照着画上的内容画。注意要有轻重节奏和粗细、明暗变化，以培养患者的耐心和恒心。

(四)活动的选择与调整

1. 工具的选择

手功能不佳者可加粗画笔手持的部分，不能抓握者可使用自助工具固定画笔于手上，或通过自助具用头、口或脚进行绘画；不能固定画纸的可使用镇尺或画夹固定。

2. 姿势和位置的调整

可在坐位、站立位下进行训练，也可调整画纸的位置为平放、斜放、竖放而改变上肢的活动范围。

3. 活动方式的调整

根据患者的情况选择不同的绘画方法进行训练，初学者可选素描；有一定基础者可选水彩画、水粉画；上肢协调障碍者选用不需使用颜料和特殊工具进行训练；训练协调性或颜色识别能力可选水彩画、水粉画等。

(五)注意事项

(1)绘画前做好准备工作，提供足够的画笔、颜料、画板等。

(2)作品不能太复杂，应选择生活中常见或患者比较熟悉的事物进行绘画。

(3)绘画中要注意患者的身体精神状况，避免绘画时间较长，过度疲劳。

(4)可在卧位、坐位、立位下进行；对于手功能差的患者，可以利用口、脚或自助具来进行绘画活动。

(5)可将患者的作品装入镜框里挂在墙壁上，让患者随时看到自己的杰作，增强自信心及作画的兴趣。

三、书法作业

(一)常用工具及材料

文房四宝(笔、墨、纸、砚)为书法的主要工具和材料，笔包括毛笔和硬笔(钢笔、圆珠笔、铅笔、粉笔等)，此外还可能需要使用刻刀、字帖、剪刀、镇尺、直尺等。

(二)代表性活动

1. 写字姿势

写毛笔字一般有坐姿和站姿两种姿势，写小字时以坐姿为主，写大字时以站姿为主。写钢笔字常用坐姿，与写毛笔字姿势基本相同。

(1)正确的坐姿需头正、身正、腿展、臂开、足安。

(2)正确的站姿为头俯、身躬、臂悬、足开。

2. 执笔方法

毛笔执笔方法、钢笔执笔方法、运腕方法、运笔方法。

(三)活动分析

1. 写字姿势

(1)正确的坐姿

1)头正：即头部端正，略微低俯，眼睛看着桌面。

2)身直：即身体背部要挺直，前胸离桌沿有一横拳的距离，上半身腰背力量差，不能挺直的患者，可在他人的帮扶下，立直上半身。

3)臂开：即两只手臂自然张开，平扑在桌面上，胸前形成一个圆盘，右臂肘关节悬起，前臂放平，肘关节不能悬起者，肘尖可置于桌面上。

4）足安：即两只脚自然分开，与肩同宽，平踏在地面上，不前伸、后缩，有足下垂或足外翻者可尽量踏地，或穿上特制的矫正鞋。

（2）正确的站姿

1）头俯：头朝前略俯向桌子，与纸面保持一定距离。

2）身躬：身体略向前躬，腰不能挺得太直，要做到自然不紧张，前胸与桌沿保持一定距离。

3）臂悬：执笔的右手全部悬空，肘和腕都不能靠在桌子上，左手自然按在纸面上。

4）足开：两脚自然分开与肩同宽，右脚稍后，身体放松。站姿对下肢力量差患者的要求较高，可以根据患者的具体情况选择合适的姿势。

2. 执笔方法

常用的毛笔执笔法为五指执笔法，即：按、压、钩、顶、抵。

（1）按：大拇指上仰，按在笔杆内侧，由内向外用力。

（2）压：示指弯曲下俯，压在笔杆外侧，由外向内用力。

（3）钩：中指弯曲下俯，钩在笔杆外侧，由外向内用力。

（4）顶：无名指弯曲下俯，指甲肉边际顶在笔杆内侧。

（5）抵：小拇指弯曲下俯，紧贴无名指，起辅助作用。

3. 运腕方法

运腕，就是写毛笔字时，腕部随着运笔的上提下按、轻重徐疾而作相应摆动的方法，又叫腕法。运腕的方法主要有四种：

（1）着腕：右手腕直接贴在桌上，适于写蝇头小字。

（2）枕腕：用左手垫在右腕的下面，或者用竹片（名叫搁臂）作枕来垫起右腕，适于写一般的小字，写稍大一些的字便不适用。

（3）提腕：用肘部撑在桌面上，使手腕提起来，又叫按肘提腕法。是一种使用最广泛的运腕方法。对于患者，如果是初学写字，一般都采用这种方法，适宜写中字。

（4）悬腕：腕和整个右臂全部悬空，将活动轴心移到肩上，也称悬臂。这种方法不适合初学写字和上臂力量差，尤其是腕关节不灵活的患者，也不大适用于坐势。

（四）活动的选择与调整

1. 工具的选择

手功能不佳不能抓握者可使用自助工具固定笔于手上，双上肢功能障碍者可使用脚书写或通过自助工具用头、口书写；不能很好固定纸的可使用镇尺固定。

2. 姿势和位置的调整

根据需要可在坐位、站立位下进行训练。

3. 活动本身的选择与调整

根据患者的情况选择不同的方法进行训练，所选毛笔、钢笔、圆珠笔、铅笔、粉笔、水笔等笔的种类不同，训练要求和针对性也稍有不同，同一种笔写大字和小字对手和上肢的灵活性及关节活动范围要求也不相同。

（五）注意事项

（1）根据患者的具体情况选择坐位或站姿，尽量保持正确的姿势，避免长时间不良姿势而加重病情。

(2)对于手功能差不能抓握者，可以利用自助具将笔固定在手上；上肢功能障碍者可使用脚或嘴在自助具的帮助下进行书写，利用镇尺来固定纸。

(3)根据患者的情况和训练目标选择不同种类的笔，练习相应的字体。

(4)进行毛笔书法训练时注意保持治疗环境的干净和整洁，同时书法前后应注意对毛笔进行清洗和妥善的保管。

四、舞蹈作业

(一)常用工具及材料

根据场地实际情况、病种特点和患者的兴趣爱好，选择不同音乐的伴奏、服装、道具，如果在舞台上表演，还需灯光和布景。

(二)代表性活动

舞蹈时，人的头、胸、腰、胯、腿、手等都伴随着音乐而有节奏地摆动，全身动作协调。舞蹈的动作兼顾到头、颈、胸、腿、髋等部位，体能是舞蹈者掌握各类舞蹈技巧的基础，包括：身体形态、身体机能、运动能力等，运动能力(如力量、柔韧度、灵敏度、耐力等)是构成体能各要素中最重要的决定因素。

在交谊舞中，恰恰舞是比较简单易学的，不仅可以独舞，也可以双人对跳，节奏感较强，容易激发患者学习的兴趣，因此比较适合患者练习。

(三)活动分析

1. 热身运动

主要拉伸的肌肉有大腿后部、大腿内侧、背部、肩部。

(1)拉伸大腿后部肌肉：坐位，把要拉伸的腿在体前尽量伸直，脚背上钩；另一条腿的脚尽量抵住大腿根部，背部挺直；髋关节尽量向前屈，双手抓住伸直腿的脚尖或抱住小腿，膝关节保持伸直，贴住地面。

(2)拉伸大腿内侧肌肉：坐位，双脚脚底相互贴近，膝盖向外撑并尽量靠近地面；双手抓住双脚踝。

(3)拉伸肩背部肌肉：仰卧，抬起一条腿，抱住大腿靠近膝盖一端，用力拉向胸部，保持另一条腿伸直并贴近地面，头部保持不能离开地面。

2. 舞蹈活动(芭蕾舞)

第1步：后蹲。右手扶把杆，左臂向前打开，上举过头。向后下腰，尽量将双肩放平，后背部收紧。

第2步：压腿。右手扶把，右腿放在把杆上，膝盖绷直，后背挺直向下压，身体一定要放正。

第3步：下蹲。右手扶把，左手向身体斜下方伸展，双脚脚跟并拢，脚尖打开呈一字线。下蹲，双膝向脚尖方向打开，臀部向前顶。

第4步：前点地舞姿。站立，右脚前伸出，脚尖点地。右手向身体右侧打开，左手向体前伸出，呈半圆型。注意收腹、挺胸，眼睛看斜下方。

第五步：吸腿拧腰。坐在地上双腿伸直，左腿弯曲，左脚紧贴右腿小腿肚。后背挺直，向左后方拧腰。

（四）活动的选择与调整

1. 活动方式的选择

不同的舞蹈，其节奏和动作也不一样，可根据患者的具体情况，灵活选择。

2. 姿势的选择

根据患者的情况选择卧位、坐位与站位。

3. 环境的调整

在相对独立和安静的环境下进行训练。

（五）注意事项

（1）宜选用地面平整、通风良好的场地，训练之前要进行热身运动。

（2）最好穿富有弹性防滑的鞋，吃饭前后一小时内不宜运动。

（3）针对患者的具体情况，选择适宜的舞蹈训练方式，动作幅度应适宜，避免突然大幅度扭颈、转腰、转髋、下腰等动作，以防发生关节、肌肉损伤，甚至骨折。

（4）舞蹈训练强度不宜过大，以心率增快至 110 次/分左右，身体微微出汗，集体能耐受为度。

（5）训练中密切关注患者的反应，若出现呼吸急促、头晕、胸痛、心悸、脸色苍白、大汗淋漓等，应立即停止运动。

第五节　体育类作业活动

一、篮球作业

（一）常用工具及材料

宽敞明亮的场地、篮球、特制的篮球架或轮椅、运动服和运动鞋即可参与训练。其中场地尺寸约 18 m×10 m，空间高度约为 7 m，要求空间内没有任何障碍物。

（二）代表性活动

1. 传球

主要针对平衡训练和扩大关节活动范围，包括胸前传球，肩上传球，单手背后传球等技术。

2. 投篮

主要用于训练上肢肌力和耐力，包括原地投篮、轮椅上投篮。

3. 轮椅篮球

轮椅篮球是由下肢截肢、脊髓灰质炎或脊柱损伤患者组成。

(三)活动分析

1. 传球活动

(1)胸前传球：面向要传球的队友；抬头、稍弯腰，手指张开，将球持在胸前，肘微向外；向前跨出一步(站立位患者)，伸臂向外推球，球出手时手指向上、向前推。

(2)肩上传球：以右手为例，左脚向前迈出半步，右手持球于肩上，身体向右转将球引至右肩后上方，上臂抬起与肩平；右脚蹬地，迅速转体带动右臂，主动摆动前臂，手腕前扣，手指拨球，将球传出。在轮椅上传球，则要求患者将轮椅左侧向前滑出半步，右手持球于肩上，上半身向右倾斜将球引至右肩后上方，上臂抬起，出球时，将轮椅固定不动，迅速回转上半身，带动右臂主动摆动前臂，将球传出。

(3)单手背后传球：以右手为例，左脚向侧前方跨步，上体前倾，侧对传球队友；双手持球后摆到身体右侧时，左手迅速离开球体，右手引球继续沿髋关节横轴方向后摆至臀部的一刹那，右手向传球方向急促扣腕，食、中、无名指用力拨球将球传出。坐在轮椅上，则要求患者将轮椅左侧向前驱动半步，上半身前倾，侧对传球目标，双手持球后摆到身体右侧，左手迅速离开球体，右手引球继续向后摆到臀部，右手用力将球传出。

2. 投篮

(1)原地投篮：两脚前后自然开立，两膝微屈，上体稍前倾，重心落在两脚之间；双手持球，两肘自然下垂，将球置于胸前；两脚蹬地，腰腹伸展，两臂向前上方伸出，两手腕同时外翻，拇指稍用力压球，食指、中指拨球，使球从拇指、食指、中指指端飞出。

(2)轮椅上投篮：固定好轮椅，重心在身体中间；上体稍前倾，伸展上肢，双手持球，两肘自然下垂，抱球于胸前；腰腹伸展，两臂向前上方伸出，将球飞出。

(四)活动的选择调整

1. 工具的选择

如患者功能水平低或场地限制，可采用降低高度的特制篮筐，可在手臂上加沙袋进行增强肌力和耐力训练。

2. 体位的调整

可坐位、站立位、轮椅坐位上进行，以使活动更具针对性。

3. 活动本身的调整

可选投篮、传球、运球中的一个或多个活动进行训练，也可选择正式或非正式比赛进行。

(五)注意事项

(1)运动场地要足够宽敞，注意场地平整，避免患者在运动中发生意外。

(2)训练时防止跌倒等意外情况发生，配备医务人员进行保护。

(3)在进行投篮或运球时注意保持平衡，可让患者在腕关节和膝关节等容易受伤的部位使用护具加以保护，以防摔伤。

(4)根据患者的具体情况，可采用降低高度的特质篮球架以及特制的轮椅。

(5)可在坐位、站立位、轮椅上进行训练，使活动更具针对性。

(6)注意适当休息，避免过度疲劳。

二、排球作业

(一)常用工具及材料

宽阔的长方形场地、排球网、排球、运动服及运动鞋等。排球场地约 18 m×9 m,空间高度约 7 m,要求没有任何障碍物。

(二)代表性活动

排球的代表性活动包括准备姿势、移动、传球、垫球、扣球、拦网。

(三)活动分析

1. 准备姿势

两腿左右开立稍比肩宽,一脚在前,两脚尖稍内收,两膝弯曲成半蹲,脚跟稍提起,身体重心稍前倾,两臂放松,自然弯曲,双手置于腹前,身体适当放松,两眼注视来球,两脚始终保持微动。

2. 移动

活动中常用的步法包括并步、滑步、交叉步、跨步和跑步。

(1)并步:向右滑步时,右脚先向右迈一步,左脚迅速并上,落在右脚的左面。

(2)滑步:前脚先向前迈一步,后脚迅速跟上落在前脚之后。

(3)交叉步:向右移动时,上体稍向右转,左脚从右脚前面向右迈一步,右脚再迅速向右迈一步落在左脚的右面,同时身体向来球方向移动,做好击球前的准备姿势。

(4)跨步:当来球较低且距身体较近时,可采用跨步:首先向移动的方向跨出一大步,同时屈膝,上体前倾,身体重心移至跨出腿上。

(5)跑步:采用跑步移动时,两臂要配合摆动,应根据来球移动的方向,边跑边转身。

3. 传球

稍蹲姿势,面对来球,双手自然抬起,放松,置于脸前。当球下降至额前时,蹬地伸膝,伸臂,两手向前上方迎击来球;在额前上方一球距离处,两手自然张开成半球形,两拇指相对成“一”字型,用拇指内侧、食指全部、中指二、三关节触球,在无名指和小指的辅助下将球传给前排队员。

4. 垫球

两脚开立稍比肩宽,运用抱拳互握式、叠掌式、互靠式手型,看准来球,两臂夹紧前伸,插到球下,用前臂腕关节以上 10 cm 左右的地方两臂桡骨内侧形成的平面击球的下部,向前上方蹬地抬臂,迎击来球。

5. 扣球

站在距离球网 3 m 左右处,两臂自然下垂,稍蹲,眼睛注视来球,做好起跳助跑准备。球传出后开始助跑动作,助跑的最后一步正好赶上扣球的位置起跳;起跳后,挺胸展腹,上体稍向右转(左手扣球方向相反),右臂向上方抬起,身体成弓形;挥臂时,以迅速转体、收腹动作发力,依次连带肩、肘、腕各关节成鞭甩动作向前上方弧形挥动,在最高点将球击出。

6. 拦网

面对球网,两脚平行开立约同肩宽,距网 30~40 cm,两膝微屈,两臂自然弯曲置于胸前，随时准备起跳或移动。起跳时，重心降低，两膝弯曲，弯曲程度因人而异，两脚用力蹬地，两臂在体侧划小弧用力上摆，带动身体向上垂直起跳；起跳后稍收腹，控制身体平衡。

（四）活动的选择调整

1. 工具的选择

如患者功能水平低或场地的限制，可采用降低高度的特制球网；可在手臂上加沙袋以增强肌力和耐力训练。

2. 体位的调整

可在坐位、站立位、轮椅坐位上进行，以使活动更具针对性。

3. 活动方式的调整

可选移动、传球、垫球、扣球、拦网的一个或多个活动进行训练，也可选择正式或非正式比赛进行。

（五）注意事项

（1）场地周围及高空不能放置杂物，以免影响患者安全。

（2）此项活动要消耗较多体力，注意适当休息，避免过度疲劳。

（3）尽可能在室内进行活动，如在室外，需确保地面平整，天气适宜。

（4）比赛前一定要让患者充分做好热身运动，防止在运动中受到损伤。

三、飞镖作业

（一）常用工具及材料

飞镖器材只要有镖盘和飞镖就可进行训练和比赛。

（二）代表性活动

飞镖作业的代表性活动包括瞄准、后移、加速、释放、随势动作等。

（三）活动分析

1. 基本姿势和动作

（1）肩：在投掷过程中肩部保持不动，只有手臂是动的，身体的其他部分都应保持一定的姿势不动。

（2）肘：在投掷动作的前期即手臂后甩时肘部应基本保持不动，在手臂前挥飞镖加速过程的某一点，肘部顺势上扬。

（3）腕：腕固定不动或通过甩腕的动作来增加速度。

2. 活动成分

（1）瞄准：使眼睛、镖、目标点成一线。

（2）后移：后移程度依个人而定，一般说来越远越好，但是不要移得太远。

（3）加速：不要太快，也不要太用力，尽量自然圆滑地运动，沿着一定的抛物线方向。在此过程应适当地提肘，如果采用甩腕动作，也要遵循原来的曲线方向，直到飞镖脱手。

（4）释放：只要用正确的方法投掷，这一步只是前面几步的自然延伸。

（5）随势动作：在投出镖之后，手应继续沿着原来瞄准目标的方向而不是立刻下垂手臂。

(四)活动的选择与调整

1. 工具的选择

为保证安全和避免损坏治疗场所，可使用吸盘式飞镖进行训练，也可选用粘贴性飞镖或用吸盘式羽毛球取代飞镖。

2. 体位的调整

可选择站立位、坐位和轮椅坐位进行训练。

(五)注意事项

(1)注意安全，有攻击行为者不适于参加本活动。

(2)使用适当的防护措施，避免飞镖损伤周围墙面或人群。

第六节　游戏类作业活动

一、棋类游戏作业

(一)常用工具及材料

各种棋(如象棋、围棋、跳棋、陆战棋、飞行棋等)、棋盘等。

考点提示▸ 游戏类作业活动分类及其作用

(二)代表性活动

1. 象棋

规则为广大群众所熟悉，常用来改善思维能力和视扫描能力或转移注意力，或仅是娱乐以放松心情，缓解紧张状态。

2. 跳棋

改善手的灵活性和思维的敏捷性，同时可进行注意力和耐力训练。

(三)活动分析

跳棋游戏参与人数必须是偶数，即 2 人、4 人或者 6 人，一方与对角线的一方对抗。如果患者上肢健全，但只是手指灵活度不够，则可以直接训练用手指夹持跳棋或改用筷子夹持跳棋；或者利用魔术贴增大棋子的阻力，改善手的灵活性；如患者下肢灵活度差，也可在地板上铺上放大了的棋盘，用特制的可以用脚钩的棋子进行游戏，可以训练下肢的肌力和灵活性。

(四)活动的选择与调整

1. 工具的调整

可改变棋盘和棋子的材料和大小，如为训练下肢可用脚使用改装的棋子进行训练，为增强手部肌力，可在棋盘和棋子上加上魔术贴以增加阻力，还可使用筷子夹持跳棋进行训练以提高手的灵活性和日常生活活动能力。

2. 体位的选择

可在站立位、坐位甚至蹲位下进行训练。

(五)注意事项

(1)避免大声喧哗，以免影响他人正常治疗。

(2)注意控制情绪。

(3)利用下肢进行改装棋子游戏中，应注意安全，小心摔倒。

二、牌类游戏作业

(一)常用工具及材料

扑克牌、麻将、桌子、麻将台等。

(二)代表性活动

1. 扑克

根据地区文化的不同，玩法不尽相同，进行记忆和思维训练可选择“拱猪”“斗地主”等玩法。

2. 麻将

可用于改善手的灵活性，促进感觉恢复，提高认知功能，改善心理状态。

(三)活动分析

1.“斗地主”活动

能提高患者的兴趣，训练患者的计算、记忆和思维能力，培养团队合作精神。

2. 麻将活动

打麻将步骤包括洗牌、码牌、开牌、理牌、审牌、补花、行牌。可以促进手的灵活性，促进感觉功能的恢复，提高认知，改善心理状况。

(1)洗牌：把牌全反扣过来，使牌面朝下。玩家双手搓动牌，使牌均匀而无序地运动。

(2)码牌：洗均匀之后，每人码一排，两张牌上下摞在一起为一墩，并码成牌墙摆在自己门前，四人牌墙左右相接成正方形。

(3)开牌：庄家掷骰，三颗骰子的总和所得的点数是开牌的基数。以庄家为第一位，按逆时针方向顺序点数，数到点数的位置为开牌的牌墙。从右向左依次数到与点数相同的那一墩，由庄家开始抓下两墩牌，下一家再按顺时针方向顺序抓牌，直到每个人抓 3 次共 12 张牌，再由庄家跳牌(隔一墩)抓上层两牌，其他人依次各抓一张。庄家共有 14 张牌，其他人各有 13 张牌。

(4)理牌、审牌、补花：分类整理手中的牌，整齐排列，审视牌势。

(5)行牌：由庄家打出第一张牌开始，包括抓牌、出牌、吃牌、碰牌、开杠(明杠、暗杠)、补直至和牌或荒牌。

(四)活动的选择与调整

1. 工具的选择

手功能不佳或截肢者可使用持牌器代替抓握；失明者可在牌上打上盲文；或改变麻将的重量和粗糙程度以改变活动难度。

2. 体位的选择

可采用站立位、坐位和轮椅坐位进行训练。

3. 活动方式的调整

根据患者的功能水平及训练目的选择不同难度的游戏进行训练，也可增加一些额外要求，比如说出前面所打出的主要牌等。

(五)注意事项

(1)注意游戏的时间控制，防止患者沉迷于牌类游戏而影响休息，打乱了正常生活习惯或耽误了其他治疗项目。

(2)注意情绪的控制，避免过度的激动和兴奋。

三、套圈游戏作业

(一)常用工具及材料

各式套圈(靶棍、环圈)等。

(二)代表性活动

套圈训练的代表性活动包括水平投掷、垂直投掷。

(三)活动分析

患者取坐椅位、站立位(或平行杠间站立位)，进行握圈、投圈、拾圈的综合动作训练，整个动作需要上肢的屈伸协调、手功能协调、手眼协调以及躯干、下肢的平衡。

(四)活动的选择与调整

1. 工具的选择

手指灵活性欠佳者可选较粗的环圈，为加强肌力可于前臂加砂袋以增加阻力，也可利用砂袋改变肢体重心，以增加平衡训练难度。可以选择圈的不同大小，或以重量或摩擦阻力不同的套环进行训练。

2. 活动方式的调整

(1)位置的调整：调整患者和套圈之间的距离。

(2)体位的选择：在坐位、站立位、轮椅坐位上进行，以使活动更具针对性。

(五)注意事项

(1)注意保持正确的姿势。

(2)避免摔倒。

四、迷宫游戏作业

(一)常用工具及材料

迷宫器具及玻璃球或金属球等。

(二)代表性活动

包括手迷宫、脚迷宫及组合迷宫。

(三)活动分析

1. 手迷宫

用手控制旋钮，使板面前后左右倾斜，令板上的小球沿迷宫的路线到达终点的游戏过程，主要用于手灵活性训练和思维训练。

2. 脚迷宫

通过脚的控制旋钮，使板面前后左右倾斜，令板上的小球沿迷宫的路线到达终点的游戏过程，主要用于下肢协调性训练。

3. 组合迷宫

通过手脚并用的方式完成的训练方法，可训练肢体的协调性，增强肌力。

(四)活动的选择与调整

1. 工具的调整

对手柄或控制旋钮进行改装，以适合抓握不佳者或力量不足者使用。

2. 游戏方式的调整

可选手迷宫、脚迷宫、组合迷宫；通过小球的数量和路线改变训练难易程度，如可选项单个小球训练，或多个小球同时到达终点。

(五)注意事项

多数患者可进行此活动，活动比较安全，无特殊注意事项。

五、电脑游戏作业

(一)常用工具及材料

电脑及配套硬件、游戏盘、游戏机、操作手柄、游戏软件等。

(二)代表性活动

电脑游戏代表性活动有“记忆大师”“仓库大师”“逃避吃人花”“迷宫游戏”“拼图游戏”“大富翁”等。

(三)活动分析

“记忆大师”游戏多用于记忆训练；“仓库大师”游戏也叫推箱子，多用于思维训练；“逃避吃人花”游戏，多用于手功能、解决问题训练；“迷宫游戏”多用于注意力训练和定向训练；“拼图游戏”用于结构组织训练；“大富翁”多用于虚拟生活训练。

(四)活动的选择与调整

1. 工具的选择

可使用游戏控制手柄、特制手柄、改装键盘或鼠标输入，或使用触摸屏以提高患者的直接参与性，也可利用自助具帮助完成训练。

2. 活动方式的调整

有针对性地选择相应的游戏进行训练，可改装游戏以调节难度、力量或关节活动范围范围。

(五)注意事项

(1)注意保持正确的姿势。

(2)避免长时间坐于电脑前训练。

(3)注意休息。

(4)分清现实和虚拟的关系，防止沉迷于虚拟世界。

第七节　园艺类作业活动

一、种植作业

(一)常用工具及材料

(1)常用工具：花盆、铁锹、耙子、花剪、花铲、水桶、喷壶、手套等。

(2)营养土、园林植物、草花种子、肥料等。

(二)代表性活动

种植作业的代表性活动包括花木的播种、育苗、养护及管理等。

(三)活动分析

1. 花木播种

包括培养土的配制、苗床的准备、净种、种子消毒、播种、覆土、保湿、移苗及定植等过程。

2. 花木的养护管理

包括上盆、换盆、盆花摆放、转盆、倒盆、松盆、施肥、浇水及整形修剪等。

(四)活动的选择与调整

1. 工具的选择

手抓握功能不佳者可使用加粗手柄工具，也可改变手柄形状以利抓握。

2. 场地或位置的选择

选择室内和室外场地进行训练，如身体功能较好者可选室外训练，而体弱者或活动不便者宜进行室内训练；可通过改变花架的位置和高度，使训练更具针对性。

3. 活动方式的调整

根据患者的具体情况和场地条件，选择不同活动或不同工序，如可仅选浇水、松土、修剪中的一个或多个活动进行训练。

(五)注意事项

(1)花草种植时要注意安全，活动时防止摔倒。

(2)使用种植工具如锄头、铁锹等应防止对自身或他人造成伤害。

(3)对初学者或情绪易激动者不宜选用名贵花草进行活动，以免造成浪费和损失。

二、花木欣赏作业

(一)常用工具及材料

无需特殊的工具和材料，但需要合适的场所，如医院里的花园，周围的花园或绿化场所等。

(二)代表性活动

花木欣赏作业代表性活动包括花木欣赏及游园活动。

(三)活动分析

1. 花木欣赏

选择不同的花草以达到相应的治疗作用，如欣赏红花使人兴奋，黄花使人明快，蓝花、白花使人宁静，绿叶使人积极向上。

2. 游园活动

通过集体游园的方式，改善患者的心理状态，强化运动功能，增加人际交往能力，密切医患关系。

(四)活动的选择与调整

1. 场地的选择

尽量选择户外场地进行，对于行动不便或病情严重者可在室内进行，如在床边置放一盆小花或一束鲜花以给患者带来生活的勇气和信心。

2. 活动方式的调整

根据需要选择相应的活动方式，可自行驱动轮椅到公园，也可在他人帮助下前往。

(五)注意事项

(1)注意花木的选择，避免接触有害花草。

(2)户外活动时注意温度对患者的影响。

(3)户外活动时要做好安全防护。

三、插花作业

(一)常用工具及材料

插花器皿，如玻璃器皿、塑料器皿、陶瓷器皿、藤编、竹编、草编等，粘性胶带、铁丝或铜丝、花剪、花刀、花泥、半开的花朵、花叶等。

(二)代表性活动

插花作业的代表性活动包括修剪、固定、插序。

(三)活动分析

1. 修剪

去掉花卉的残枝败叶，根据不同式样，进行长短剪裁。

2. 插序

先插花后插叶，插叶时将花的高度降低。

3. 固定

按照预先的设想进行，一般在花器的瓶口处，按照瓶口直径长度，取两段较粗枝干，十字交叉于瓶口处进行固定。

（四）活动的选择与调整

1. 主体插法

选一支花枝作主枝，突出中心，两侧各插一支不同花卉陪衬，主体花要突出，三支不要交叉。剪取花枝时要在枝上留有一部分叶片，并将叶面污物清理干净。枝条长短应根据花瓶高度而定。

2. 盆景式插法

根据花枝、花朵、花色变化，在构思画面的基础上，加以安排。

3. 弧形插法

以三枝不同长短和不同方向的花支为基础来插花，多用弧线凸形的插法。

4. 三角形插法

以主体花枝为中轴，左右对称、角度平衡。

（五）注意事项

（1）插花时使用花剪、花刀等工具，尤其手功能活动差的患者，应注意安全。

（2）插花应注意色彩、容器、花材种类的搭配，以培养和提高患者的欣赏和鉴定水平。

第八节　其他治疗性作业活动

一、磨砂板作业

（一）砂磨板的构成

砂磨板为木质材料，包括木质台板、木质砂磨具、钢或木质台架。

考点提示　磨砂板作业特点及其代表性活动

（二）砂磨板的特点

砂磨板具有方便、安全、实用、稳定性好、易于操作的特点。台架耐用，长期使用不松垮；台板倾角可调整。

（三）代表性活动

1. 协调性训练活动

偏瘫患者可模仿木工作业中用砂纸磨木板的操作，进行上肢伸展运动训练，改善上肢粗大动作的协调性。患者可从坐位开始训练，逐渐达到立位姿势。

2. 关节活动度训练

患者利用砂磨具做上肢伸展、屈曲运动，训练上肢各大关节的关节活动度。

3. 肌力训练

通过在砂磨具木板底面不加砂纸、加砂纸或加不同粒度的砂纸，可在砂磨作业训练中获得不同的运动阻力，从而起到训练上肢肌力的作用。

（四）活动的选择与调整

1. 工具的选择

手指灵活性欠佳的患者可通过自助具万能袖带，代替抓握动作。

2. 材料的选择

砂磨具木板底面不加砂纸、加砂纸或加不同粒阻力的砂纸。

3. 活动本身的选择与调整

（1）改变砂磨具木板底面的摩擦力，或者在砂磨具木板上加不同重量的沙袋，以达到砂磨作业训练中获得不同程度的运动阻力。

（2）可在坐位、站立位、轮椅坐位等不同体位下进行，以使活动更具针对性。

（五）注意事项

（1）注意保持正确的姿势。

（2）避免摔倒。

二、滚筒作业

（一）常用工具及材料

滚筒、桌子和体操垫。

（二）代表性活动

滚筒训练包括筒滚动和肢体运动，主要训练头颈控制、上肢肌力、平衡功能及躯体旋转功能等。

（三）活动的选择与调整

1. 脑瘫患儿

（1）患儿俯卧于滚筒上：双上肢支撑于体操垫上，同时用玩具吸引患儿，诱其抬头，进行头颈控制训练。

（2）患儿俯卧于滚筒上：上肢伸直着地，下肢屈曲髋关节、膝关节，用四肢同时支撑身体，进行手、膝位的支撑负重训练（滚筒的高度应低于患儿上肢的长度）。

（3）患儿俯卧于滚筒上：治疗师握住患儿大腿向前滚动，以诱导患儿的双上肢出现向前方的保护性伸展反应，用以支撑身体。

（4）患儿横卧于滚筒上：滚筒的长度应大于患儿身体的长度，治疗师可用双手固定住患儿的髋部或躯干下部，慢慢转动滚筒使患儿分别向两侧倾斜，诱导出患儿上肢分别向两侧的保护性伸展反应。

（5）患儿骑跨坐在滚筒上：滚筒的高度要适中，使患儿的双脚平放在地面上，治疗师慢慢转动滚筒，使患儿躯干分别向两侧倾斜，诱发坐位的左右平衡反应。又可让患儿横坐在滚筒上，治疗师慢慢转动滚筒，使患儿分别向前后倾斜，诱发坐位平衡反应(前后)。

2. 偏瘫患者

(1)痉挛阶段的患者：嘱患者 Bobath 握手，上举上肢，并把双上肢置于滚筒之上，利用健侧上肢带动患侧上肢在滚筒上滚动。

(2)联带运动阶段的患者：嘱患者 Bobath 握手，上举上肢，并把双上肢置于滚筒之上，利用健侧上肢带动患侧上肢在滚筒上滚动，待肩关节能够前曲 90°且不伴随疼痛，上肢痉挛有所缓解之后，利用健侧手带动患侧前臂做前臂旋后运动。

(3)部分分离运动阶段的患者：上述动作能够完成之后，先由治疗师帮助患者做腕关节的背伸运动，然后给予口令协助患者完成助力运动，从而逐渐诱发出手腕及手指功能。

(四)注意事项

做好保护工作，防止患者摔伤。

二维码5-1

第六章

压力治疗

学习目标

1. 掌握压力治疗的概念、应用原则、适应证与禁忌证。
2. 熟悉压力治疗的种类、方法和作用。
3. 了解压力衣、支架和压力垫的制作。

第一节　概述

一、压力治疗的概念

压力治疗(pressure therapy; compression therapy)，又称加压疗法，是作业治疗常用重要技术之一。是指通过对人体体表施加适当的压力，以预防或抑制皮肤瘢痕增生、防治肢体肿胀的治疗方法。

二、压力治疗的作用

1. 抑制瘢痕增生

压力治疗可有效地预防和治疗增生性瘢痕，并促进瘢痕成熟。

2. 消肿

通过加压可促进血液和淋巴回流，从而减轻肢体水肿。

3. 预防关节挛缩和畸形

通过抑制瘢痕增生可预防和治疗因增生性瘢痕所导致的挛缩和畸形。

4. 促进肢体塑形

可促进截肢后残肢尽早塑形，利于假肢的装配和使用。

5. 预防深静脉血栓

通过压力治疗预防长期卧床者下肢深静脉血栓的形成。

6. 防治下肢静脉曲张

对于从事久坐或久站工作人群的下肢静脉曲张，可以有效地预防和治疗。

三、压力治疗的适应证

1. 增生性瘢痕

适用于各种原因所致的瘢痕，包括烧伤后的增生性瘢痕和外科手术后的瘢痕。

2. 水肿

适用于各种原因所致肢体水肿，如外伤后肿胀、手术后的下肢肿胀、偏瘫肢体的肿胀，淋巴回流障碍导致的肢体肿胀、下肢静脉曲张性水肿等。

3. 截肢

用于截肢残端塑形，防止残端肥大皮瓣对假肢应用造成影响。

4. 预防性治疗

(1)烧伤：预防烧伤后21天以上愈合的创面发展成增生性瘢痕及预防瘢痕所致的关节挛缩和畸形。

(2)长期卧床者：预防下肢深静脉血栓的形成。

(3)久坐或久站工作者：预防下肢静脉曲张的发生。

四、压力治疗的禁忌证

1. 治疗部位有感染性创面

此时加压不利于创面的愈合，甚至会导致感染扩散。

2. 脉管炎急性发作

加压会加重局部缺血，使症状加重，甚至造成坏死。

3. 下肢深静脉血栓

加压有使血栓脱落的危险，脱落栓子可能导致肺栓塞或脑栓塞。

五、压力治疗的方法

考点提示▸ 绷带加压法

(一)绷带加压法

1. 弹力绷带加压法(图6-1)

弹力绷带为含有橡皮筋的纤维织物，可按患者情况做成各种样式。使用时根据松紧情况和肢体运动情况往往需要4~6小时更换一次。开始时压力不要过大，待患者适应后再加压力，至患者可耐受为限。治疗初愈创面时，内层要敷1~2层纱布，以减轻对皮肤的损伤。

使用方法：对肢体包扎时，由远端向近端缠绕，均匀地做螺旋形或8字形包扎，近端压力不应超过远端压力；每圈间相互重叠1/3~1/2；末端避免环状缠绕。压力以绷带下刚好能放入两指较为合适。

特点：优点为价格低廉，清洗方便，易于使用。缺点为压力大小难以准确控制，可能会导致水肿、影响血液循环、引起疼痛和神经变性。

2. 自粘绷带加压法(图 6-2)

用于不能耐受较大压力的脆弱组织，可在开放性伤口上加一层薄纱布后使用。主要用于手部或脚部早期伤口愈合过程中。对于 2 岁以下儿童的手部和脚部，自粘绷带能够提供安全有效的压力。

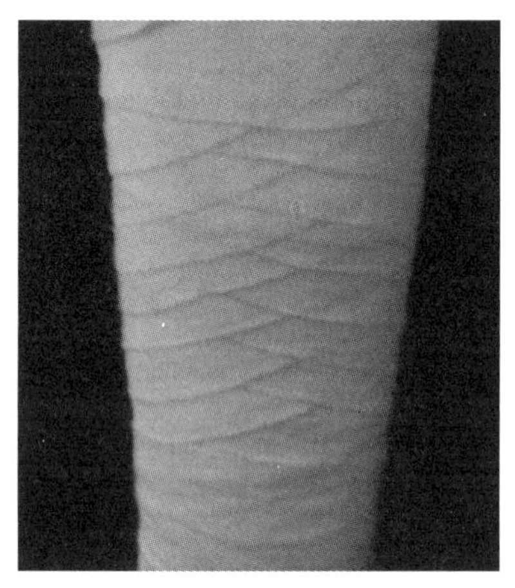
图 6-1 弹力绷带加压法

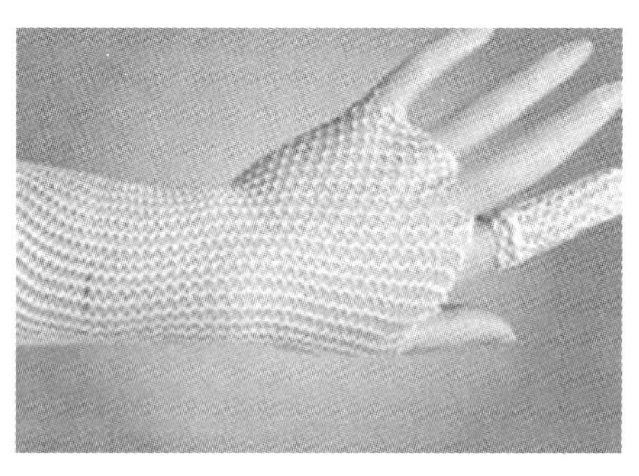
图 6-2 自粘绷带加压法

使用方法：与弹力绷带加压法基本相同，以手为例，先从各指指尖分别向指根缠绕，然后在缠手掌部及腕部，中间不留裸区以免造成局部肿胀，指尖部露出以便观察血运情况。

特点：优点为可尽早使用，尤其适合残存部分创面的瘢痕；此外，可提供安全有效的压力于儿童手部或足部。缺点为压力大小难以控制，压力不够持久。

3. 筒状绷带加压法(图 6-3)

绷带为长筒状，有各种规格，可直接剪下使用，根据选择尺寸不同，提供不同的压力。用于可承受一定压力的伤口创面，主要应用于使用弹力绷带和压力衣之间的过渡时期。

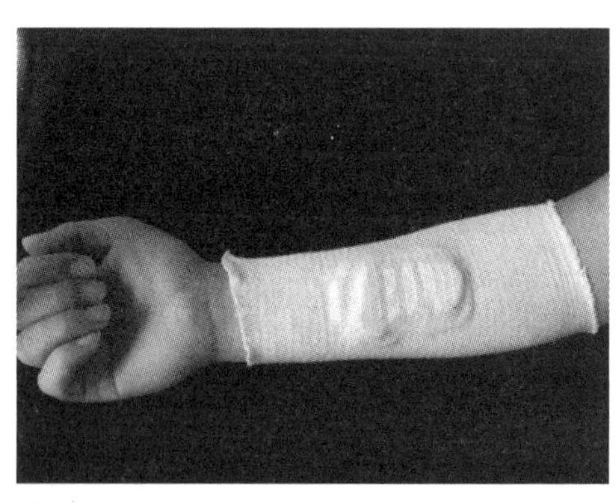
图 6-3 筒状绷带加压法

特点：优点为使用简便，尺寸易于选择，尤其适用于 3 岁以下生长发育迅速的儿童；单层或双层绷带配合压力垫可对相对独立的小面积瘢痕组织起到较好疗效。缺点为压力不易控制、不够持久，不适合长期使用。

4. 硅酮弹力绷带法

硅酮和压力治疗是目前公认的治疗烧伤后增生性瘢痕最有效方法，因此，可将两者结合使用。

(二) 压力衣加压法

压力衣加压法是通过制作压力服饰进行加压的方法，包括成品压力衣加压法、量身定做压力衣加压法、自能压力衣加压法等。

1. 量身定做压力衣加压(图 6-4)

利用有一定弹力和张力的尼龙类织物，根据需加压的位置和肢体形态，准确测量和计算，制成头套、压力上衣、压力手套、压力肢套、压力裤等。

特点：优点为压力控制良好、穿戴舒适、合身。缺点为制作程序较复杂、需时长、成本高，外形不如成品压力衣美观。

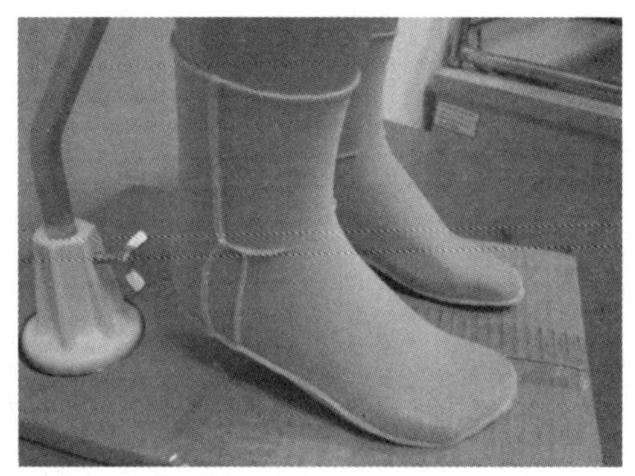

图 6-4　量身定做压力衣加压法

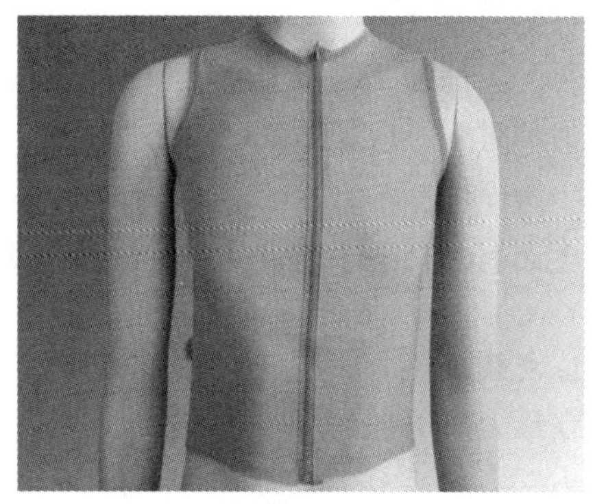

图 6-5　成品压力衣加压法

2. 智能压力衣加压法

也属于压力衣量身定做压力衣的一种，智能压力衣加压法是目前较新的压力治疗方法。

特点：除具备量身定做压力衣的优点外，还有制作方便、节省制作时间以利于早期使用、合身性更佳、外形美观等优点。缺点为制作成本高，价格较贵。

3. 成品压力衣加压法(图 6-5)

通过使用购买的成品压力衣进行压力治疗的方法，若选择合适，作用同量身定做的压力衣。

(三)附件

1. 压力垫(pressure padding)

是指加于压力衣或绷带与皮肤表面之间，用以保持凹面或平面瘢痕均匀受压或增加局部压力的物品。由于人体形状不规则，需在穿压力衣时配置压力垫以达更好的治疗效果。压力垫常用的材料有海绵、泡沫、塑性胶、合成树脂、合成橡胶、硅胶热塑版等。

2. 支架(splintage)

是置于压力衣或绷带下面，用于保护鼻部、前额、双颊、耳廓、鼻孔、掌弓等部位免于损害或变形的支托架。支架常用材料为低温热塑板材。

六、压力治疗的应用原则

考点提示▸ 压力治疗应用要点

(一)早期应用

一般 10 天以内愈合的烧伤不用压力疗法，10~21 天愈合的烧伤应预防性加压包扎，21

天以上愈合的烧伤必须预防性加压包扎，已削痂植皮的深Ⅱ度、Ⅲ度烧伤应预防性加压包扎。

(二)合适的压力/有效压力

理想压力为24~25 mmHg，临床上使用10%缩率的压力衣，内加9 mm厚的压力垫可取得较为理想的效果。

(三)长期使用

每天应保证23h以上有效压力，持续加压至瘢痕成熟，一般1~2年甚至3~4年，每次解除压力的时间不应超过30分钟。

七、压力治疗的不良反应及处理

1. 皮肤损伤

在压力衣下加一层纱垫，抽出其中液体，涂以龙胆紫。只有破损严重或创面感染时才解除压力。

2. 过敏

加一层棉纱布进行预防，过敏严重者考虑其他方法。

3. 瘙痒加重

无需特殊处理，瘙痒可在压力作用下减轻。

4. 肢端水肿

近端加压力时，远端亦应加压治疗。

5. 发育障碍

预防为主，使用压力垫和压力支架保护易损坏部位，如鼻部、耳部、手部等。

第二节　压力衣的制作

一、制作工具与材料

(一)常用工具及设备

缝纫机、加热炉、剪刀、裁纸刀、直尺、软尺、蛇尺、记号笔、计算器、恒温水箱、热风枪等。

(二)常用材料

1. 绷带加压法材料

弹力绷带、自粘绷带、筒状绷带、硅酮弹力绷带、纱布等。

2. 压力衣制作材料

压力布、拉链、弹性线与魔术贴等。

3. 压力垫制作材料

海绵、塑胶海绵、弱力胶、硅酮凝胶、透明塑料、弹力带及胶水等。

4. 支架制作材料

低温热塑板材、魔术贴、螺丝和钢丝等。

二、压力衣的制作和应用步骤

1. 测量

压力衣需要量身定做才能保证最合适的压力，测量十分重要。测量时软尺不能太松或是太紧，以确保压力衣的适合度。

2. 计算及画图

根据所需压力衣的样式与压力大小，计算出压力材料所需要的尺寸，并画出纸样。

3. 剪裁

按纸样尺寸裁出布料，在压力布上画图及裁剪布料时注意避免牵拉布料以免影响尺寸的准确性。

4. 缝制

缝制及锁边，根据条件可选择使用家用缝纫机、电动缝纫机或工业用电动缝纫机、锁边机等，缝制时注意针距、边距均匀合理。

5. 试穿、测压及调整

制作完成后，检查是否合身及压力是否足够，及时调整。

6. 交付使用

患者学会自行穿戴后可将压力衣交付患者使用，为了保持良好的压力，应每日清洗，同一规格的压力衣至少做两套，交替使用。

7. 随访

开始使用应至少每两周随访一次，稳定后可 1 个月随访一次，对于静脉曲张和淋巴回流障碍者即可 1~3 个月回访并重新制作压力衣。

三、常用压力衣

考点提示 常用压力衣的穿戴注意事项

（一）压力头套

1. 适应证

头面部及下颌部烧伤或其他原因所致瘢痕。

2. 特点

由左右两片缝合而成。

3. 注意事项

（1）开始穿戴时间不宜过长，可从每天 8 小时开始，逐渐增加至 12 小时直至 24 小时。

（2）如需留出眼、口鼻位置则可在相应位置裁出，注意开口尺寸应小于实际尺寸。

(3)需配合压力垫及支架使用以增加加压效果并预防面部畸形。

(二)压力上衣

1. 适应证

躯干烧伤或其他原因所致瘢痕；腋部或前臂近端靠近肩部瘢痕。

2. 特点

压力上衣由前后两片和袖子组成。

3. 注意事项

因肩关节活动时影响腋部压力的大小，所以为了控制腋部瘢痕应同时使用“8”字带；用于肩部瘢痕时衣服拉链应有足够长度以保证肩部有足够的压力。

(三)压力臂套

1. 适应证

上肢烧伤、手术或其他原因所致瘢痕；上肢肿胀；上肢截肢残端塑形。

2. 特点

由两片组成，制作容易，穿戴方便，压力易于控制。

3. 注意事项

如需较大压力，则应与压力手套同时应用以预防手部肿胀。

(四)压力手套

1. 适应证

各种原因所致手部瘢痕；手部肿胀。

2. 特点

压力手套由手背、手掌、拇指以及手指侧面的贴组成。易于测量但缝制困难。压力手套是最为常用的压力衣。

3. 注意事项

(1)为方便穿戴，最好加拉链，且拉链最好放于手掌尺侧以减少对手部活动的影响。

(2)指尖暴露以便观察血运情况。

(3)尤其注意指蹼及虎口等易发生挛缩部位的加压。

(4)配合压力垫和外部橡皮筋使用。

(五)压力裤

1. 适应证

各种原因所致臀部、会阴部及下肢瘢痕；下肢肿胀。

2. 特点

由两个前片和两个后片缝合而成。制作相对简单。

3. 注意事项

(1)会阴部需配合压力垫使用且外加橡皮筋以保证有效的压力。

(2)臀部应根据体形进行适当调整，尤其是女性，避免压力导致臀部下垂。

(六)压力腿套

(1)用于烧伤、外伤或手术所致下肢瘢痕；下肢肿胀；下肢静脉曲张的预防和治疗；下肢残端塑形；下肢深静脉血栓的预防。

(2)由两片组成。制作容易，使用方便，压力易于控制，加压效果好。

(3)特点

1)膝关节应使用压力垫和外部橡皮筋以保证有效的压力。

2)如压力较大，远端亦应加压。

3)大腿部分有足够长度以防止不行时压力腿套下滑。

(七)压力袜

1. 适应证

烧伤、外伤或手术所致小腿下部、足踝部瘢痕；足部肿胀；下肢静脉曲张的预防和治疗；下肢深静脉血栓的预防。

2. 特点

由左右两片或足底部、前部和后部三片组成。

四、注意事项

(一)设计制作

(1)压力衣应超出瘢痕区域外 5 cm 范围。

(2)关节附近压力衣应有足够长度防滑脱。

(3)在缝制过程中应避免太多的接缝。

(4)使用不易过敏材料。

(二)穿戴注意事项

(1)未愈合的伤口穿压力衣之前，应用敷料覆盖。

(2)穿压力衣之前可用油膏和止痒霜剂、洗剂擦洗，以预防瘢痕搔痒和皮肤破损等问题。

(3)放置衬垫预防水疱，只有在破损后的伤口感染时才停止使用，否则应持续穿戴压力衣。如果发生了水疱，应保持干净并用非黏性无菌垫盖住。

(4)在洗澡和涂润肤油时，可除去压力衣，但应在半小时内穿回。

(5)每个患者配给 2~3 套压力衣，每日替换、清洗。

(6)穿脱时避免过度牵拉压力衣。

(三)保养注意事项

(1)压力衣应每日清洗以保证足够的压力。

(2)清洗前最好浸泡 1 小时，然后清洗。

(3)压力衣应采用中性肥皂液于温水中洗涤、漂净，忌过分拧绞或洗衣机洗涤。

(4)如必须用洗衣机洗涤时应将压力衣装于麻织品袋内，避免损坏压力衣。

(5)压力衣应于室温下自然风干，切勿用熨斗熨干或直接曝晒于日光下。

(6)晾干时压力衣应平放而不要挂起。

(7)定期复诊，检查压力衣的压力与治疗效果，当压力衣变松时，应及时进行压力衣收紧处理或更换新的压力衣。

第三节　压力垫和支架的制作

一、应用原理

按 Laplace 原理(图 6-6)，压力与曲率有关。在张力一定的情况下，曲率越大，压力越高。人体一般可分为球部(头部、臀部、乳房)与柱状体(四肢、躯干)两种，但人体表面并非标准几何体，因此需使用压力垫来改变局部的曲率，以增加或减少局部的压力。

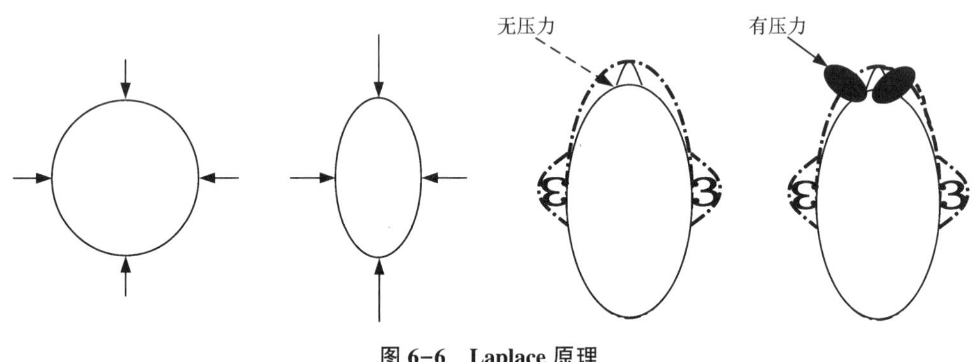

图 6-6　Laplace 原理

二、制作材料

1. 海绵

其特点是柔软，产生的剪切力小，价格便宜。

2. 塑胶海绵

其特点是富有弹性，易于在高温下塑形。

3. 硅酮凝胶

其特点是伸展性与皮肤接近，覆盖在瘢痕处不会影响关节活动。

4. 弱力胶

其特点是极易塑形。但因其价格昂贵，当瘢痕进展时，不能做出适应性的改变。

三、制作步骤

1. 设计

根据需加压的部位和形状，确定所需压力垫。

2. 画图

用透明塑料画出瘢痕的形状并确定压力垫的大小和形状。

3. 取材

将确定好的形状画于压力垫材料上。

4. 成型

通过加热塑形或打磨出所需形状。

5. 调整

如用于关节部位，则需在表面用刀割出缺口以保证关节的正常活动。

6. 试用

做好后放于压力试穿 10~15 分钟，看压力是否符合需要。

7. 交付使用

如无不适，教会患者使用方法和注意事项后即可交付使用。

四、应用要点

1. 压力垫的尺寸

必须完整地覆盖整个瘢痕，同时要考虑活动等因素的影响，不宜太大，也不能太小。

2. 身体凸、凹面问题

曲率半径很小的骨性突起应避免太多的压力，对于凹面应将其充填并确保压力垫完全与瘢痕接触。

3. 适合度与韧度

后者是压力的重要特点，并被认为是能否对瘢痕产生足够压力的标志。

4. 动力因素

跨过活动关节的压力垫应考虑不妨碍关节活动。

5. 边缘斜度

斜度小的边缘处压力最大，边缘斜度大的垫下压力是均匀的。

6. 固定

压力垫放置位置决定采用哪种固定方法。

五、注意事项

压力垫应覆盖所要加压的整个瘢痕组织，包括瘢痕组织外 3~5 mm；压力垫不宜过大，瘢痕面积过大时可进行分区处理，优先处理影响关节活动的区域和增生明显的瘢痕；靠关节的压力垫应结合动力因素进行处理；压力垫应定期清洁，保持局部卫生；确保穿戴位置正确；支架应光滑服贴，不应产生局部压迫，必要时可加用衬垫。

六、常用压力垫

1. 头面部压力垫

包括面部、鼻部、下颌部、耳部、颈部压力垫。

2. 躯干压力垫

包括胸部、腹部、背部、臀部、会阴部压力垫。

3. 上肢压力垫

包括臂部、肘部、腕部、手部、指部压力垫。

4. 下肢压力垫

包括腿部、膝部、踝部、足部压力垫。

七、支架

支架是用硬的热塑材料或其他材料制成的支托架，置于压力衣下面，用于保持肢体的正常形态以预防使用压力衣引起的畸形。

常用于保护面部、耳朵、鼻部、手、颈部等部位，避免因压力作用而使上述部位发生畸形或影响正常功能。支架常用较硬的热塑材料制成，制作方法和过程同矫形器一致。

常用的包括鼻部、耳部、下颌部、口部、手部支架等。

二维码6-1

第七章

辅助技术

学习目标

1. 掌握辅助技术的概念及作用。
2. 熟悉辅助技术的应用程序和节省体能技术。
3. 了解常用辅助器具、辅助技术分类方法。

第一节　概述

一、辅助技术的概念

辅助技术(assistive technology，AT)是用来帮助功能障碍者、活动限制者、参与受限者及老年人进行功能代偿，以促进其独立生活并充分发挥其潜力的多种技术、服务和系统。

(一)辅助器具

是指能够有效地预防、补偿、减轻或抵消因残疾造成的身体功能减弱或丧失的产品、机械、设备或技术系统。在2001年世界卫生大会上对辅助产品技术的定义为“改善残疾人功能状况而采用适配的或专门设计的任何产品、器具、设备或技术”。

(二)辅助技术服务

协助身心障碍者在选择、获得或使用辅助器具过程中的服务，包括研发、购买、使用和改造等。

二、辅助技术的分类

辅助技术涉及人类生存发展的众多领域，是现代康复中不可缺少的一个重要组成部分。主要分为辅助器具和辅助技术服务两大类。

(一)辅助器具分类

1. 按辅助器具的使用功能分类

(1)用于个人医疗辅助器具。

(2)用于技能训练辅助器具。

(3)矫形器和假肢。

(4)用于生活自理和防护辅助器具。

(5)个人移动辅助器具。

(6)家务管理辅助器具。

(7)家庭和其他场所使用的家具辅助器具及其适配件。

(8)通讯、信息和讯号辅助器具。

(9)产品和物品管理辅助器具。

(10)用于环境改善的辅助器具和设备、工具盒。

(11)休闲娱乐辅助器具。

2. 按辅助器具的使用环境分类

(1)日常生活用辅助器具。

(2)移动和运输用辅助器具。

(3)交流用辅助器具。

(4)教育用辅助器具。

(5)就业用辅助器具。

(6)文体及娱乐用辅助器具。

(7)宗教和精神活动实践用辅助器具。

(8)私人和公共建筑物用辅助器具。

3. 按辅助器具的使用人群分类

(1)视力残疾辅助器具：如助视器、盲杖、盲人智能阅读机、导盲器等。

(2)听力残疾辅助器具：如助听器、电脑沟通板、文字语音转换器、遥控闪光门铃、振荡“闹枕”及视觉呼叫器等。

(3)言语残疾辅助器具：语言训练器具、会话交流用具等。

(4)智力残疾辅助器具：认知图片、认知玩具、启智用具等。

(5)精神残疾辅助器具：如手工作业辅助器具、感觉统合辅助器具、卫星定位监护系统等。

(6)肢体残疾辅助器具：如假肢、矫形器、轮椅等。

(7)老年人辅助器具：如老花镜、手杖、轮椅等。

(二)辅助技术服务分类

根据美国1998年辅助科技法的内容，主要包括下列6个项目：

(1)对功能障碍者的辅助技术服务需求评估。

(2)辅助器具的取得：包括采购、租用或其他途径。

(3)与辅助器具使用有关的服务：如选择、设计、安装、定做、调整、维护、修理和替换等。

(4)整合医疗、介入或服务的辅助器具资源。

(5)为使用者提供辅助器具的使用训练或技术协助。

(6)为相关专业人员提供辅助器具使用的训练或技术协助。

三、辅助技术的作用

辅助技术在一定程度上补偿、减轻或抵消了功能障碍者、活动限制者、社会参与受限者的功能缺陷，促进其独立生活并充分发挥其潜力，提高生活质量。辅助技术的作用包括：代替和补偿丧失的功能；提供保护和支持；提高运动功能；提高学习和交流能力；节省体能；节约资源；改善心理状态；提高生活自理能力；增加就业机会；提高生活质量。

四、辅助技术的应用原则

（一）辅助技术的选配原则

(1) 符合功能需要。
(2) 简单易操作、易调节。
(3) 美观、安全、耐用。
(4) 使用的材料易清洗。
(5) 轻便舒适。
(6) 价格适中，易于购买，维修方便。

（二）辅助技术的使用原则

(1) 代偿与适应。
(2) 节省体能原则。
(3) 学习基础理论。
(4) 因人而异。

（三）辅助技术对康复治疗师的要求

美国作业治疗师协会要求作业治疗师在辅助技术应用上应遵循以下 4 项守则：
(1) 了解市场上的辅助器具，分清普通产品与高科技产品的用途与价值。
(2) 了解市场上专用辅助器具的使用方法，以便指导患者如何使用。
(3) 了解辅助器具在各类层面的服务。
(4) 了解在何种情况下需要或不需要辅助技术服务。

第二节　辅助技术的应用程序

一、功能评定

由作业治疗师或康复治疗组的其他成员完成。

1. 运动功能评定

如肌力、耐力、关节活动度、平衡协调能力、转移能力等。

2. 感觉功能评定

如深浅感觉、复合感觉、视觉、听觉等。

3. 认知功能评定

如注意力、记忆力、学习能力、理解力、沟通能力、应变力等。

4. 心理功能评定

如抑郁、焦虑等。

5. 情绪行为评定

如攻击行为、自伤行为、过激行为等。

6. 日常生活活动能力评定

如衣、食、住、行、个人卫生、大小便管理、上下楼梯、使用交通工具等。

7. 环境评定

如家居环境、学习环境、工作环境、社区环境等。

二、辅助器具的处方

辅助器具的处方一般由康复医师或高年资的康复治疗师开具。

(一) 处方内容

辅助器具处方主要考虑辅助器具类型、尺寸、材料、使用范围。如需购买，需包含辅助器具名称、型号、尺寸、材料、颜色、承重、其他配件、特殊要求等。如需制作，则需提供辅助器具名称、尺寸、材料、承重、其他配件、特殊要求、图纸等内容。此外，还要考虑使用者的意愿、操作能力、安全性、重量、使用地点、外观、价格等问题。

(二) 不同功能障碍者所需的辅助器具

因功能障碍的性质和程度不同往往需要不同的辅助器具，以下简单介绍脑卒中、脊髓损伤及脑瘫患者在日常生活活动中可能需要的辅助器具。

1. 脑卒中患者常用的辅助器具

(1) 进食：带弹簧片筷子、加粗手柄器具、防滑垫、防洒碟、防洒碗、万能袖套。

(2) 修饰：改装指甲钳、电动剃须刀、长粗柄梳、带吸盘的刷子。

(3) 穿衣：穿衣器、扣纽器、穿袜器、魔术贴。

(4) 大小便：坐便器、加高座厕、座厕及扶手、便后清洁器、厕纸夹。

(5) 洗澡：长柄刷、带扣环毛巾、防滑沐浴垫、洗澡板、洗澡椅、洗澡凳、扶手装置。

(6) 转移：手杖、助行架、轮椅、转移带、转移板、移位器。

(7) 交流：沟通板、带大按键电话、书写器、扬声器、电脑输入辅助器具。

(8) 做饭：特制砧板、切割器、特制开瓶器、钳式削皮器、开罐器(供单手使用)。

(9) 其他：特制手柄钥匙、开瓶器、矫形器。

2. 脊髓损伤患者常用的辅助器具

(1) 进食：万能袖套、带 C 型夹的勺子、带腕固定带的勺子、防滑垫、防洒碟、防洒碗、自动喂食器等。

(2) 修饰：电动剃须刀、带 C 型夹的梳子和剃须刀、带固定带牙刷。

(3)穿衣：穿衣器、扣纽器、穿袜器、鞋拔、带指环的拉链等。

(4)大小便：坐便器、座厕、加高座厕、扶手、床边便椅、厕纸夹。

(5)洗澡：带扣环毛巾、长柄擦(海绵)、防滑垫、洗澡板、洗澡椅、洗澡凳、扶手。

(6)转移：电动轮椅、手动轮椅、手轮圈带有突起的轮椅、转移板、助行架、腋杖、肘杖、手杖、移位器。

(7)交流：电话托、书写器、翻书器、电脑输入辅助器具(头棍、口棍等)。

(8)其他：特制手柄钥匙、拾物器、开瓶器、环境控制系统、矫形器。

3. 脑瘫患儿常用的辅助器具

(1)进食：特制筷子、加粗手柄器具、万能袖套、带C型夹的勺子、带腕固定带的勺子、防滑垫、防洒碟、特制碟、特制碗、万能袖套。

(2)修饰：改装指甲钳、长柄梳子、加粗手柄梳子、万能袖套。

(3)穿衣：穿衣器、扣纽器、穿袜器、特制外衣纽扣、鞋拔。

(4)大小便：便椅、座厕、扶手、便后清洁器、厕纸夹。

(5)洗澡：长柄刷、带扣环毛巾、防滑沐浴垫、洗澡板、洗澡椅、洗澡凳、扶手装置。

(6)转移：手杖、肘杖、助行架、步行推车、轮椅、转移带、滑板。

(7)交流：沟通板、带大按键电话、书写器、扬声器、翻书器、电脑输入辅助器具(头棍、口棍等)、折射眼镜等。

(8)其他：加大码钥匙、钥匙旋转器、马型钥匙柄、易松钳、环境控制系统、矫形器。

三、辅助器具选配前的训练

应对患者基本情况进行康复评定，针对评定中的主要问题设定康复治疗目标和康复治疗计划，然后对康复治疗计划进行系统的康复训练。康复训练主要内容包括：肌力训练、耐力训练、关节活动度训练、平衡训练、转移训练、感觉训练、认知训练、心理治疗等。

四、辅助器具选购或制作

根据处方的要求选择辅助器，最好能给使用者提供样品并试用，以便其选择最喜欢并且适合的产品。根据处方的要求制作相应的自助具，制作过程应特别注意边缘是否光滑，关节处或骨突处是否容易压迫或破损，连接处是否牢固，美观性如何。

五、辅助器具的使用训练

制作或购买的辅助器具应进行专门的使用训练，教会使用者如何清洗保养。训练内容应包括穿戴或组装、保持平衡、转移、驱动、利用辅助器具进行日常生活活动等内容。

六、辅助器具的使用后评定

评定目的：了解是否达到预期的目标；能否正常使用；能否独立使用；是否需要进行改

良；有无安全方面的顾虑等。经过康复评定，如果使用者可以安全、正常地使用辅助器具而且适配良好，可以达到预期目标，即可交付使用并给予详细的使用保养指导及注意事项；如果不能达到上述目的，则需要针对评定中存在的问题进行辅助器具改良、环境改造并进行环境适应训练、教会使用者或护理者正确的使用及保养方法等。

七、辅助器具使用后的随访

定期进行随访，随访最好以上门服务的形式进行。了解使用过程中存在的问题及是否需要进行跟踪处理。以了解使用者是否正常使用、有无安全隐患，是否需要进行调整，如需调整或更改应及时处理。也可以委托社区康复人员进行，或通过电话、问卷等进行。

第三节　常用辅助器具

一、穿衣辅助器具

考点提示　常用辅助器具的适应证

1. 穿衣钩(图 7-1)

用于身体活动受限者。

2. 扣纽器(图 7-2)

适用于手精细功能障碍的患者。

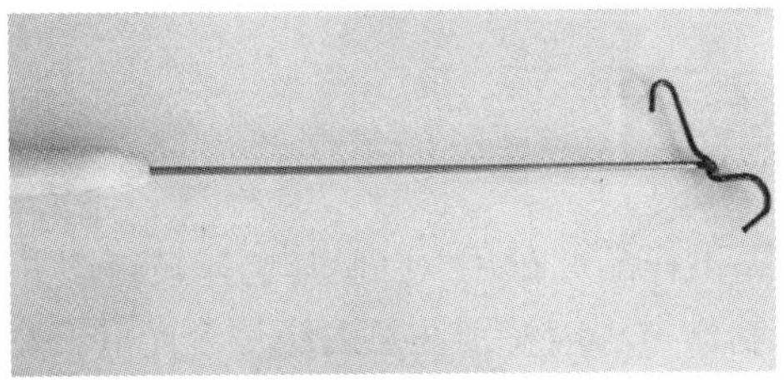

图 7-1　穿衣钩

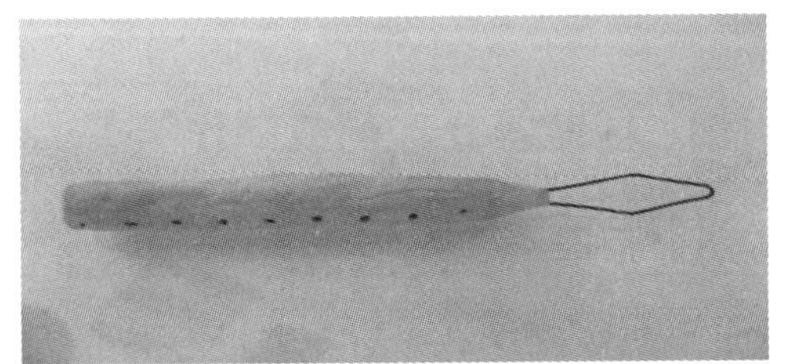

图 7-2　纽扣器

3. 穿袜器(图 7-3)

适用于躯干活动障碍者、手精细功能障碍者、肢体协调障碍者。

4. 鞋拔(图 7-4)

适用于平衡功能障碍者、躯干或四肢活动受限者。

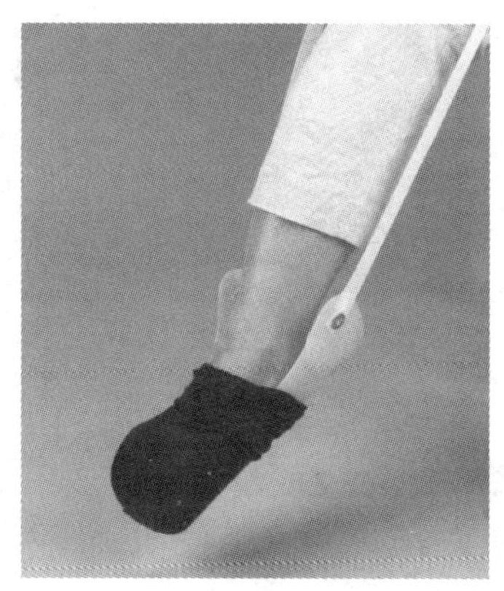

图 7-3　穿袜器

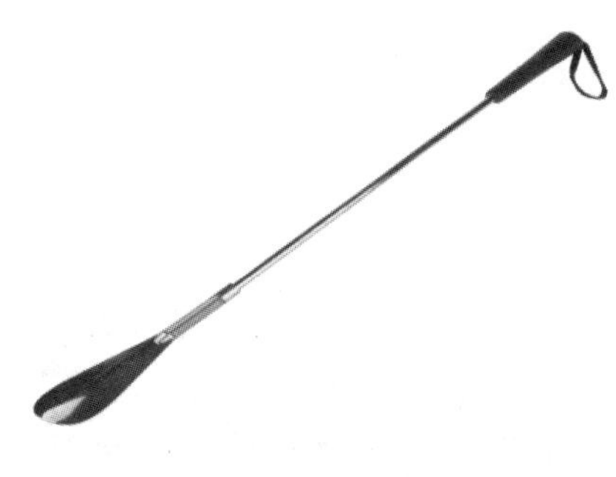

图 7-4　鞋拔

二、进食辅助器具

(一) 改装手柄的餐具

1. 筷子

在筷子间由弹簧连接(图 7-5)，只用于仅能完成抓握而不能主动伸指的偏瘫或高位截瘫患者。

2. 勺子

粗柄易于抓握，带 C 形夹的勺子(图 7-6)可使截瘫、脑瘫、类风湿关节炎等手部无抓握能力的患者自行用餐。

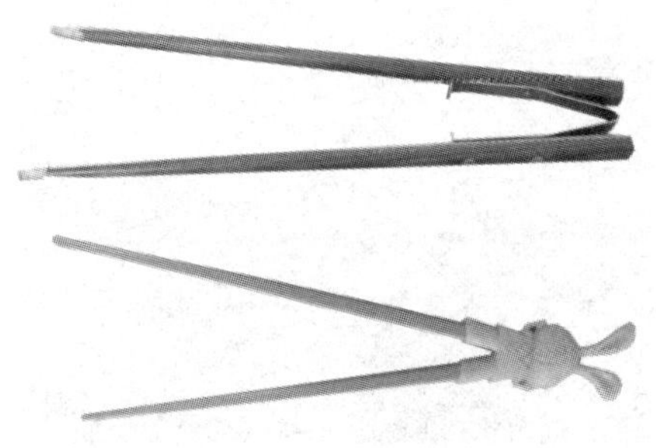

图 7-5　改装筷子

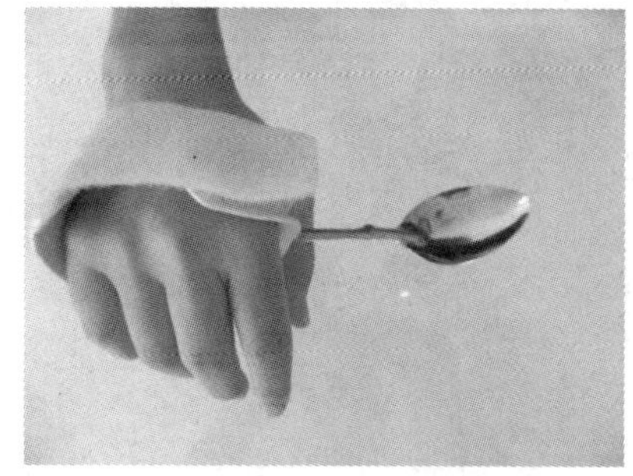

图 7-6　改装勺子

3. 防洒碗(图 7-7)

适用于手功能障碍者或单手操作患者。

4. 自动喂食器(图 7-8)

适用于手功能严重障碍而无法用手或上肢进食的患者。

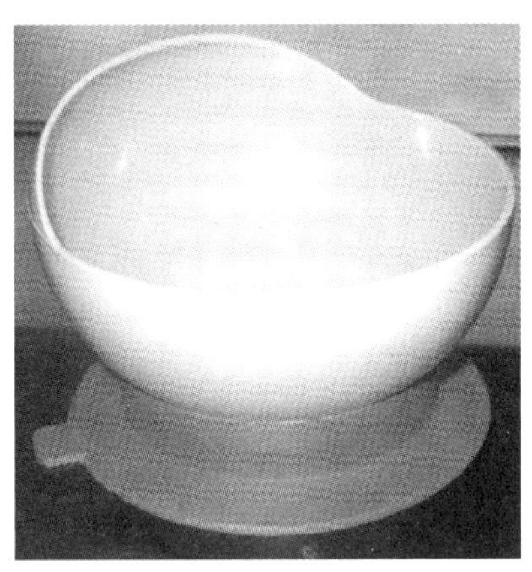

图 7-7　防洒碗

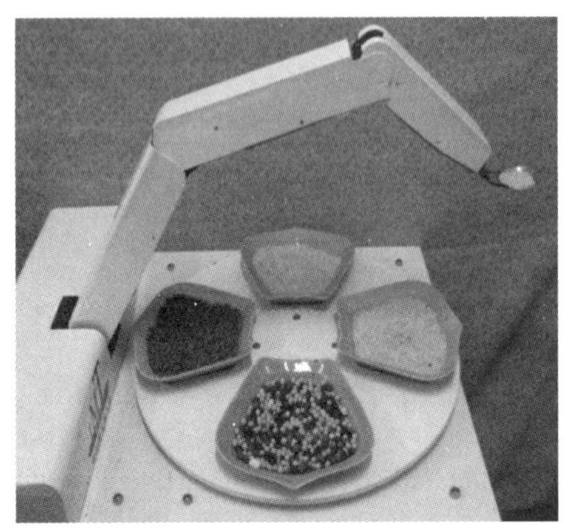

图 7-8　自动喂食器

三、如厕辅助器具

1. 坐便器(图 7-9)

适用于平衡协调功能障碍患者、下肢无力或关节活动受限患者以及体力低下者。

2. 加高坐便器(图 7-10)

适用于坐轮椅转移或下肢活动关节受限患者。

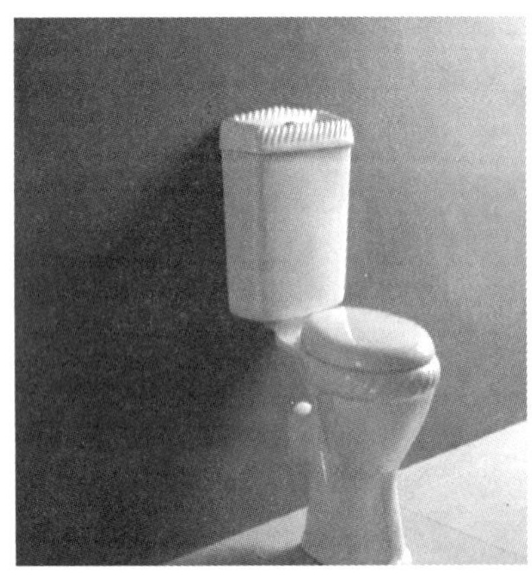

图 7-9　坐便器

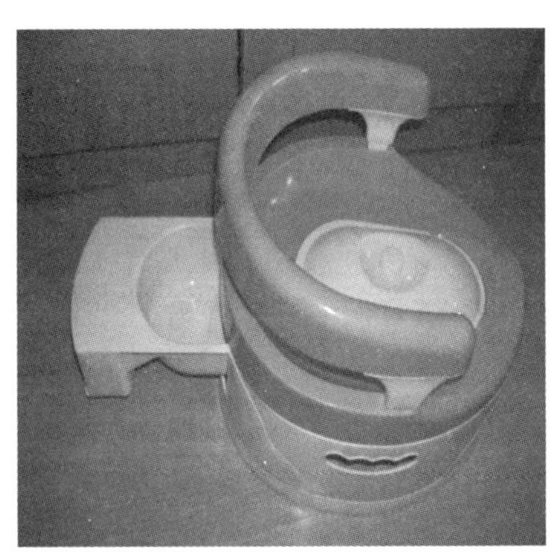

图 7-10　加高坐便器

3. 扶手(图 7-11)

适用于平衡功能障碍患者及步行障碍患者。

4. 厕纸夹(图 7-12)

辅助患者取厕纸完成会阴部清洁卫生。

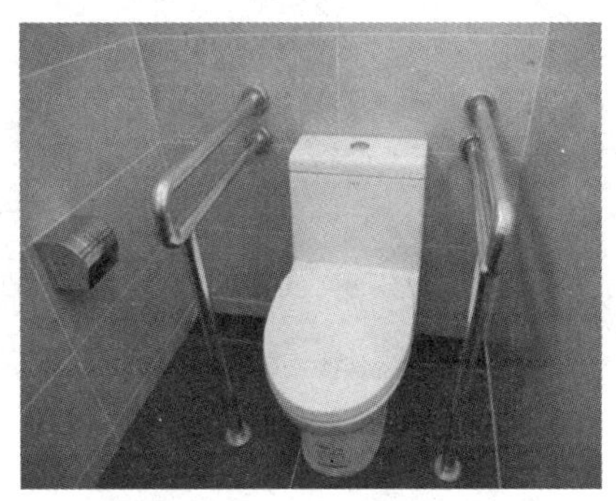
图 7-11　扶手

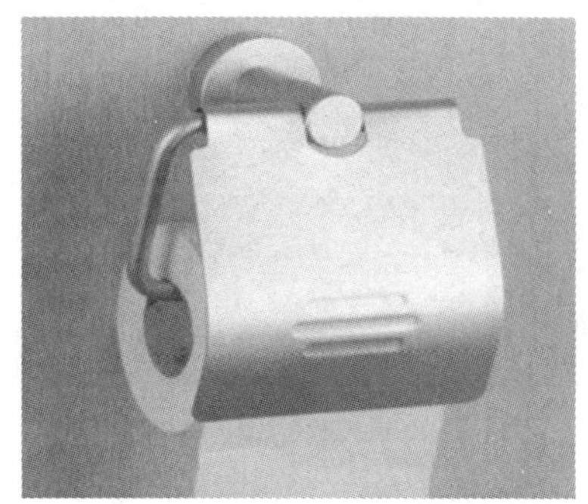
图 7-12　厕纸

四、洗浴辅助器具

1. 洗澡椅(图 7-13)

适用于平衡协调功能障碍患者、下肢无力或关节活动受限患者以及体力低下患者。

2. 洗澡刷(图 7-14)

方便单手患者使用。

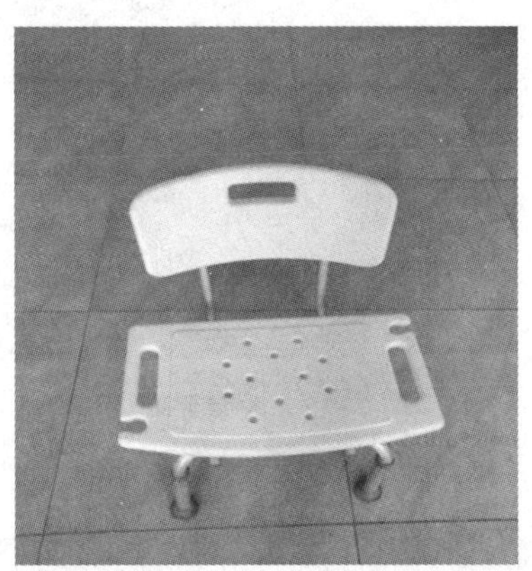
图 7-13　洗澡椅

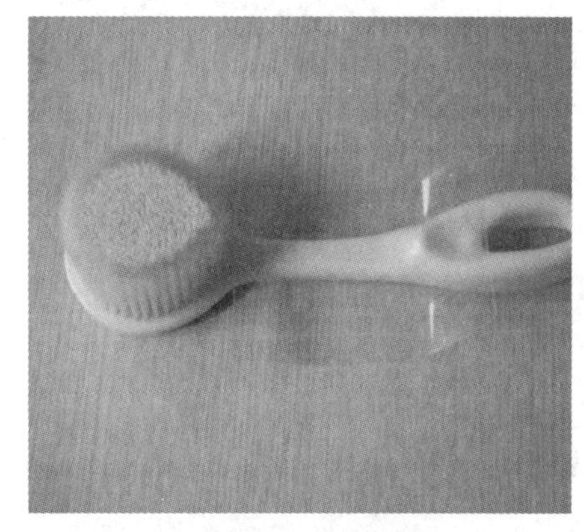
图 7-14　洗澡刷

3. 带环套的洗澡巾(图 7-15)

适用于上肢关节活动受限或手部运动障碍患者。

4. 洗澡手套(图 7-16)

适用于手功能障碍患者。

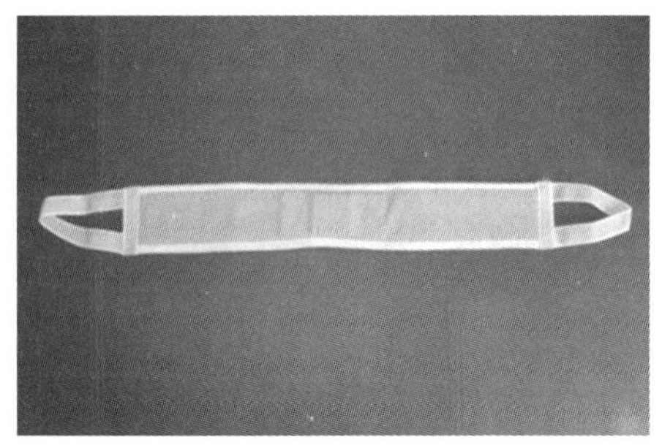

图 7-15　洗澡巾

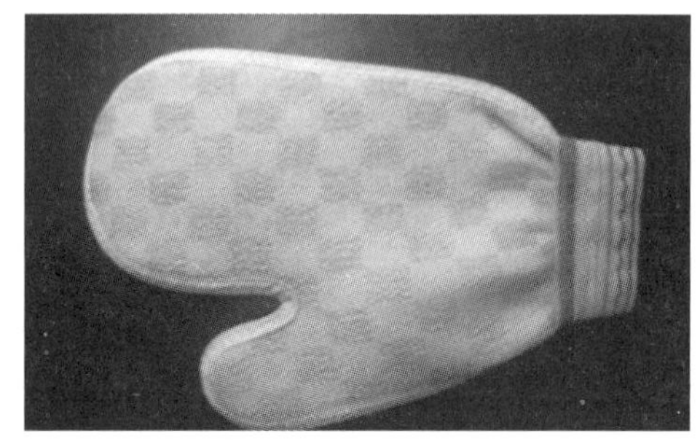

图 7-16　洗澡手套

五、个人卫生辅助器具

1. 剪指甲辅助器具(图 7-17)

适用于手功能障碍患者。

2. 改装牙刷(图 7-18)

适用于手功能障碍患者。

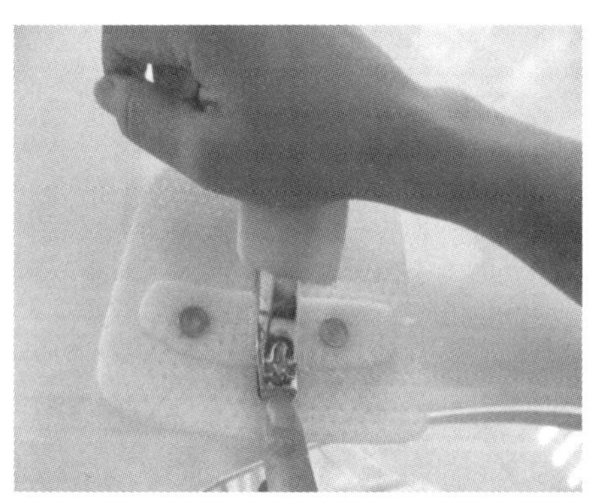

图 7-17　剪指甲辅助器具

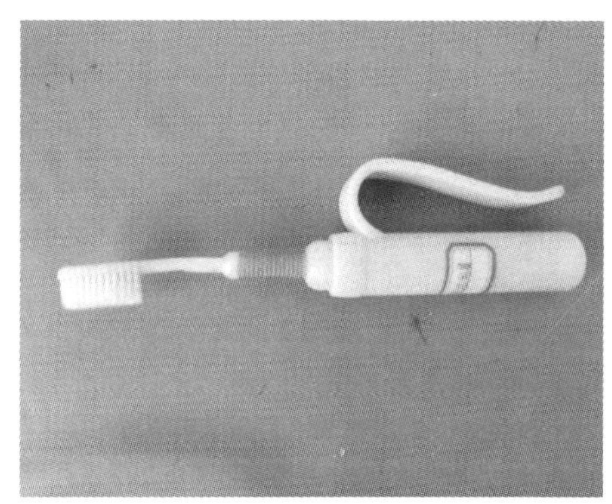

图 7-18　改装牙刷

3. 改装梳子(图 7-19)

适用于上肢功能障碍患者。

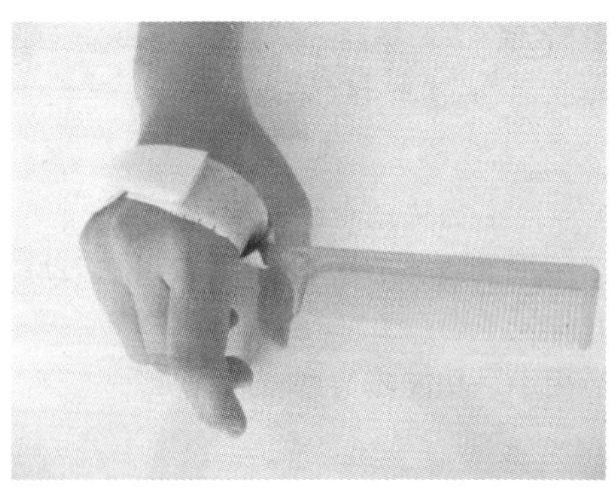

图 7-19　改装梳子

六、书写、阅读及交流辅助器具

1. 手写辅助器具(图 7-20)

适用于手抓握或抓捏能力障碍者。

2. 翻书器(图 7-21)

适用于手功能障碍者。

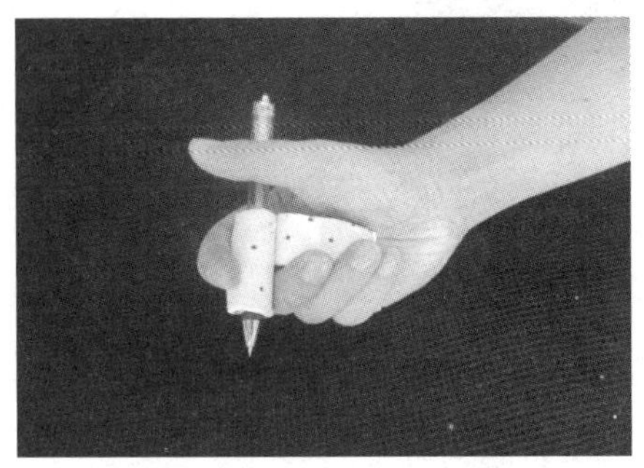

图 7-20　书写辅助器具

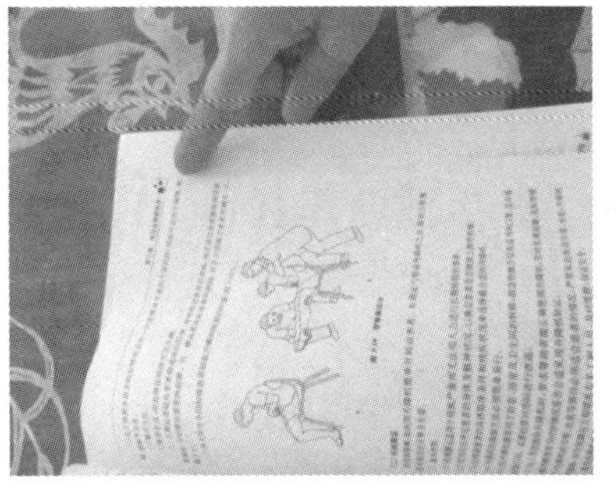

图 7-21　翻书器

3. 打电话辅助器具(图 7-22)

适用于手不能握听筒而上肢存在部分功能患者。

4. 电脑输入辅助器具(图 7-23)

适用于患者用手输入困难者。

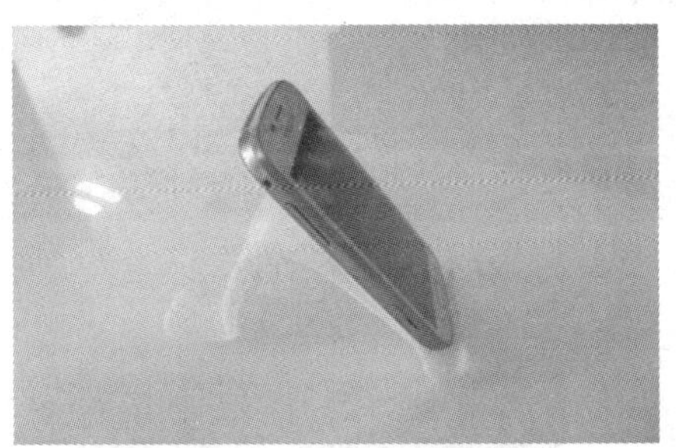

图 7-22　打电话辅助器

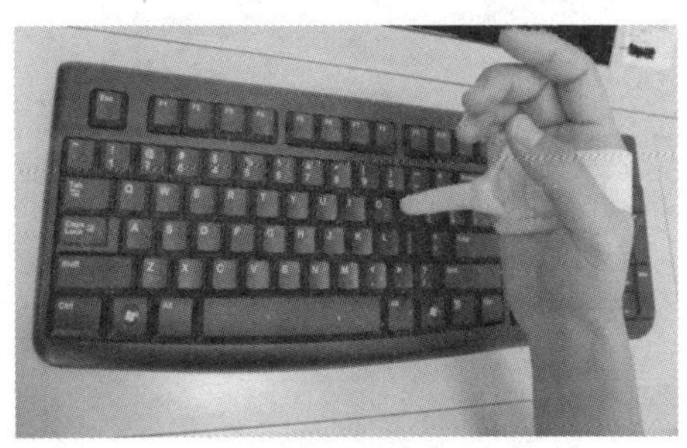

图 7-23　电脑输入辅助器

5. 沟通板(图 7-24)

适用于认知障碍或言语表达障碍患者。

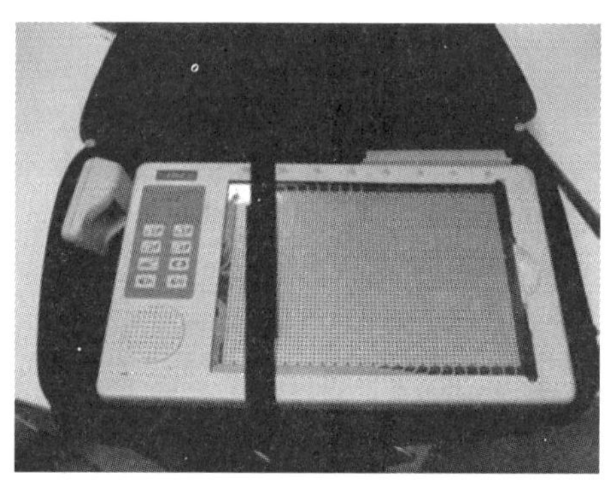

图 7-24　沟通板

七、转移辅助器具

1. 转移车

(1)水平转移车(图 7-25)：适用于转移困难患者的搬运。

(2)垂直转移车(图 7-26)：适用于将患者进行上下转移。

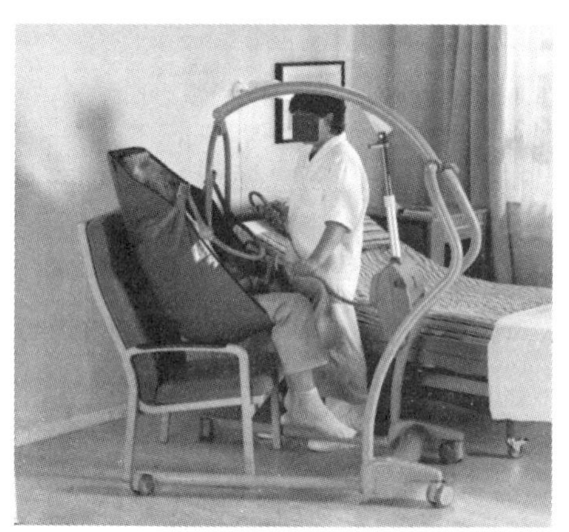

图 7-25　水平转移车

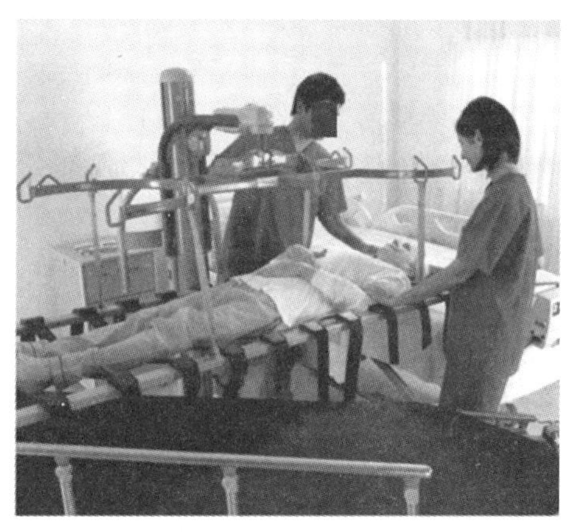

图 7-26　垂直转移车

2. 转移板(图 7-27)

适用于存在部分上肢功能而支撑力不足的患者进行转移。

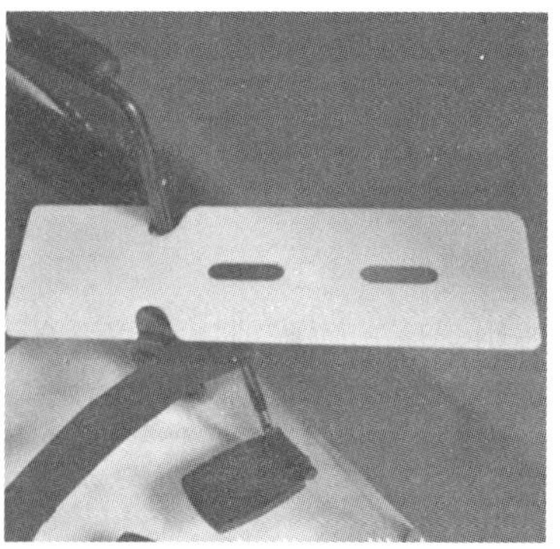

图 7-27　转移板

八、其他辅助器具

1. 拾物器(图 7-28)

适用于躯干活动障碍或转移障碍等患者。

2. 改装柄钥匙(图 7-29)

适用于手抓握功能障碍患者。

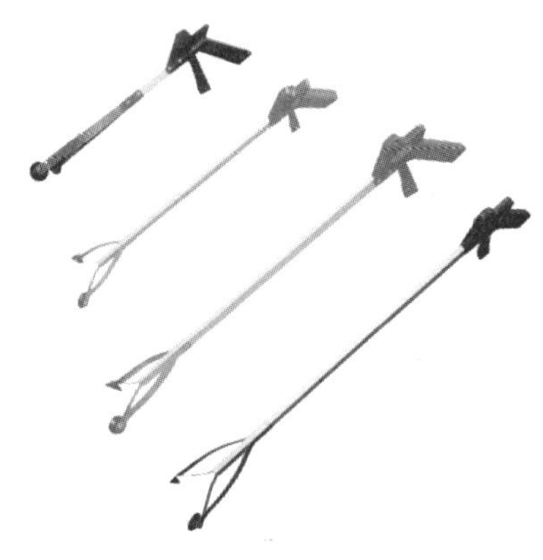

图 7-28　拾物器

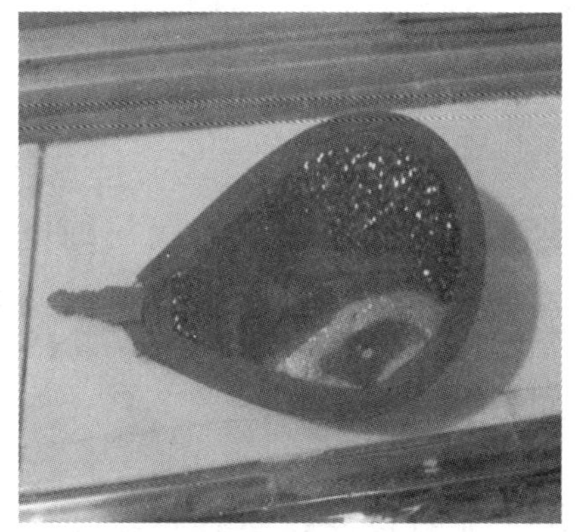

图 7-29　改装柄钥匙

3. 特制砧板(图 7-30)

适用于单手操作患者。

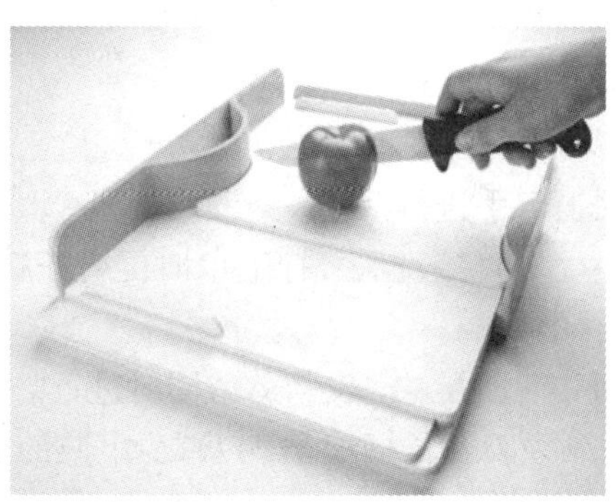

图 7-30　特制砧板

4. 防止压疮的坐垫及床垫

适用于压疮患者。

5. 坐姿保持器

适用于错误姿势的纠正。

6. 环境控制系统

常用于四肢瘫痪或其他重度残疾的患者，如声控开关、电话语音拨号等。

7. 康复机器人、康复护理机器人等现代智能辅助器具。

第四节　节省体能技术

节省体能技术是指通过利用人体功效学原理，结合自身功能状态，采用合适的姿势、正确的活动方法和/或使用辅助技术，以减少体能消耗，准确、高质量地完成功能性活动的技术和方法。

在临床中各种功能障碍及能力障碍的患者均可以进行节省体能技术训练，尤其是心肺功能差的患者。

一、节省体能技术的应用原则

劳逸结合；尽量采用省力的辅助器具；尽量采用符合人体功效学原理的正确姿势；活动中配合呼吸。

二、节省体能技术在日常生活中的应用

（一）进食

（1）尽量采用坐位，不宜屈颈、旋颈、弯腰或半卧。

（2）双手肘部承托在桌面上，碗碟尽量靠近自己。

（3）使用防洒碗、防滑垫、加粗手柄的勺子或改装的筷子。

（二）梳洗

（1）尽量采取坐位。

（2）将肘部放置于支撑面上双手进行活动。

（3）洗脸时使用轻便的小毛巾直接洗脸；拧毛巾时配合正确的呼吸方法；抹脸时，不要将口鼻同时掩盖。

（4）留短发节省沐浴时间和活动量，洗发与沐浴同时进行。

（5）使用电动牙刷、电动剃须刀及长柄梳子，以减少上肢的活动。

（三）穿脱衣、裤、鞋、袜

（1）将衣服放于随手可及的地方。

（2）坐下来穿脱衣服。

（3）先穿患侧，再穿健侧，脱衣时则相反；穿脱衣时可在前面放一张椅子做扶手。

（4）选择配有免系鞋带的鞋，以免弯腰系鞋带。

（5）使用穿衣钩和长柄鞋拔。

（四）如厕

（1）使用座厕或坐便器。

(2)留意座厕高度，必要时对坐便器进行改装或使用座厕加高垫。

(3)平时多吃蔬菜、水果以保持大便畅通。

(4)养成良好的排便习惯，大便时可分几次用力，保持均匀的呼吸，以免过度换气或憋气。

(五)洗澡

(1)选择身体状况及精神最好时洗澡。

(2)提前准备好所需要的洗澡用品。

(3)采用坐位洗澡或使用浴缸洗澡，洗头需用水盆者，可将水盆放高，避免弯腰或蹲下。

(4)保持浴室通风，可使用抽气扇或打开窗。

(5)清洁背部时可用长柄海棉刷或长毛巾，并配合呼吸来洗擦。

(6)若洗澡时中途需要休息，可用浴巾围着身体保暖，可先洗上身，围着浴巾休息后再洗下身。

(7)洗澡完毕，用浴巾包裹身体，抹干水分，保持正确的呼吸并放松休息，然后穿回衣服。

(8)利用手柄、扶手及放置防滑垫。

(六)做饭

(1)提前准备好所需材料及用具。

(2)做饭过程中，不应心急或贪快而同时处理几项工序，这样会使人容易紧张。

(3)尽量少用煎炸的烹饪方法，因为烟熏容易引发呼吸困难。

(4)在厨房内或门外放置椅子，以便中途休息；摘菜、削皮及调味等工作应坐下来处理。

(5)使用辅助器具，如用长汤匙打开锅盖，避免手部被烫；开瓶子时，使用开瓶器或放一块布在盖子上，容易将瓶盖打开。

(七)洗、熨衣服

(1)尽量利用洗衣机及干衣机。

(2)坐下来洗、熨或折叠衣物。

(3)如衣物太重，可分数次从洗衣机拿出或放入。

(4)若要将衣物晾干，应先坐下，然后把衣物逐件放在衣架上，再慢慢配合呼吸，将衣架挂起。如距离较远，晾衣服时把衣服放在推车里。

(八)清洁及打扫

(1)编排好每日家务分工，如周一扫地、周三抹柜等，避免过于操劳。

(2)如室内多尘，可使用吸尘器并戴上口罩。

(3)使用辅助器具，如利用长柄垃圾铲及用拾物器从地上拾起物件，以减少弯腰、伸腰动作。

(4)用小推车装重物。

(九)收拾房间

(1)整理床单时在两侧进行，整理完一侧再整理对侧。

(2)床不要靠墙摆放。

(3)叠床单时动作要轻缓。

(十)购物

(1)先计划购物路线及需要物品，避免浪费气力。

(2)使用购物推车，尽量避免使用手提袋。

(3)重的物品尽量使用送货服务或找家人及朋友帮助购买，必须自己买时则分开买。

三、节省体能技术在工作中的应用

首先，保持正确的工作姿势。

其次，合理的工作台或工作平面高度。

最后，工作时应避免的活动。

包括：需进行重复或持续性活动时，避免肘部维持在超过头部的位置；避免肘部过度屈曲；避免前臂持续旋前或旋后；避免腕部反复向尺侧或桡侧偏移；避免持续抓握或拧捏。

四、不同障碍的节省体能技术应用

(一)运动障碍患者

骨折、偏瘫等单侧上肢功能障碍者。

(1)穿衣：用大纽扣或魔术贴代替纽扣；用免绑鞋带代替系鞋带。

(2)卫生：提高座厕；安装扶手；用长柄镜子检查身上皮肤状态。

(3)进食：使用加重量的餐具以减少患者手抖；用单柄或双柄杯；把碗碟放在湿毛巾上防滑。

(4)家务：使用杠杆门锁；关节炎患者使用轻金属厨具以减少手腕用力；帕金森病患者使用稍重的厨具防止手抖；使用张力剪刀；开关安装在正面以方便轮椅使用者操作；使用高度可调的桌子。

(二)感觉障碍患者

可以采取感觉替代等方法以适应感觉障碍。

1. 听觉缺陷患者

(1)对于听力丧失患者，可用计算机交流甚至利用计算机进行口头与书写语言转换。

(2)调整周围环境，使用地毯、窗帘等减少噪音，家具应放置整齐。

(3)说话时注视对方，引起听者的注意力。

(4)学习通过口型和肢体语言猜出说话者的意思，并可反复询问来确认。

2. 视觉缺陷患者

(1)可以利用听觉和触觉替代视觉，这样可以定位环境和人物，对于盲人而言这种替代效果很好。

(2)放较大的物品，将物品放在中间或将物品靠近身体。

(3)增强光线，减少反光，形成强烈对比，如将浅色的东西放在黑色背景中；将发光颜料涂在楼梯等的边缘。

3. 触觉缺陷患者

（1）教育患者利用视觉代偿。

（2）常戴手套保护手部免受伤害。

（3）食物、饮料或沐浴时用温度计测温。

（4）不使用尖锐的工具和物品。

（三）认知障碍患者

可以修改或适应某些认知活动，计算机辅助是最省力而又能提供反馈的方法。

（1）在患者房间内挂大的钟，大的日历，并利用卡片提醒要做的活动。

（2）将每日经常要进行的活动，分步骤地写成清单或画成图画放在床边。

（3）门上贴患者家庭的合照或患者本人的照片帮助他找到自己的房间。

（4）让患者常带记事本，本中记有家庭地址、常用电话号码、生日等，并让他经常作记录和查阅。

（5）闹钟提醒需要进行的活动。

（四）言语障碍患者

（1）降低讲话速度。

（2）尽量使用简短句子或关键词。

（3）学习使用手语和表情。

（4）通过书写或图画进行交流。

二维码7-1

第八章 助行器

学习目标

1. 掌握助行器的概念及使用原则；杖类助行器的使用方法及注意事项；助行架的使用方法及注意事项；轮椅的使用方法及注意事项。
2. 熟悉各类杖类助行器的特点及长度的测量；各种助行架的特点及长度的测量；轮椅的结构和部件。
3. 了解助行器的种类；轮椅的种类；轮椅处方。

第一节　概述

一、助行器的概念

帮助下肢功能障碍患者减轻下肢负荷、辅助人体支撑体重、保持平衡和辅助人体稳定站立和行走的工具或设备称为助行器，也可称为步行辅助器。

作用：减轻下肢负荷，支持体重；保持平衡；增强肌力；缓解疼痛，改善步态；辅助移动及行走；其他代偿畸形，用作探路器等。

二、助行器的种类

（一）根据结构和功能

无动力式助行器、功能性电刺激助行器和动力式助行器。

（二）根据操作方式

1. 单臂操作助行器

常称为拐杖，包括手杖、肘（拐）杖、前臂支撑拐、腋（拐）杖、多脚拐杖和带座拐杖。

2. 双臂操作助行器

常称为步行器，包括助行架、轮式助行架、助行椅以及助行台。

三、助行器的使用原则

首先，使用前应对患者进行全面评定。

其次，明确应用助行器的具体目的及环境，应用时应考虑室内、室外、载物、提供座位等目的。

再次，患者需具有一定的认知能力，具有学会正确使用助行器的能力。

第四，使用前应检查助行器的完整性，确保安全。

最后，定期对助行器及其附件进行检查，防止意外。

第二节　杖类助行器

一、手杖

手杖是最常见的助行器，手杖辅助行走，稳定性和支撑力最差。

(一) 种类

分为单足手杖和多足手杖两大类。

1. 单足手杖

按其手柄性状可分为钩形、丁字形、斜形、铲形、球头、鹅颈型杖等(图 8-1)。

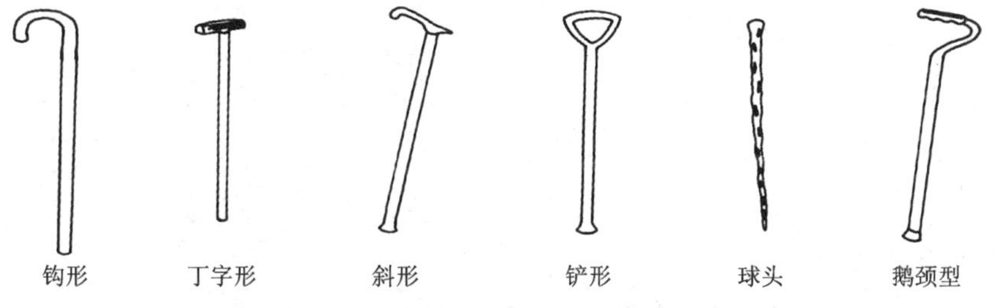

图 8-1　单足手杖在把手形状分类

2. 多足手杖

包括三足手杖、四足手杖(图 8-2)。

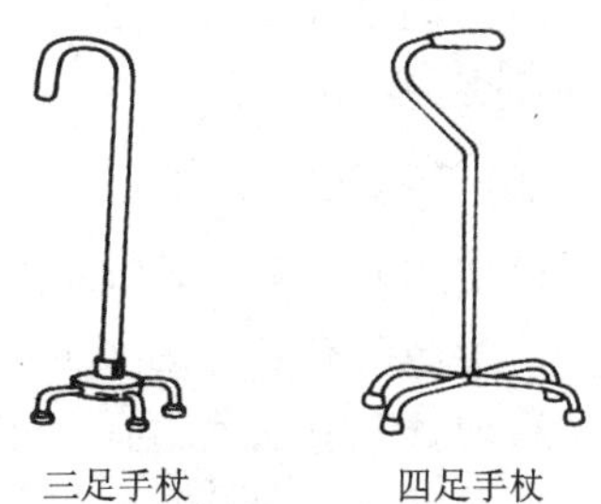

图 8-2　多足手杖

(二) 适用对象

(1) 单足手杖：握力好、上肢支撑力强的患者，如偏瘫患者、老年人。

(2) 三足手杖：平衡能力稍欠佳、使用单足手杖不安全的患者。

(3) 四足手杖：平衡能力欠佳、臂力较弱或上肢患有震颤麻痹、用三足手杖不够安全的患者。

(三)长度的测量

考点提示 手杖长度测量方法、使用

1. 单足手杖长度的测量

(1)无站立困难患者：患者穿普通高度的鞋站立，体重平均分布于双下肢，双眼平视前方，身体无斜视，肩臂自然放松，上肢自然下垂，肘关节略屈曲。

(2)站立困难患者：仰卧位，患者双手置于身旁，手杖高度即为尺骨茎突到足跟的距离再加上 2.5 cm。加 2.5 cm 是为穿鞋时鞋后跟的高度所留。

2. 多足手杖长度测量

相同于单足可调式手杖。

(四)使用方法及注意事项

(1)肘关节弯曲 20°~30°，两肩保持水平。

(2)健侧手拿手杖，健侧先上，患侧先下原则。

(3)腕和手必须能支持体重。

(4)目视前方行走，正常的足跟先着地及足趾蹬地的步态。

(5)四足手杖离患者身旁距离应适当。

二、肘拐

肘拐(图 8-3)是带有一个立柱、一个手柄和一个向后倾斜的前臂支架的助行器。肘托托在肘部的后下方，常成对使用。

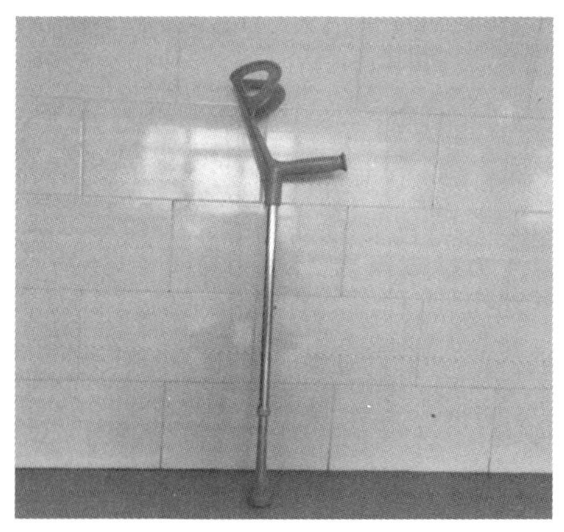

图 8-3 肘拐

(一)适用对象

可以支持和加强腕部力量，为下肢提供较大支持。

(二)长度的测量

(1)手柄到地面的长度测量：把手位置的确定同手杖。

(2)手柄至前臂托的长度：腕伸直，手掌面至尺骨鹰嘴的距离。

(三)使用注意事项

(1)使用时相对较笨拙，需要反复练习。

(2)上肢应有良好的力量，能较好支持体重。

(3)前臂套应松紧适宜，过紧会使肘拐难于移动，太松则失去支撑力。

(4)前臂套应保持在肘与腕之间中点稍上方，过低会导致支撑力不足，太高则影响肘关节活动甚至损伤尺神经。

三、前臂支撑拐

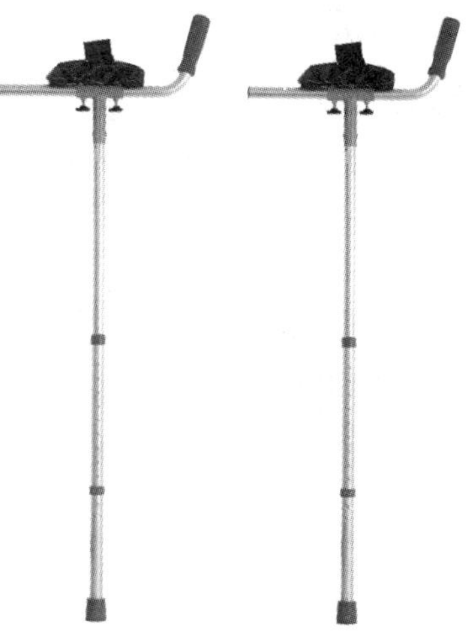
图 8-4　前臂支撑拐

前臂支撑拐(图 8-4)是一种带有一个特殊设计的手柄和前臂支撑支架的助行器。

(一)适用对象

常用于下肢单侧或双侧无力而腕、手又不能承重的患者。

(二)长度的测量

(1)立位测量：患者站直，目视前方，肩臂放松，测量自尺骨鹰嘴到地面的距离。

(2)卧位测量：足底到尺骨鹰嘴的距离加 2.5 cm。

两种测量方法测出的长度均与托槽垫的表面到套头之间的距离相当。

(三)使用注意事项

(1)手从托槽上方穿过，握住把手，前臂水平支撑在托槽上，承重点应在前臂。

(2)托槽前沿到手柄之间距离适当。

(3)前臂支撑拐不能放在离身体前方太远处，否则会引起立位平衡失调。

(4)无监护下行走之前要确认患者已具有充分的平衡和协调能力。

四、腋拐

人们熟悉常用的助行器，对减轻下肢负荷和维持身体平衡具有较好的作用。

(一)种类

分长度固定式与长度可调式两种。固定式不能调节长度，一般为木制；可调式长度可调，临床使用方便(图 8-5)。

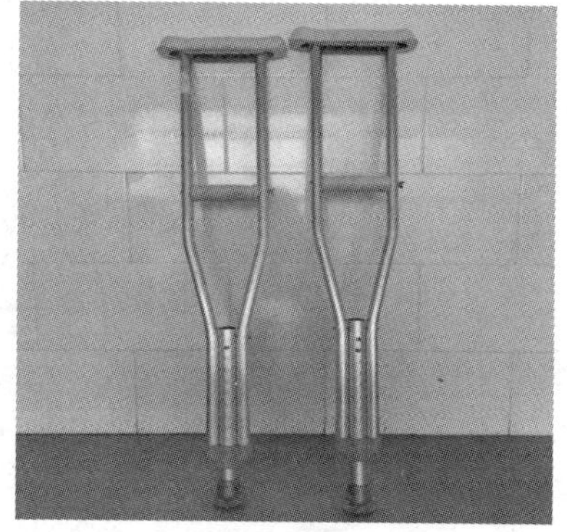
图 8-5　腋拐

(二)优点及缺点

1. 优点

外侧稳定性好；平衡作用强；为负重受限者提供功能性行走；适合上下楼梯时使用。

2. 缺点

使用不当，易产生腋下压迫，致腋窝内血管、神经受损；相对笨重，在拥挤的地方使用，存在安全问题。

(三)适用对象

任何原因导致步行不稳定，且手杖或肘杖无法提供足够稳定者均可选用腋拐。

(四)长度的测量

考点提示▶ 腋拐长度确定方法

确定长度的方法很多，简单的方法有以下几种：

①身高乘以77%；②身长减去41 cm；③站立腋下5 cm处至小趾外15 cm，大转子的高度为把手的位置；④仰卧位，下肢穿上鞋或配戴矫形器，将腋杖轻轻贴近腋窝，在小趾前外15 cm与足底平齐处；⑤注意腋垫顶部与腋窝之间应有5 cm或三横指的距离。

(五)使用方式

(1)腋拐迈至步：开始步行时常使用这种方法(图8-6)。

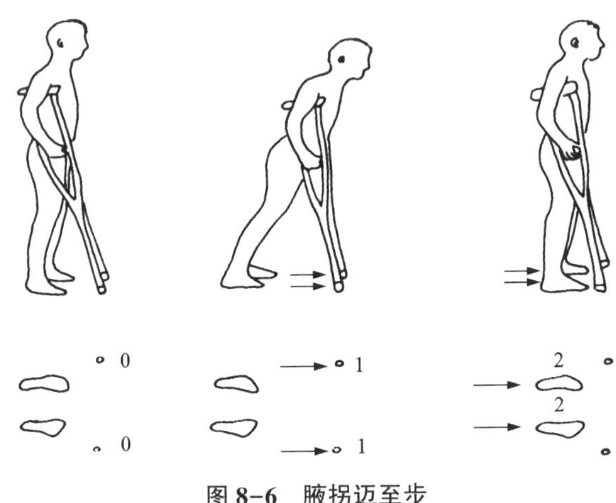

图8-6 腋拐迈至步

(2)腋拐迈越步：多在迈至步成功后开始应用(图8-7)。

考点提示▶ 腋拐四点步行方法

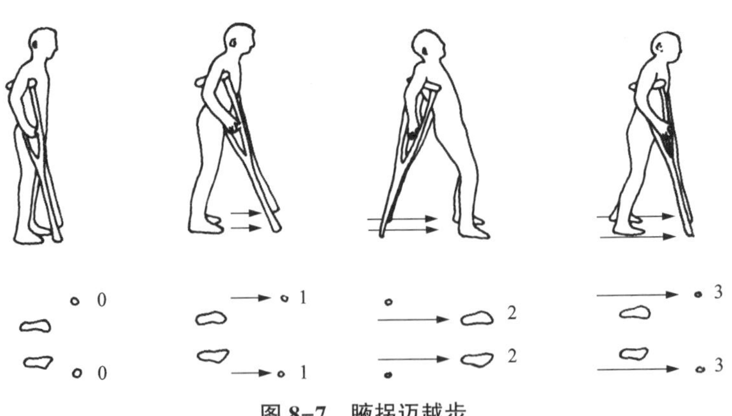

图8-7 腋拐迈越步

(3)腋拐四点步：步行稳定性好，但速度较慢，步态接近正常步行(图8-8)。

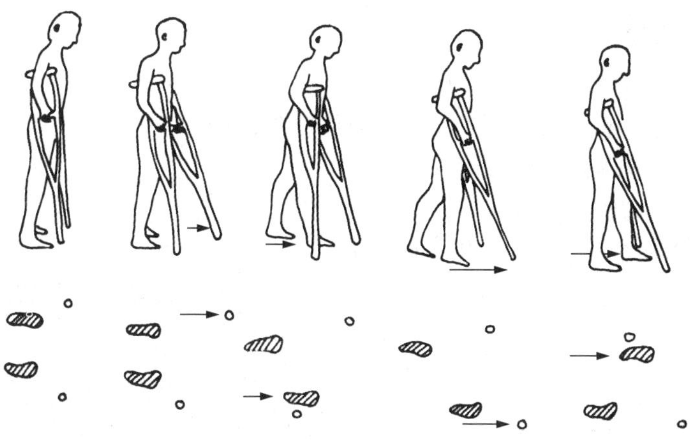

图 8-8　腋拐四点步

(4)腋拐三点步：步行速度快，稳定性良好(图 8-9)。

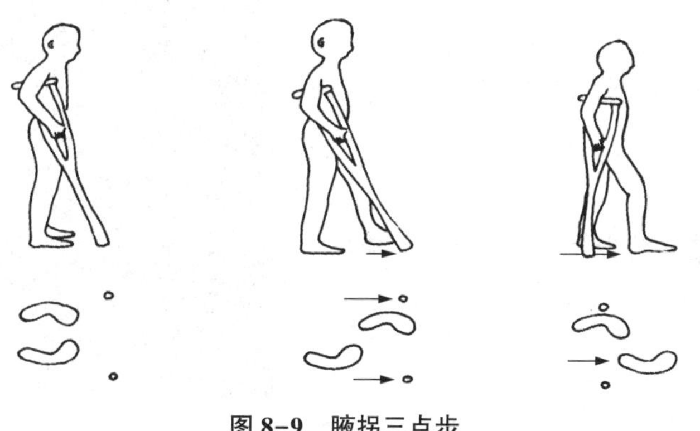

图 8-9　腋拐三点步

(5)腋拐两点步：掌握四点步行后训练，稳定性不如四点步，但步行速度比四点步快(图 8-10)。

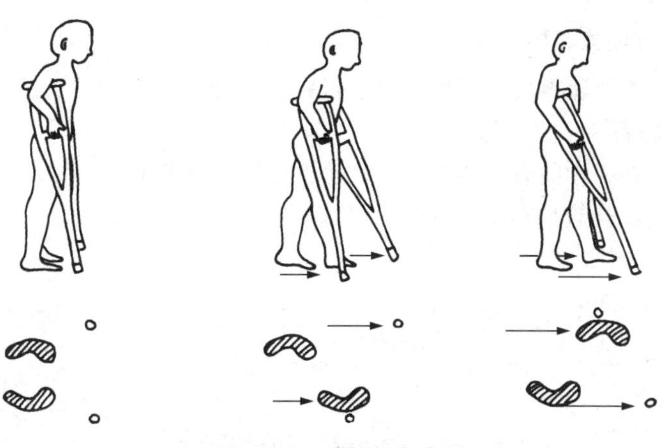

图 8-10　腋拐两点步

（六）使用注意事项

（1）上肢和躯干需要有一定的肌力。

（2）上臂应夹紧，控制身体的重心，避免身体向外倾倒。

（3）腰部保持直立或略向前挺出姿势。

（4）拐杖着地点在脚掌的前外侧处，肘关节弯曲 20°~30°。

（5）腋垫抵在侧胸壁上，腋拐与躯干侧面成 15°角度。

（6）使用腋拐时着力点应在手柄处，而不是靠腋窝支撑，以避免伤及臂丛神经。

第三节　助行架

一、轻型助行架

又称讲坛架或 Zimmer 架（图 8-11），是一种三边形的金属框架。带铰链结构的称为交互式助行架。

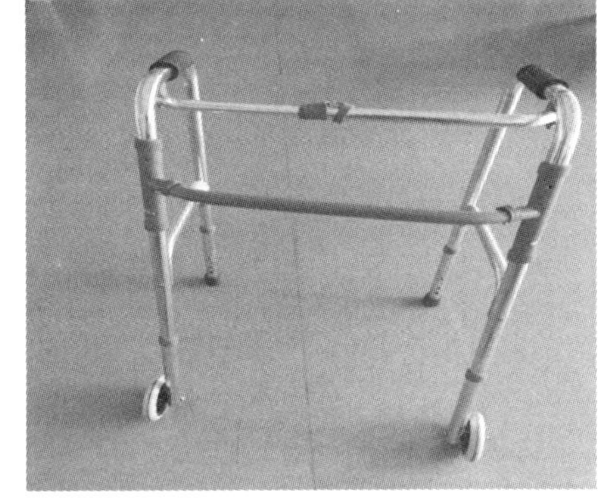

图 8-11　轻型助行架

（一）适用对象

（1）需要比杖类助行器更大支持的单侧下肢无力或截肢者。

（2）全身或双下肢肌力差或不协调，需要独立、稳定站立者。

（3）要广泛支持，以帮助活动和建立自信心者。

（二）长度的测量

类似手杖的测量方法。

（三）使用方法及注意事项

（1）患者迈步腿不要迈得太靠近助行架，否则会导致向后倾倒，训练时可系有颜色的带子或橡皮条以提醒患者。

（2）助行架应放在患者前方合适位置，太远易扰乱患者平衡。

（3）使用助行架步行的基本步态（图 8-12）。

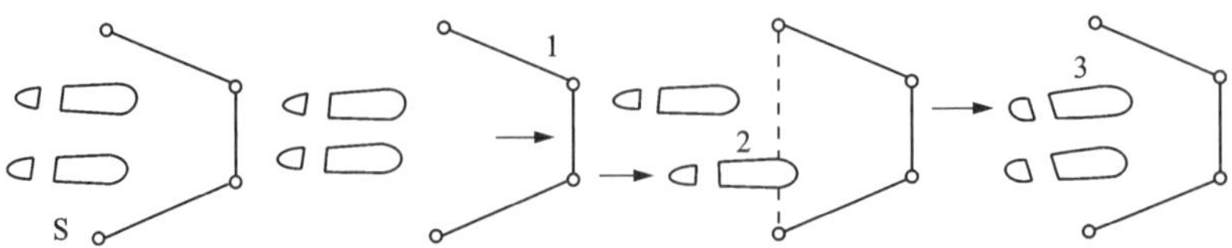

图 8-12　助行架步行的基本步态

(4)使用助行架免负荷步态(图 8-13)。

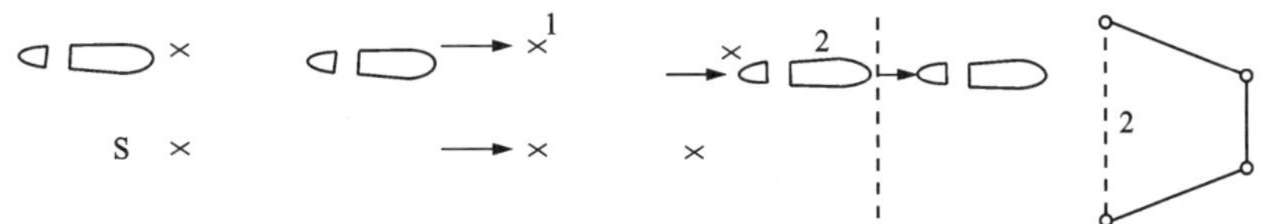

图 8-13　助行架免负荷步态

(5)使用助行架部分负重步态(图 8-14)。

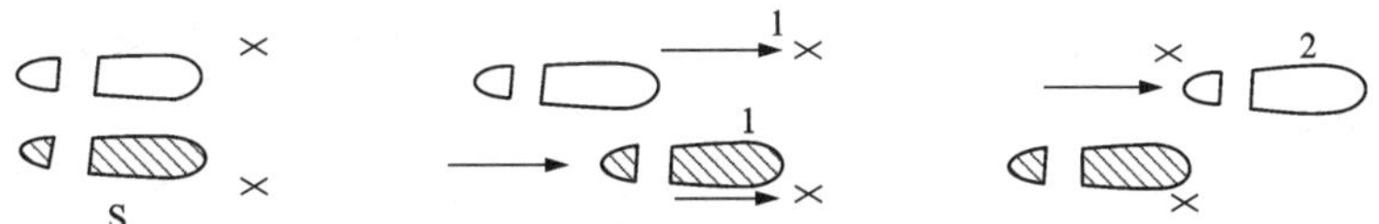

图 8-14　助行架部分负重步态

(6)使用助行架迈至步。

(7)恢复早期交互式助行架四点步(图 8-15)。

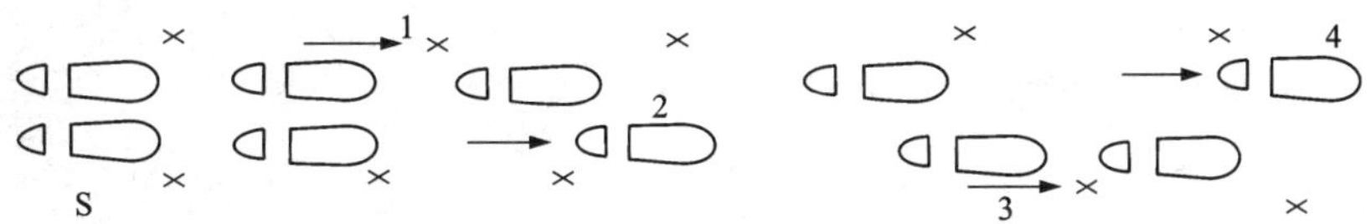

图 8-15　恢复早期交互式助行架四点步

(8)恢复后期交互式助行架四点步(图 8-16)。

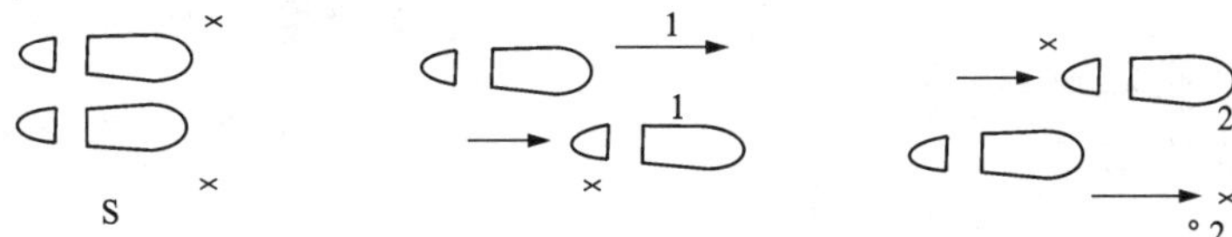

图 8-16　恢复后期交互式助行架四点步

二、轮式助行架

带有轮子的双臂操作助行器，又称滚动助行架，前方两足各有一个轮子，有几种不同的变型。

(一)适用对象

(1)凡需用助行架而不能用无轮型者均可采用前轮轮式型助行架。

(2)衰弱的老人和脊柱裂患者使用轮式助行架时需要较大的空间才能使用。

(3)三轮型轮式助行架在步行中不需要提起支架，行走时始终不能离开地面，易于推行移动，但只适用于具有控制手闸能力的患者。

(二)长度的测量

测量方法与手杖相同。

(三)使用注意事项

(1)应用简单，但运用时应选较大的空间。

(2)患者应学会使用手闸并具有控制手闸的能力以免下斜坡时发生危险。

(3)因路面常不平整，户外使用应特别小心。

三、助行台

助行台是一种带有前臂托或台、轮子的助行支架，又称为前臂托助行架或四轮式助行架(图8-17)。

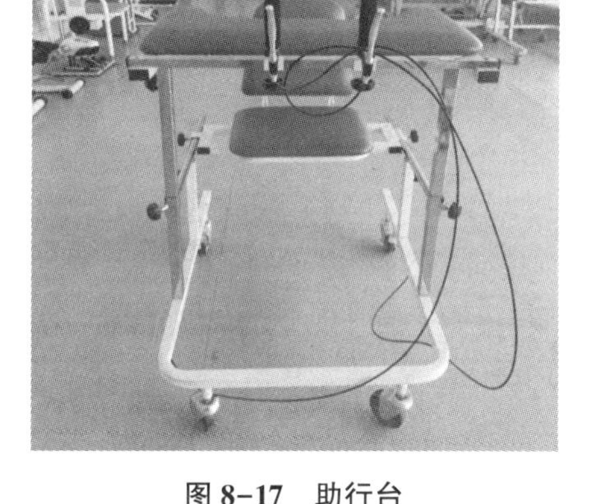

图 8-17　助行台

(一)使用对象

(1)上、下肢均受累合并腕与手承重不能的患者。

(2)下肢功能障碍需要使用助行架或前臂支撑拐但又合并上肢功能障碍或不协调的患者。

(3)前臂支撑拐不适用的前臂明显畸形患者。

(二)测量

测量方法与前臂支撑拐相同。

(三)使用注意事项

助行台支撑面积大、稳定性好、易于推动。使用时，将前臂平放于支撑架上，利用助行台带动身体前移。助行台由于比较笨重，在有限的空间内和户外操作时比较困难。

第四节　轮椅

轮椅通常是指带有行走轮子的座椅，是康复中的重要工具。最老的轮椅：我国在公元6世纪制造的木质轮椅。第一只依靠患者自己力量来行驶的轮椅制造于17世纪。世界上最引人注目的轮椅是微机控制的电动轮椅。

一、轮椅的结构和部件

普通轮椅一般由轮椅架、轮、刹车装置、椅座及靠背五部分组成(图 8-18)。

(一)轮椅架

轮椅架是轮椅结构的核心部分，分为固定式和折叠式两种，两侧扶手可以为活动式，方便上下轮椅，脚踏板和座位处均配有束带以确保安全。

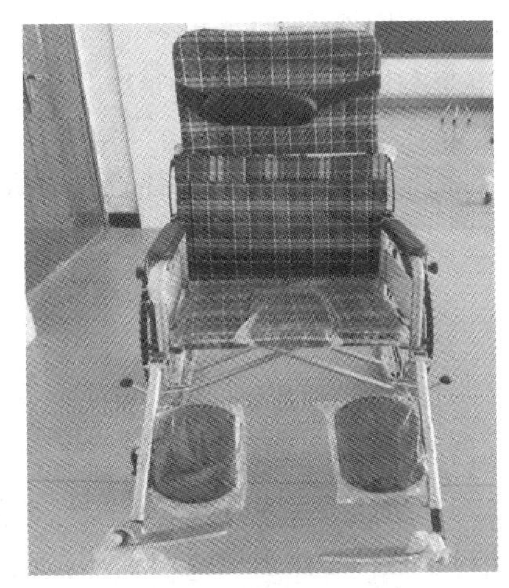

图 8-18　轮椅结构和部件

(二)轮

通常装有一对大轮和一对小轮，轮胎有实心轮胎和充气轮胎两种，实心轮胎多用于进出温度变化较大的浴室或铺有地毯的房间等使用环境，充气轮胎对于凹凸不平的路面有避震作用。

(三)刹车装置

刹车装置较简单，均采用制动手把刹住大轮。

(四)椅座

椅座的高、深、宽取决于患者的体型，其材料质地也取决于病种，座垫应具有均匀分散压力的特性和良好的吸湿性及透气性，座垫应软硬适中，能让患者乘坐舒适，避免压疮形成。常用座垫：普通泡沫座垫、高弹力太空棉垫、羊剪绒垫、成形泡沫塑料座垫、聚合凝胶座垫、气囊座垫等。

(五)靠背

承托乘坐者背部，分固定和可调角度的，按其高度分为低靠背、中靠背、高靠背、高靠背加头托，低靠背允许患者躯干有较大活动度，但需要躯干平衡和一定控制能力，高靠背对躯干平衡和控制不好者较为实用。

二、轮椅的种类

1. 普通手动四轮轮椅

适合大多数体弱病残者。

2. 多功能手动轮椅

适合高位截瘫或双下肢残疾者使用。

3. 单手驱动式轮椅

适合偏瘫患者使用。

4. 电动助力轮椅

适合上肢肌力较弱或运动功能较差的患者。

5. 电动轮椅

适合体弱、病残者在室内或在庭院近距离内使用。

6. 座便轮椅

适合高位截瘫和由各种疾病导致大小便失禁患者使用。

7. 躺式轮椅

老年人和体弱多病者非常适宜。

8. 体育运动轮椅

适合下肢残疾患者从事体育竞赛活动。

三、轮椅的选用及注意事项

(一)轮椅的适应证

(1)步行功能减退或丧失者。

(2)非运动系统本身疾病但步行对全身状态不利者。

(3)中枢神经疾患使独立步行有危险者。

(4)慢性病患者和体弱者。

考点提示 轮椅尺寸选择方法

(二)轮椅尺寸选择

1. 座宽

为轮椅两侧扶手侧板之间的距离；坐好后，臀部与轮椅座位两内侧面之间的距离应各有2.5 cm间隙为宜。

2. 座长

为靠背到座位前缘之间的距离。当乘坐者坐好后，腘窝部与座位前缘的间隙应以6.5厘米为宜。

3. 靠背的高度

靠背上缘高度应在乘坐者腋下约10厘米为宜。

4. 座垫与脚踏板之间的距离

腘窝处大腿前端底部约有4厘米不接触座垫。

(三)不同疾病患者使用轮椅的注意事项

1. 脊髓损伤患者

损伤部位的高低决定肢体功能的恢复水平，并对轮椅提出不同要求，颈4损伤者，需配有小型呼吸机，轮椅上应装有上肢悬吊架，损伤部位较低，上肢功能健全，特别是年轻患者，应训练好使用轮椅的技能，以增强康复后独立生活能力。

2. 下肢伤残者

膝关节强直，轮椅应根据具体体位参数，配以下肢托架，单腿残疾，座垫上面与地面的距离非常重要，可通过大轮轴在轮椅架上的固定位置和座垫厚度来调节。

3. 颅脑疾病患者

驱动轮椅时必须有护理人员陪同，脑瘫等乘坐的轮椅要求配有适当的托板靠垫，可使用低温热塑板材制作，托板靠垫一定要根据试用情况反复认真修整，避免压疮出现。

4. 年老和体弱多病者

一般只需使用普通轮椅进行室内外活动，以增加身体的活动程度，改善代谢，达到延缓衰老的目的；同时，适当扩大活动范围，也可丰富生活，调整心态。

四、轮椅处方

姓名________年龄________住址________

临床诊断________________

残疾诊断________________

使用者类型：成年人______未成年人______儿童____普通人____截肢者____

使用者体形参数：坐宽____ cm，坐高____ cm，坐长____ cm

坐位臀足平面距离________ cm，体重______ kg

驱动方式：手动（双轮、单轮；左、右）

电动（手控、颊控、颏控、气控）其他________________

大轮尺寸：

小轮尺寸：

轮胎，普通硬橡胶______一般充气______低压充气______驱动环______

座位：硬______软______特殊要求________________

靠背：普通______有靠头枕______靠背可倾____________

扶手：一般______可拆______可装小型书桌____________

脚踏板：普通固定______趾圈式______跟圈式______跟带式______

特殊附件：手托或手带支承架

多用托盘

便桶

医师______日期______

二维码8-1

第九章

矫形器

学习目标

1. 掌握矫形器的概念、应用目的及原则；低温热塑性材料特性；常用低温热塑矫形器的临床运用，常用上肢吊带的临床应用。
2. 熟悉低温热塑矫形器制作程序；常用低温热塑矫形器的制作方法，常用上肢吊带的制作方法；矫形器的使用及注意事项。
3. 了解矫形器的命名；矫形器的常见分类；低温热塑矫形器制作所需工具，佩戴矫形器后不良作用及防治。

第一节　概述

一、矫形器的概念及命名

矫形器是在人体生物力学的基础上，作用于人体四肢或躯干，用于改变或代偿神经、肌肉、骨骼系统的功能或结构的体外装置。矫形器曾被称为夹板、支具等。

矫形器 1950 年作为专业术语在美国开始使用。

1992 年 ISO 将 1972 年美国国家假肢矫形器教育委员会提出的统一矫形器命名方案为国际标准。

1996 年，我国国家质监局参照 ISO 国际标准，制定了我国假肢矫形器国家标准，系统规范了矫形器的命名。

2004 年，国家质监局又参照 ISO 9999—2002 国际标准，制定了我国矫形器新的国家标准（GB/T16432—2004）（表 9-1）。

二、矫形器的常见分类

（一）按装配部位分类

上肢矫形器、下肢矫形器、脊柱矫形器。

（二）按治疗阶段分类

临时用矫形器、治疗用矫形器、功能代偿矫形器。

（三）按基本功能分类

固定性矫形器、保持用矫形器、矫正矫形器、免荷式矫形器、步行用矫形器、牵引式矫形器。

（四）按制作主要材料分类

塑料矫形器、纤维制品矫形器、金属框架式矫形器、石膏矫形器、皮革矫形器。

（五）按治疗疾病分类

儿麻矫形器、脊柱侧弯矫形器、先天性髋关节脱位矫形器、骨折矫形器、马蹄内翻足矫形器。

表 9-1　矫形器统一命名及缩写

中文名称	英文名称	缩写
骶髂矫形器	sacro-iliac-orthosis	SIO
腰骶椎矫形器	lumbo-sacral orthosis	LSO
胸腰骶椎矫形器	thoracic-Lumbo-sacral orthosis	TLSO
颈椎矫形器	cervical orthosis	CO
颈胸椎矫形器	cervical-thoracic orthosis	CTO
颈胸腰骶椎矫形器	cervical-thoracic-lumbo-sacral orthosis	CTLSO
手矫形器	hand orthosia	HO
腕矫形器	wrist orthosia	WO
腕手矫形器	wrist-hand orthosia	WHO
腕手手指矫形器	wrist-hand-finger orthosia	WHFO
肘矫形器	elbow orthosia	EO
肘腕矫形器	elbow-wrist orthosia	EWO
肘腕手矫形器	elbow-wrist-hand orthosia	EWHO
肩矫形器	shoulder orthosia	SO
肩肘矫形器	shoulder-elbow orthosia	SEO
肩肘腕矫形器	shoulder-elbow-wrist orthosia	SEWO
肩肘腕手矫形器	shoulder-elbow-wrist-hand orthosia	SEWHO
足矫形器	foot orthosia	FO
踝足矫形器	ankle-foot orthosia	AFO
膝矫形器	knee orthosia	KO
膝踝足矫形器	knee-ankle-foot orthosia	KAFO
髋矫形器	hip orthosia	HO
髋膝踝足矫形器	hip-knee-ankle-foot orthosia	HKAFO

三、矫形器的应用目的及原则

(一) 矫形器应用目的

(1) 固定和保护。

(2) 稳定与支持。

(3) 预防与矫正畸形。

(4) 代偿功能。

(5) 免负荷作用。

(6) 抑制痉挛。

(二) 矫形器应用原则

矫形器的临床适用对象包括：各种骨与关节损伤；各种中枢性疾病，如颅脑损伤、脑血管意外、小儿脑瘫；周围神经及肌肉疾病；各种炎性疾病；烧伤等。

全面评定患者，根据评定结果由康复小组确定最合适的矫形器处方。

矫形器技师按照处方进行制作和装配，矫形器要符合治疗要求，且要穿着舒适、轻便、透气，穿脱方便。制作修改好的矫形器交医师评估，经医师同意后交给患者正式穿戴，应认真向患者讲明矫形器的使用方法及注意事项。定期随访检验使用效果，发现问题及时解决，必要时给予修改和更新。

第二节　低温热塑矫形器的制作

一、低温热塑性材料特性

(一) 透明性

指材料的透明度；便于塑形时能直接观察和制作。

(二) 记忆性

已塑形的板材重新放入热水中后，板材可平整地恢复到塑形前的形态；方便矫形器修改或重复使用。

(三) 塑形性

软化后的板材与肢体轮廓容易吻合的程度。

(四) 牵拉性

是指材料软化后能够被牵拉延长的特性。

(五) 抗指压

材料软化后，是否容易留有手指的压痕及压痕深浅程度。

（六）透气性

有孔低温热塑板上置有众多网眼，具有好的通气性。

（七）黏附性

是指材料加热后材料自身的粘贴或与皮肤粘贴的特性。

（八）加热时间

温度在 60℃～80℃时，加热时间约为 3～5 min。

（九）冷却时间

一般是 3～5 min。

（十）板材颜色

多用肤色和白色等与皮肤相近颜色材料。

二、低温热塑矫形器制作所需工具

（一）加温工具

（1）水温箱：水温 0℃～100℃可调，配恒温控制系统，一般维持在 60℃～80℃。

（2）热风枪：可控温度在 50℃～80℃之间，有多种风速供选择。

（二）绘图及裁剪工具

（1）剪刀：常用的有大力剪、手术剪、尖部钝形剪、缝纫剪等。

（2）绘图工具：包括普通铅笔、彩色铅笔、圆珠笔、记号笔、尺、绘图纸等。

（3）裁剪刀：用于材料的切割、裁纸等。

（三）缝纫工具

缝纫机　用于缝制辅料，如固定带、尼龙搭扣等，也用于悬吊带、肢托的制作。

三、低温热塑矫形器的制作程序

（一）绘取肢体纸样

（1）绘制轮廓图。

（2）记录标志，绘取纸样。

（3）记录一般情况。

（二）加热及塑形

大力剪将板材按纸样图裁剪好，裁剪好的板材放入热水中软化后取出，平整放于桌面上，用干毛巾将板材擦拭干净。不烫时放置于患者治疗部位上进行塑型。

（三）修整、边缘打磨

（1）初步塑形好的矫形器可按要求局部加温软化后进行调整，必要时重新塑形。

（2）基本形态完成后，应将多余的边缘剪去，矫形器两侧边缘高度通常为肢体周径的 1/2。

(3)边缘应充分软化后剪裁，使边缘光滑，必要时用布轮机磨平。

(四)配置免压垫

免压垫是指放在免压部位，减少局部压力的一种软性材料。免压部位主要是骨突处、神经的表浅部位、伤口及疼痛部、受累关节等。免压垫应略大于免压部位，厚度一般为 5 mm，通常为椭圆形。

(五)附件制作与安装

(1)支架：也称托架，由钢丝、铝合金条等制作。

(2)弹性材料：橡皮筋、钢丝、弹簧等，其弹力可作为矫形器的外动力。

(3)铰链：支持关节运动或限制关节的活动范围。

(4)手指配件：连接手指的辅助件，有指套、指钩、指帽及导线等。

(六)安装固定带

常选择尼龙搭扣固定带或帆布固定带。帆布带固定肢体的稳定好，尼龙搭扣可用粘合胶直接固定，制作比较简单。

安装固定带注意事项：①直接接触皮肤，使患者感受到压力均匀、稳定；②不应影响关节的运动；③应避开关节和骨突起部分；④压力应适度，避免影响血液循环；⑤穿脱应方便，颜色应尽可能与矫形器颜色近似。

四、常用低温热塑矫形器

考点提示 各类矫形器的适应证

(一)上肢矫形器

用于整体或部分上肢的矫形器。手腕、手指矫形器的应用非常广泛。基本功能有：通过外力保持肢体的功能位；预防和矫正畸形；防止肌肉和关节挛缩；补偿降低或丧失的肌力；保护性功能，促进病变的修复及愈合。

(1)肱骨骨折矫形器：对肱骨进行固定，适用于肱骨干中段骨折(图 9-1)。

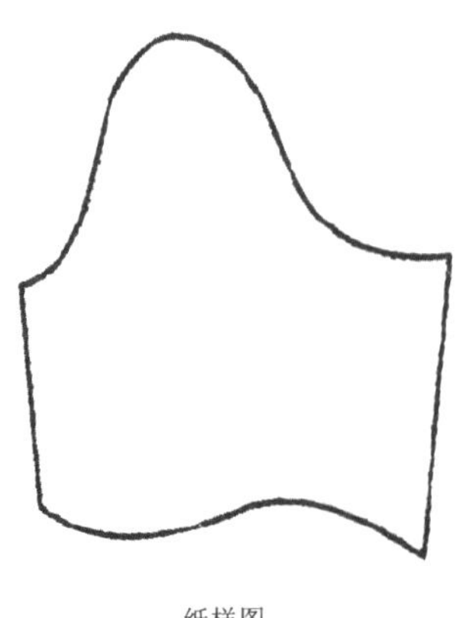

纸样图

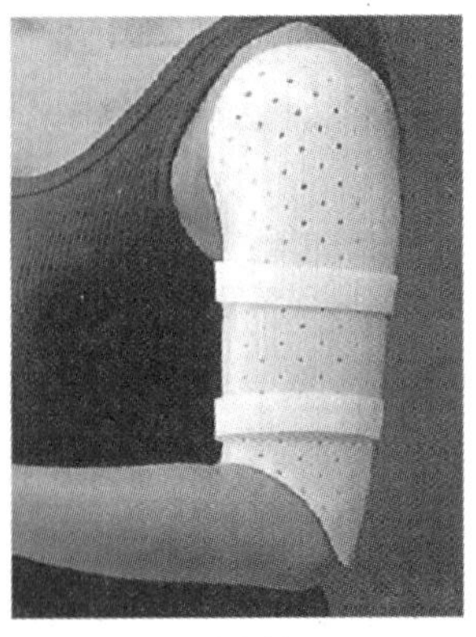

实例图

图 9-1 肱骨骨折矫形器

(2)肘功能位固定矫形器：适用于肘关节手术后，肘关节软组织损伤，肘部骨折及肘关节不稳患者(图9-2)。

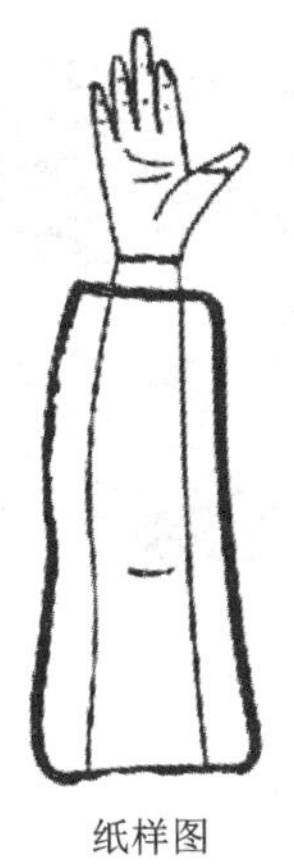

纸样图

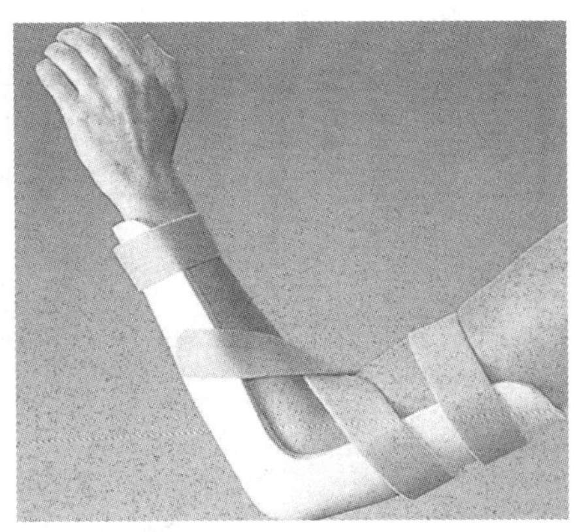

实例图

图9-2　肘功能位固定矫形器

(3)铰链式肘屈曲矫形器：适用于肘关节挛缩、关节不稳、肘关节损伤、肘关节术后训练、肌力低下等(图9-3)。

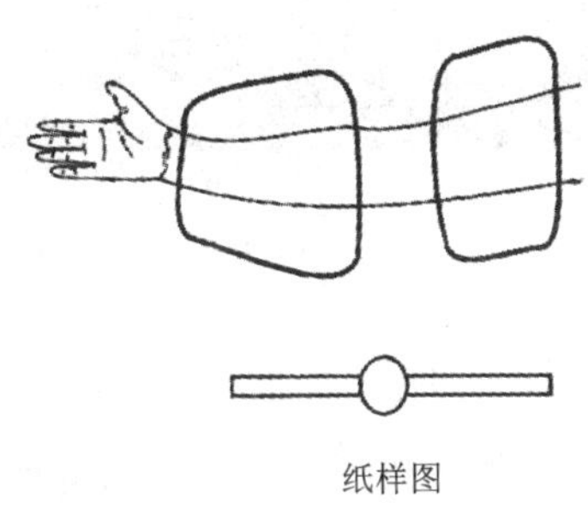

纸样图

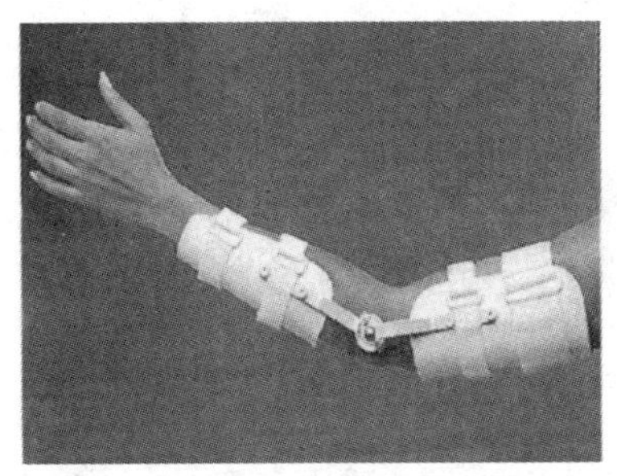

实例图

图9-3　铰链式肘屈曲矫形器

(4)腕手功能位矫形器：适用于周围神经麻痹，弛缓性或痉挛性瘫痪，腕关节骨折，肌腱损伤、腕关节挛缩，腕关节烧伤患者等(图9-4)。

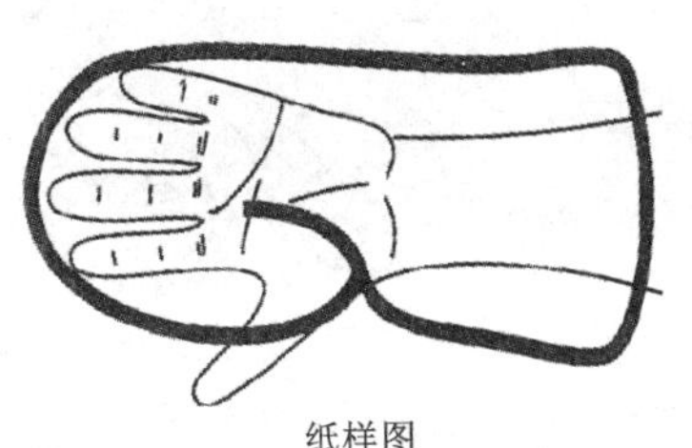

纸样图

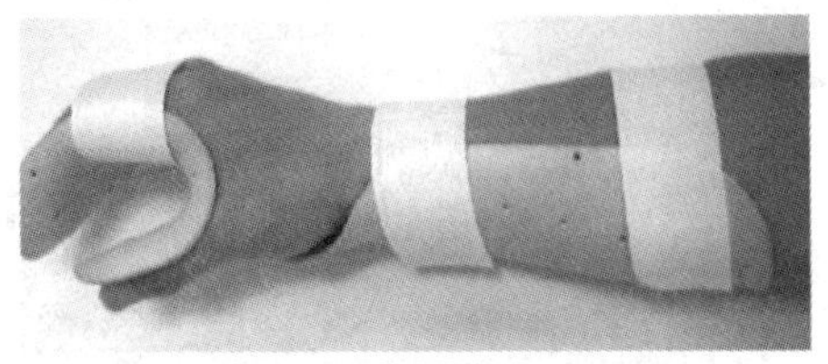

实例图

图9-4　腕手功能位矫形器

(5)长手套式矫形器：适用于急性腕关节炎、腕扭伤，桡骨、尺骨远端及腕骨骨折、桡骨茎突炎、舟骨骨折等(图 9-5)。

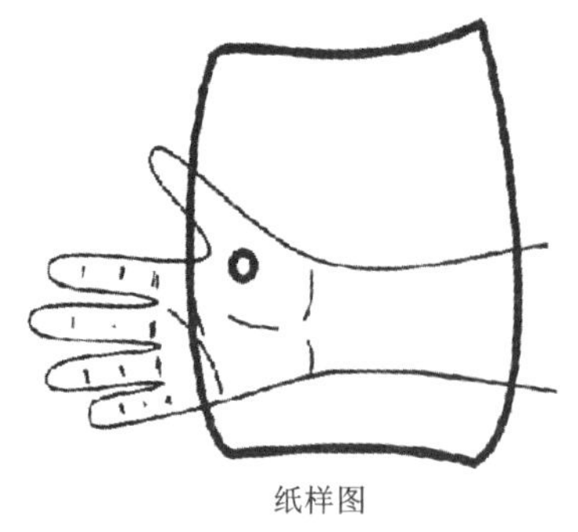
纸样图

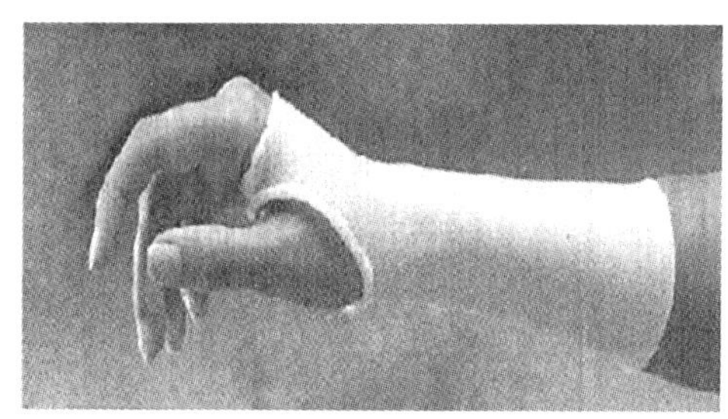
实例图

图 9-5　长手套式矫形器

(6)抗痉挛矫形器：适用脑卒中、脑瘫、颅脑损伤等痉挛型患者(图 9-6)。

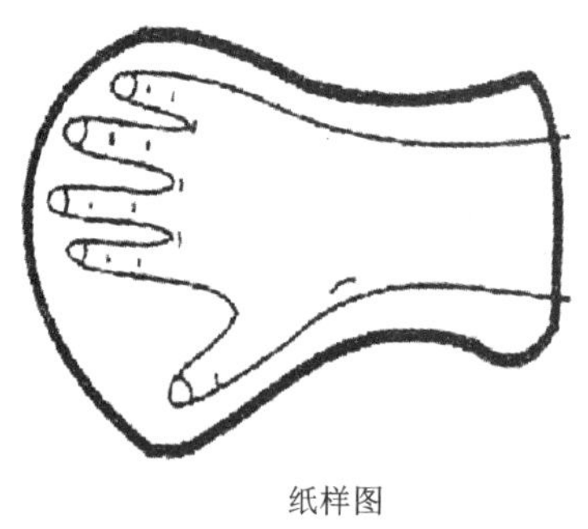
纸样图

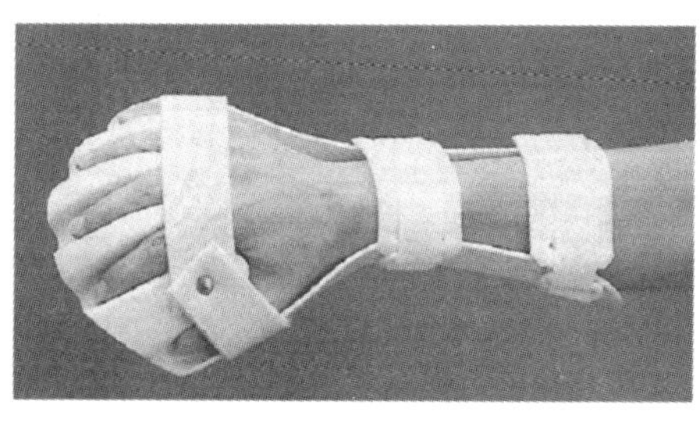
实例图

图 9-6　抗痉挛矫形器

(7)锥状握矫形器：适用于臂丛损伤、四肢瘫痪、偏瘫等弛缓性麻痹或手部屈曲挛缩的患者(图 9-7)。

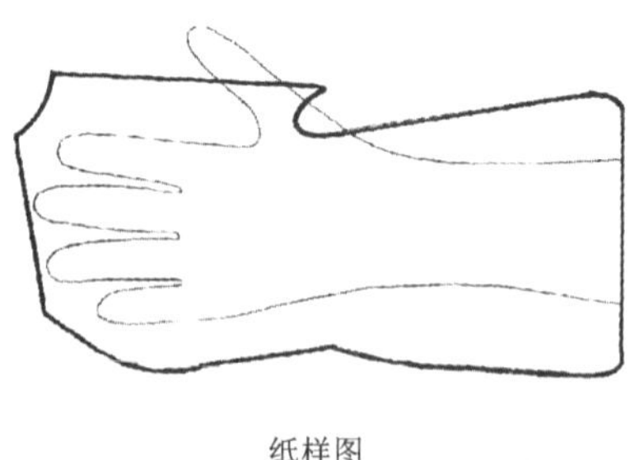
纸样图

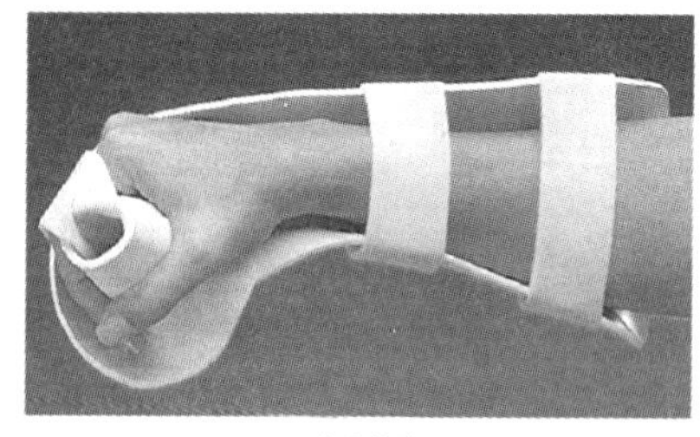
实例图

图 9-7　锥状握矫形器

(8)背侧腕伸展矫形器：适用于桡神经损伤、臂丛损伤、肌腱损伤、多发性肌炎、偏瘫等，还可作为伸腕肌麻痹助动矫形器的基础(图 9-8)。

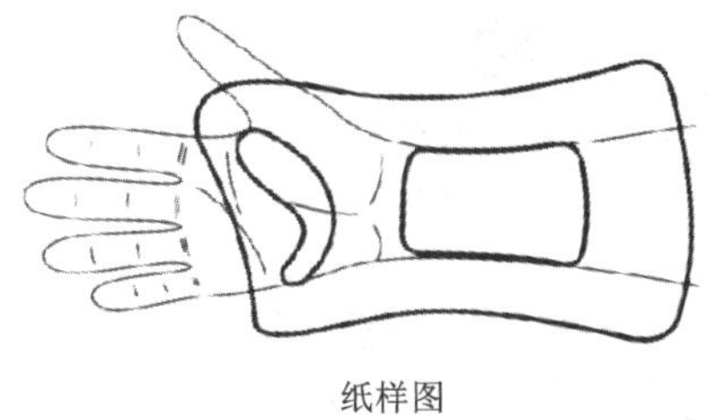

纸样图

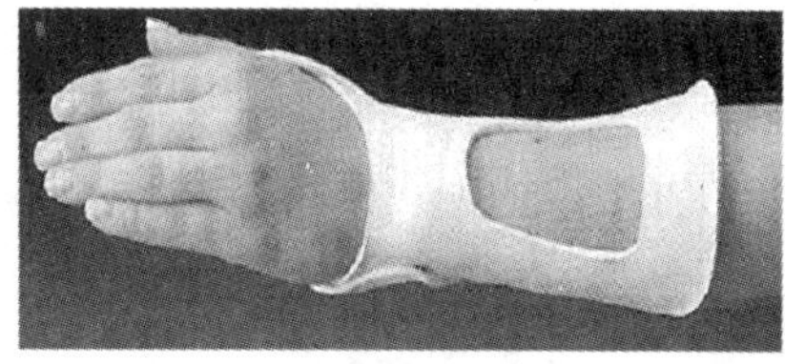

实例图

图 9-8　背侧腕伸展矫形器

(9)掌侧腕伸展矫形器：适用于伸腕肌麻痹、腕关节损伤、桡骨茎突炎，偏瘫等患者(图 9-9)。

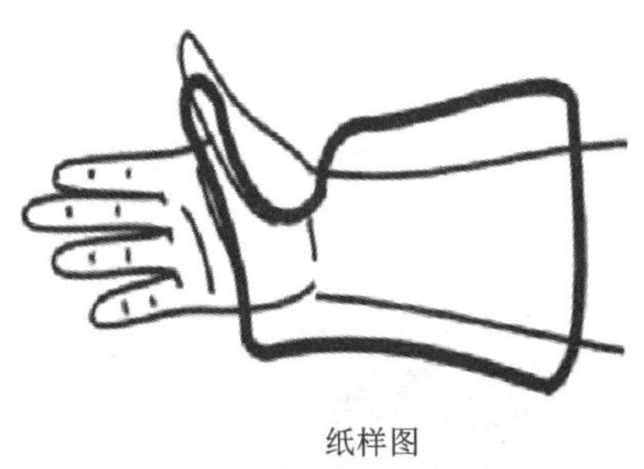

纸样图

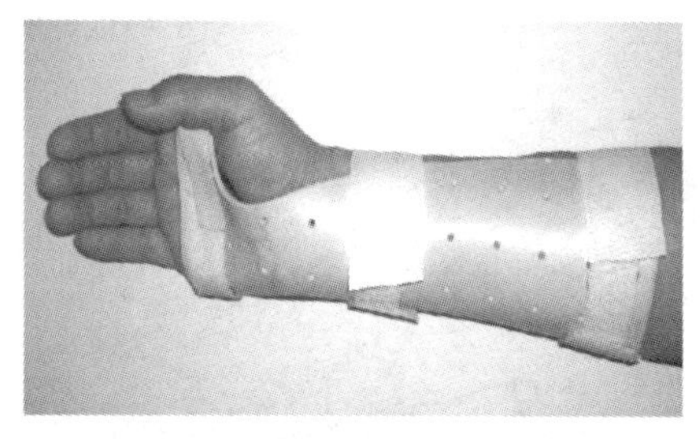

实例图

图 9-9　掌侧腕伸展矫形器

(10)拇掌指关节固定矫形器：适用于基底部骨性关节炎、急性掌指关节炎、类风湿关节炎、拇指韧带损伤、正中神经麻痹、烧伤等(图 9-10)。

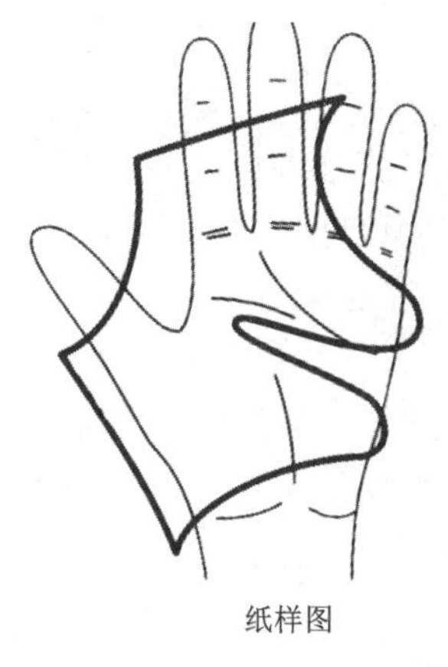

纸样图

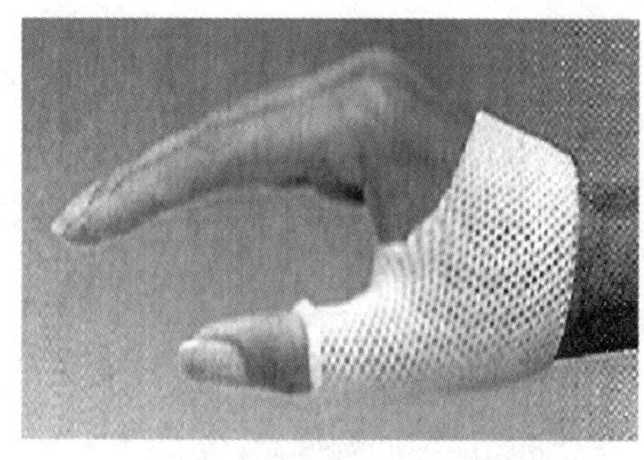

实例图

图 9-10　拇掌指关节固定矫形器

(11)掌指关节屈曲矫形器：适用于尺神经、正中神经损伤造成的手内肌麻痹，掌指关节过度伸展等(图 9-11)。

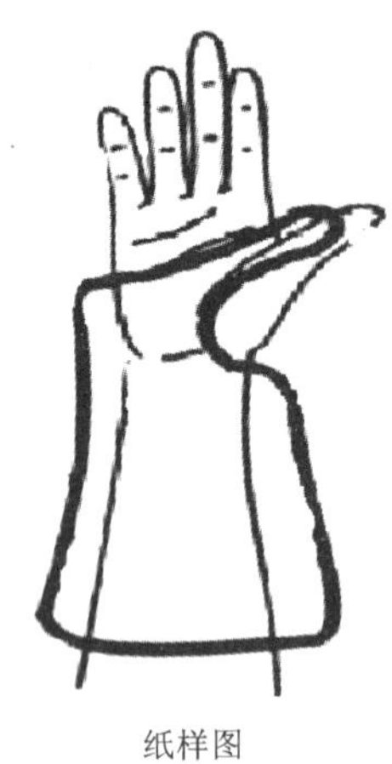
纸样图

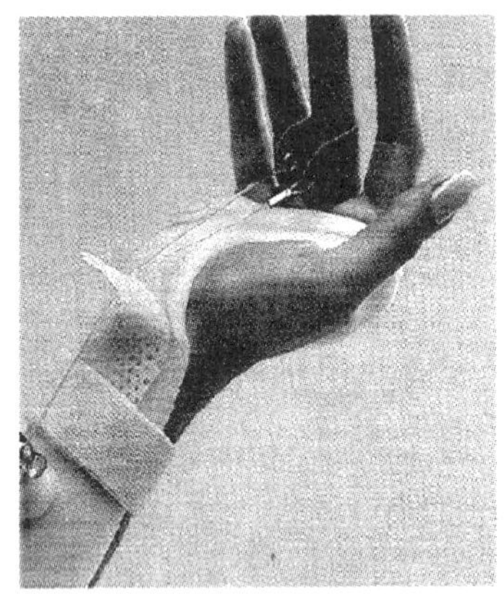
实例图

图 9-11 掌指关节屈曲矫形器

(12)短对掌矫形器：适用于大鱼际肌损伤，内收肌挛缩、拇指挫伤，腱鞘炎等(图 9-12)。

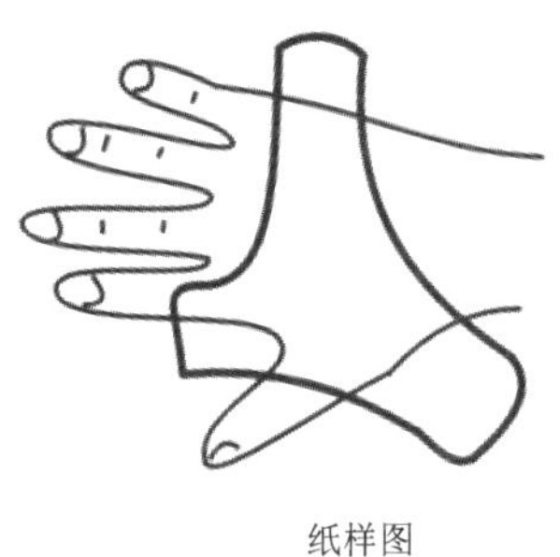
纸样图

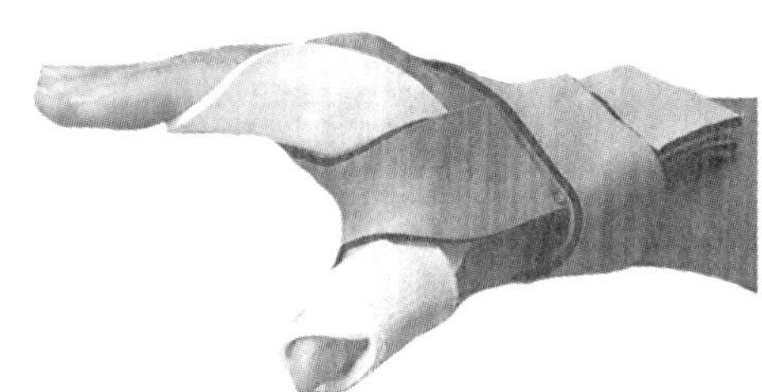
实例图

图 9-12 短对掌矫形器

(13)指关节固定矫形器：包括指箍、指伸展固定矫形器、指屈曲固定矫形器、掌指关节固定矫形器等(图 9-13)几种，制动第 2、3、4、5 指，有利组织修复，同时还可对过伸或过屈的手指进行矫正，适用于指关节炎，指骨骨折，指关节损伤，手指畸形，屈指肌腱术后，屈指肌腱挛缩等。

(14)槌状指矫形器：有利于肌腱愈合，适用于Ⅰ、Ⅱ区指伸肌腱损伤患者(图 9-14)。

(15)指关节伸展辅助矫形器：适用于指关节屈曲畸形、屈指肌腱挛缩(图 9-15)。

(16)指关节屈曲辅助矫形器：适用于手指鹅颈样畸形，指关节伸肌挛缩(图 9-16)。

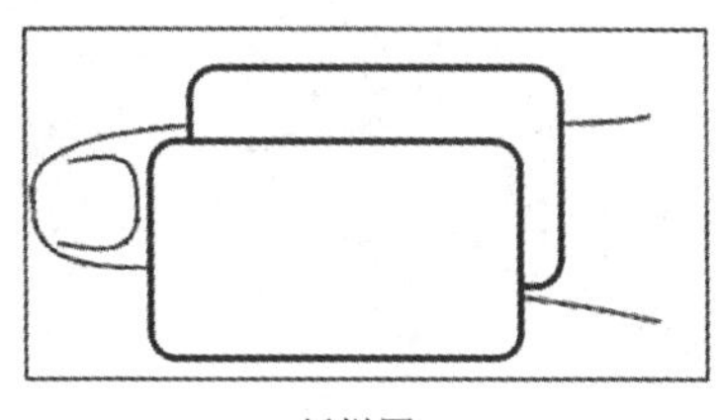

纸样图

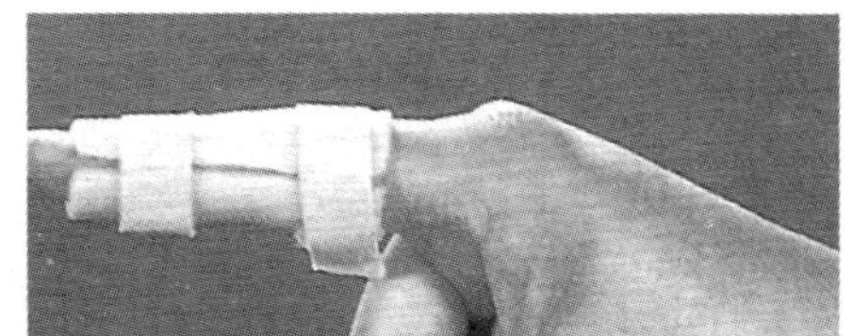

实例图

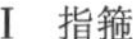

Ⅰ　指箍

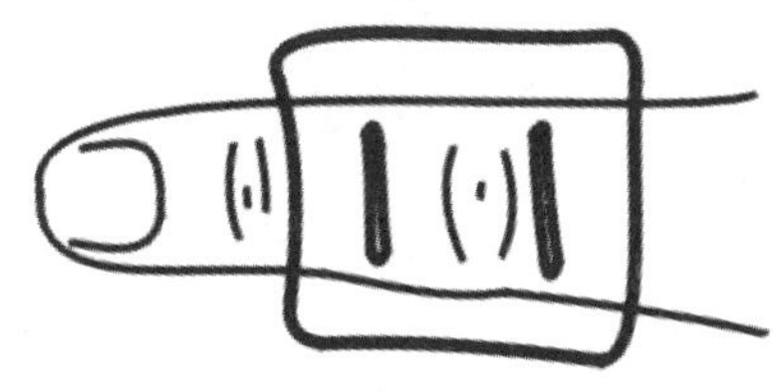

纸样图

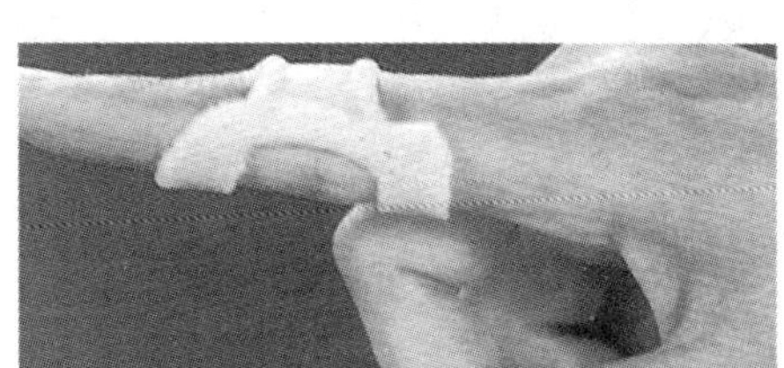

实例图

Ⅱ　指伸展固定矫形器

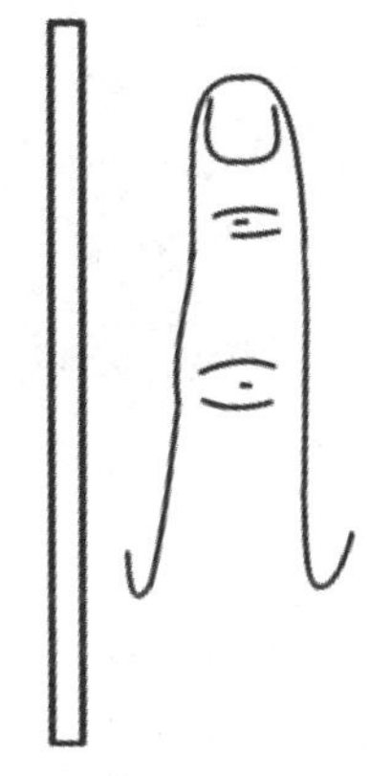

纸样图

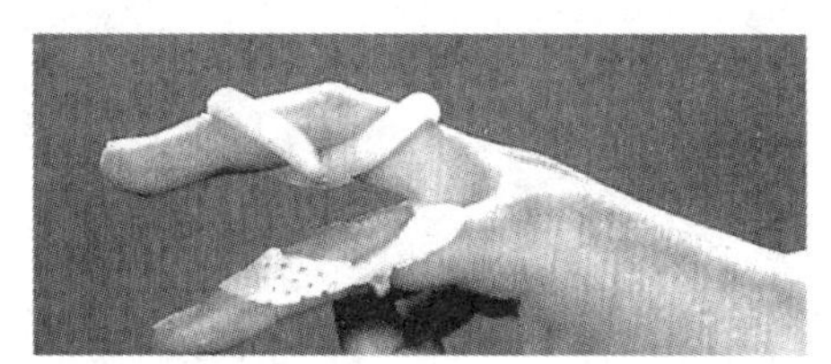

实例图

Ⅲ　指屈曲固定矫形器

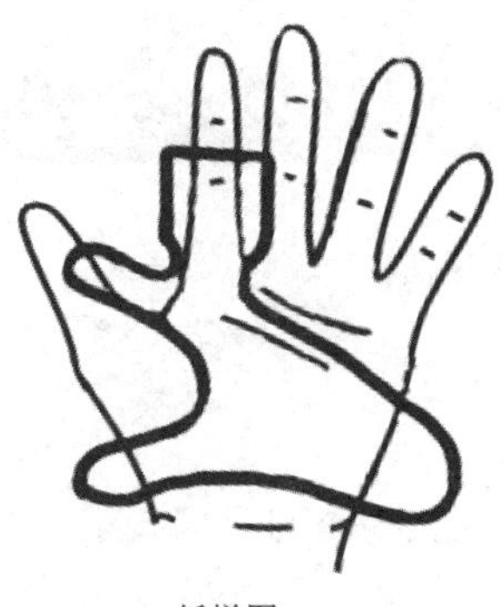

纸样图

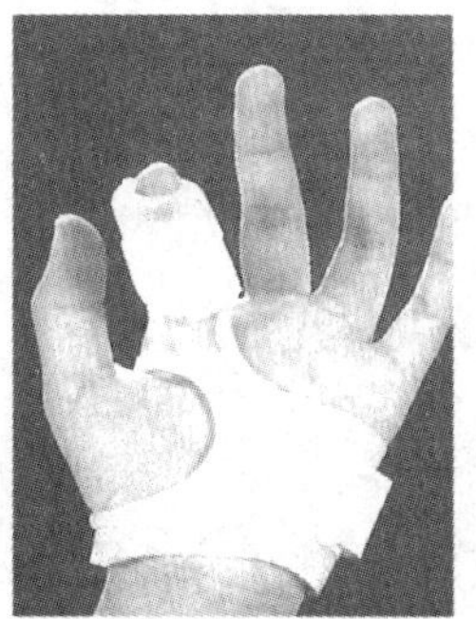

实例图

Ⅳ　掌指关节固定矫形器

图 9-13　各式指关节固定矫形器

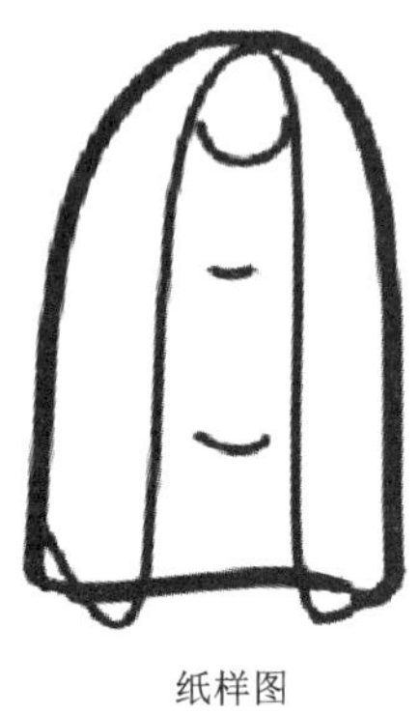

纸样图

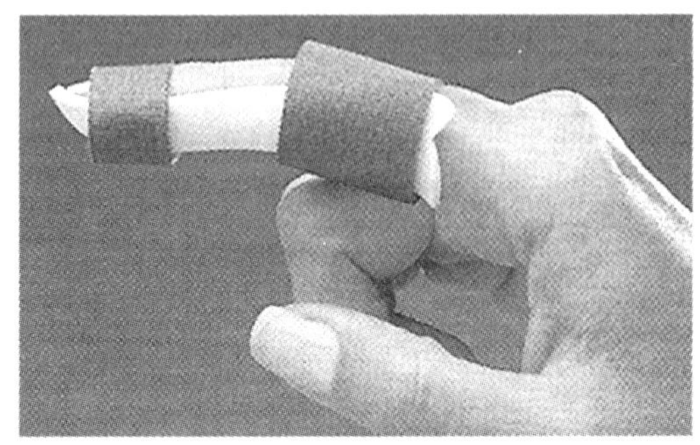

实例图

图 9-14　槌状指矫形器

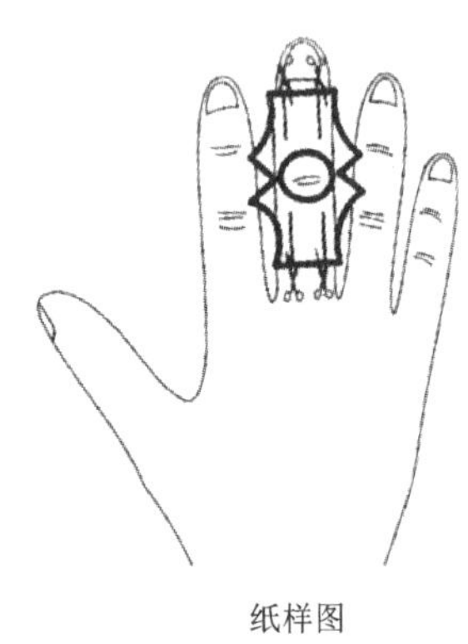

纸样图

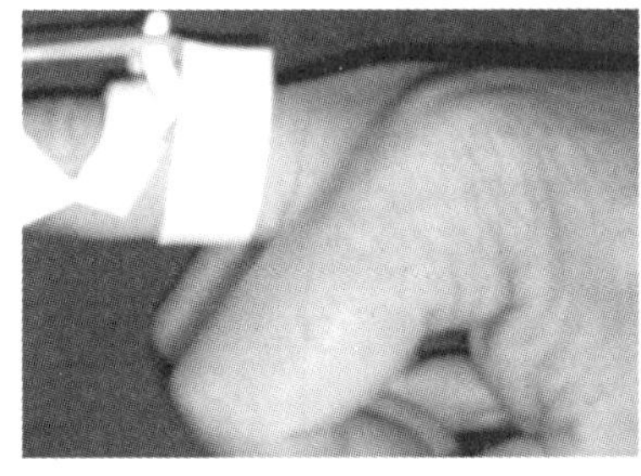

实例图

图 9-15　指关节伸展辅助矫形器

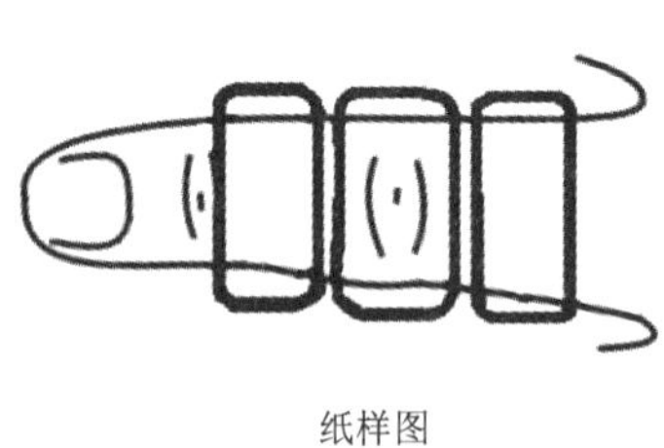

纸样图

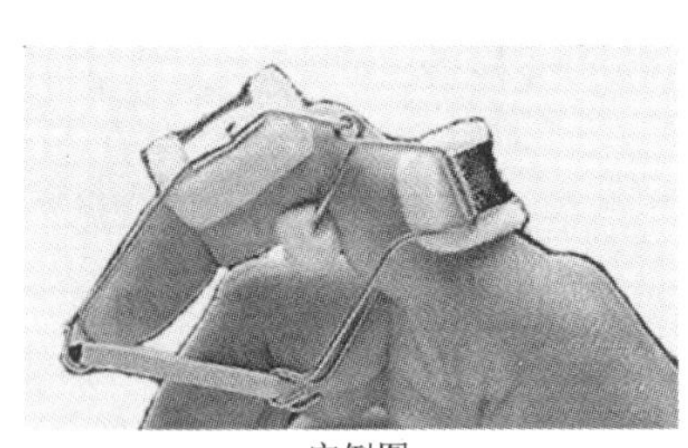

实例图

图 9-16　指关节屈曲辅助矫形器

(二)下肢矫形器

用于整体或部分下肢的矫形器。基本功能：保护衰弱或疼痛的肌肉骨骼；维护关节的正常对线和正常活动范围；预防和矫正肢体畸形；减轻或者完全免除患肢的承重负荷；代偿麻痹肌肉功能，部分改善行走步态；减轻肢体承重，促进骨折愈合。

(1)髋关节固定矫形器：属于静止式髋外展矫形器(图 9-17)，适用于术后患者或髋关节轻度损伤者。

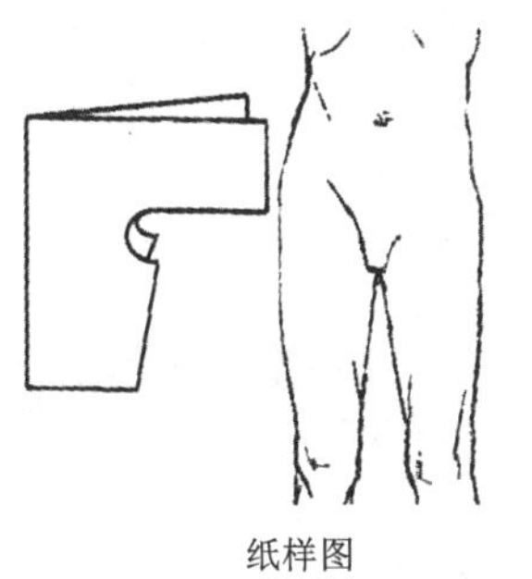
纸样图

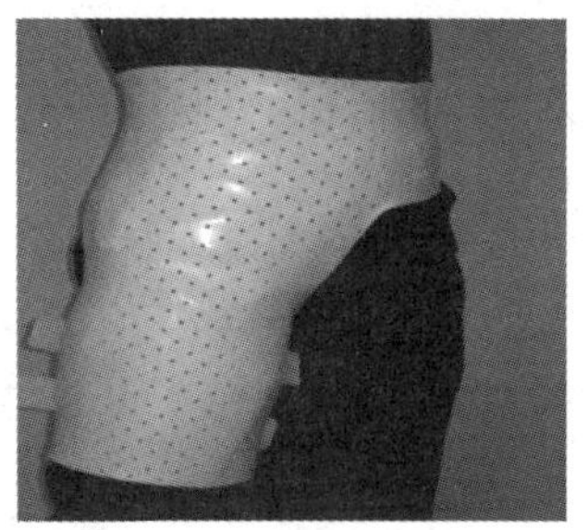
实例图

图 9-17　髋关节固定矫形器

(2)铰链式髋关节矫形器：动态式矫形器(图 9-18)，适用于痉挛型脑瘫、髋关节损伤等患者。

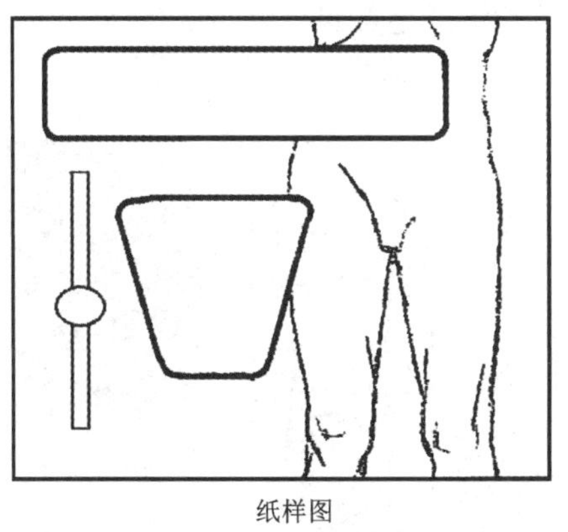
纸样图

实例图

图 9-18　铰链式髋关节矫形器

(3)膝关节固定矫形器：属于静止式矫形器(图 9-19)，目的是稳定及制动膝关节，矫正膝关节畸形。

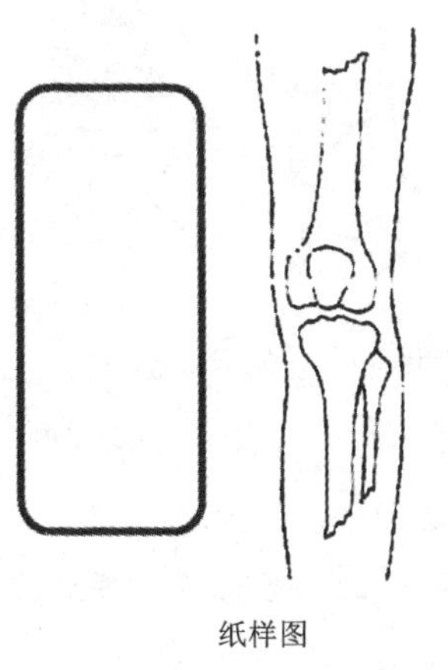
纸样图

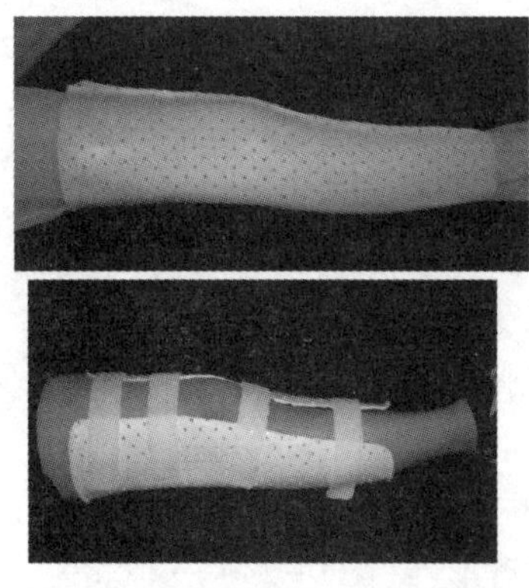
实例图

图 9-19　膝关节固定矫形器

（4）铰链式膝关节矫形器（图 9-20）：铰链锁住后，稳定、支撑膝关节或限制膝关节活动范围。铰链打开，行走训练及限制膝关节伸展、屈曲活动范围，以保护受损关节。

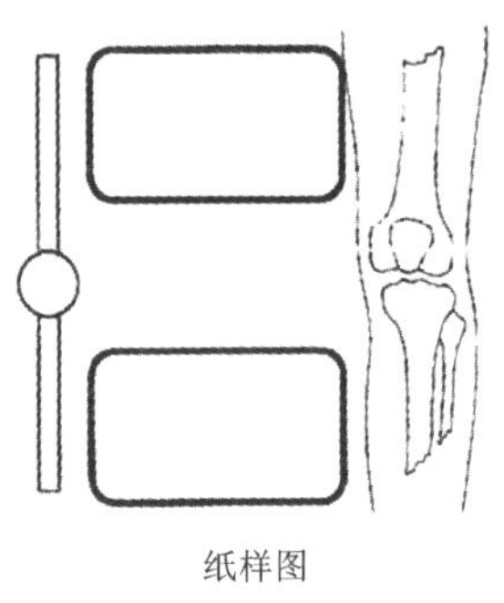

纸样图

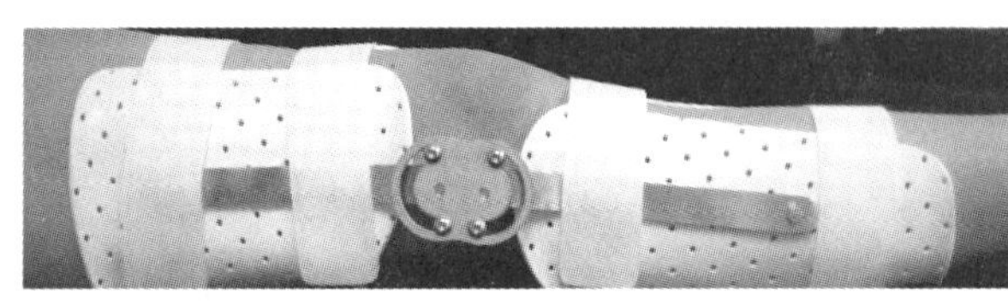

实例图

图 9-20　铰链式膝关节矫形器

（5）踝足矫形器（图 9-21）：适用于踝关节软瘫或足部轻度骨折的患者，也用于小儿的踝关节内翻、外翻，足下垂的矫正。

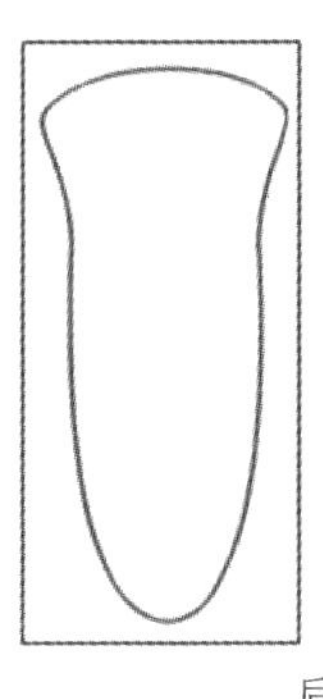

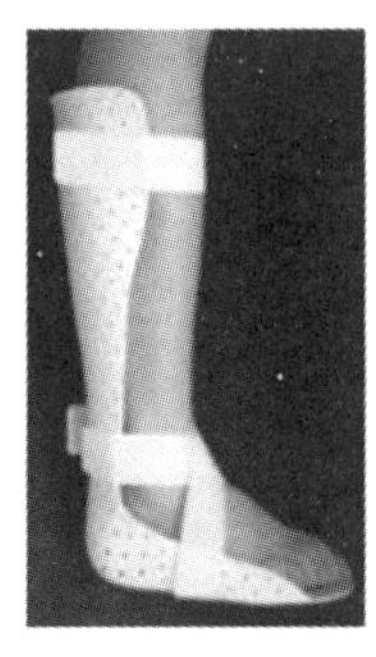

后片式

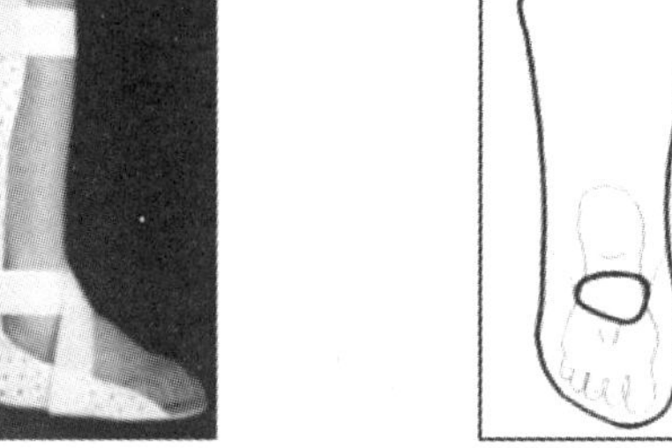

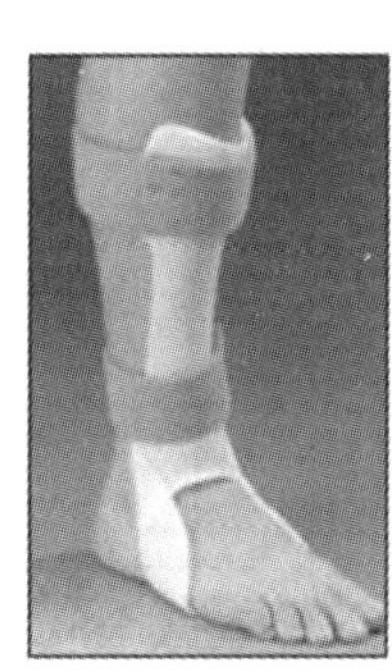

前片式

图 9-21　踝足矫形器

（6）铰链式踝足矫形器（图 9-22）：多用于踝关节运动训练的保护与支撑。

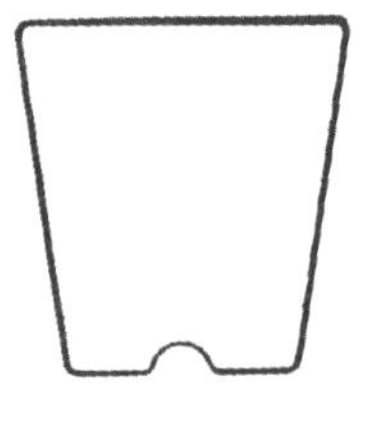

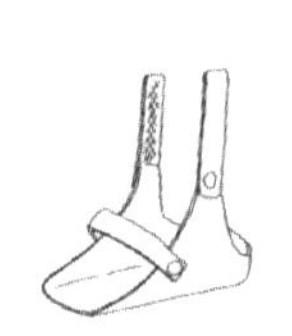

纸样图

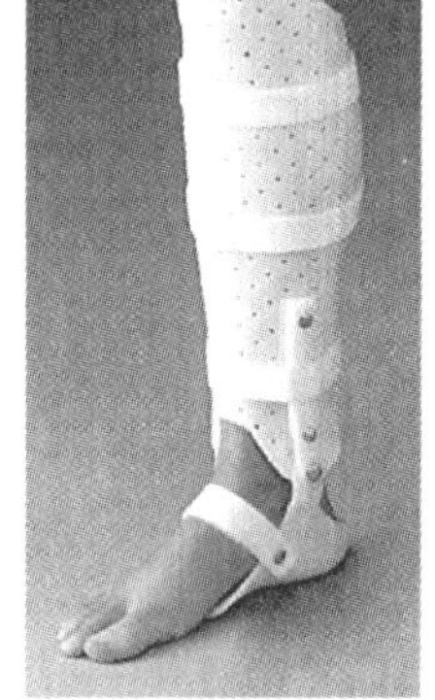

实例图

图 9-22　铰链式踝足矫形器

（三）脊柱矫形器

分为颈椎矫形器、胸腰骶矫形器、腰骶矫形器三大类。主要作用为限制脊柱运动，辅助稳定脊柱病变关节；减轻局部疼痛；减少或免除脊柱承重，促进病变愈合；支持麻痹的脊柱肌肉；预防或矫正脊柱畸形；矫正躯干畸形。

（1）颈椎矫形器：用于限制全部或部分颈椎运动的矫形器（图 9-23），又称围领或颈托。适用颈椎病、颈椎脱位、颈椎骨折、颈椎术后、颈部软组织损伤等患者。

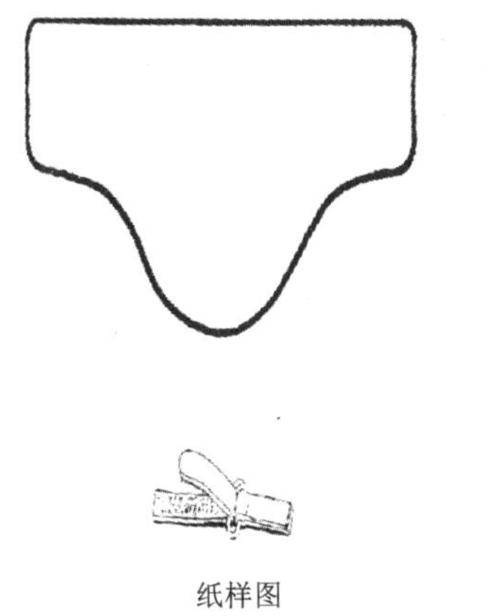

纸样图

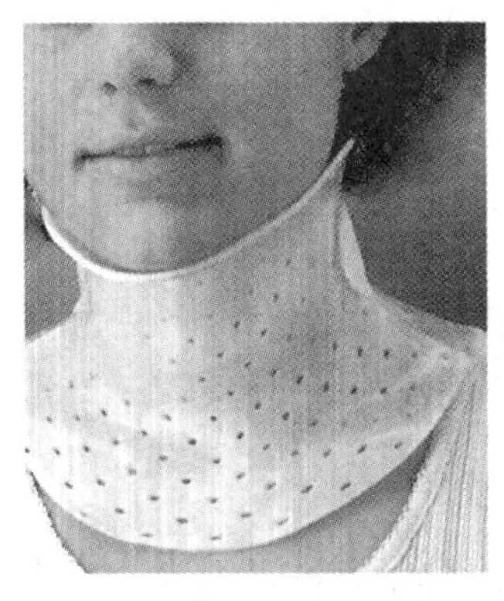

实例图

图 9-23　颈椎矫形器

(2)胸腰骶矫形器(图 9-24)：适用于治疗胸腰椎压缩性骨折、脊柱结核、强直性脊柱炎、胸腰椎术后等患者。

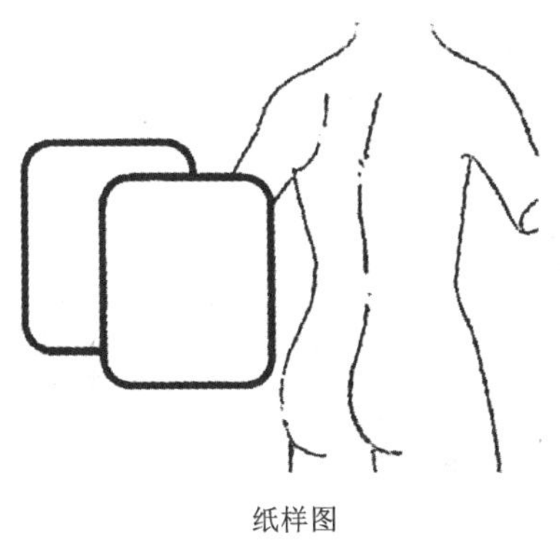

纸样图

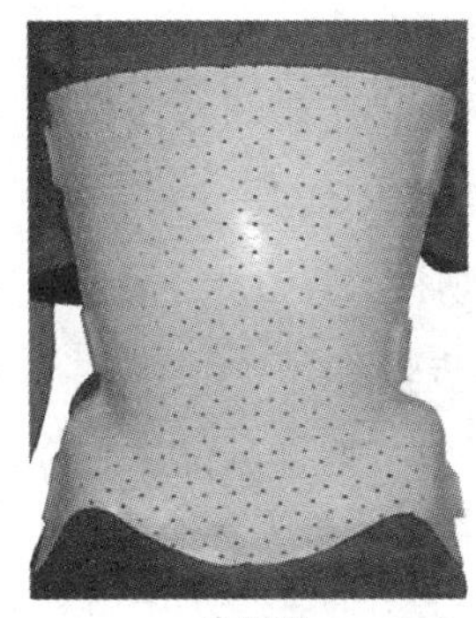

实例图

图 9-24　胸腰骶矫形器

(3)腰骶矫形器(图 9-25)：适用于椎体滑脱、腰部椎间关节病、腰椎间盘突出症、退行性脊柱病等。

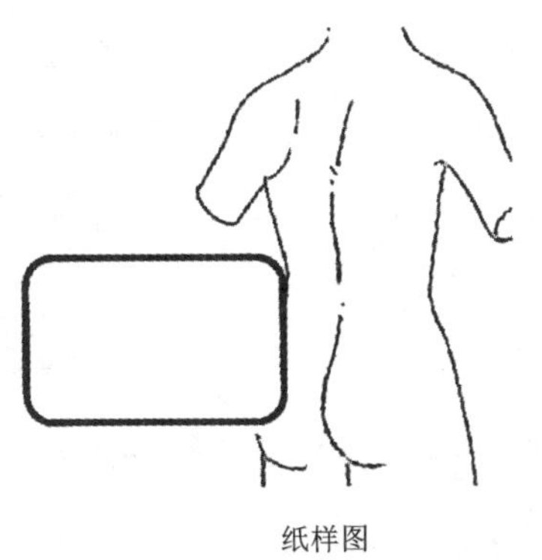

纸样图

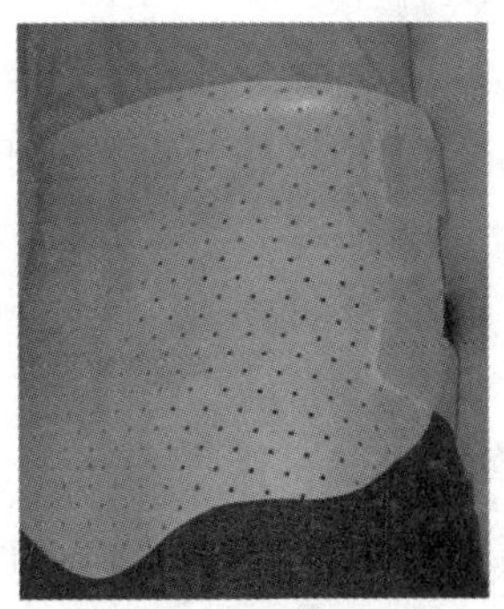

实例图

图 9-25　腰骶矫形器

第三节　常用上肢吊带的制作

常用的上肢吊带多为肘伸位与肘屈位两大类。肘伸式不限制肩关节的运动，功能训练中不必脱下，也可防止上肢屈曲挛缩；肘屈式使肩关节保持在内收、内旋位。适用于肩关节脱位和半脱位、臂丛神经损伤、腕管损伤、肩部或上臂外伤、肩部手术后、中风偏瘫等患者。

一、吊带的制作要求及方法

（一）制作材料

（1）面料：绒布、帆布、皮革等材料，主要用于缝制软性肢托。

（2）衬布：纱布、绒布等，缝制衬垫。

（3）固定带：多采用棉纱带或尼龙带。

（4）尼龙搭扣：粘合固定带两端。

（5）金属扣：固定带与肢托的连接部件，规格与固定带相适应。

（二）制作设备、工具

主要有缝纫机、剪刀、量尺、纸张、记号笔等。

（三）制作步骤

（1）绘图取样：取仰卧位或坐位，测量患肢的周径和长度，根据测量结果绘出纸样，根据纸样裁剪好面料、衬布等其他用料。

（2）制作肢托：肢托分为上臂托及前臂托。

（3）将固定带和金属环缝制在肢托的两侧对应处。

（4）制作肩带及肩垫：肩带多设计为斜十字交叉形；肩垫可减缓吊带施于肩部的压力，多缝制为两条管状形，长度为15~30 cm。

（5）缝制固定带：根据测量结果，缝制若干条固定带固定吊带。

（四）试穿与修改

制作完成后即给患者试穿。穿带时，先将肩吊带绕过颈肩部，将肢托托住上臂或前臂，肩吊带两端分别穿过肢托上的金属环，通过尼龙搭扣的粘贴作用进行固定。

二、常用上肢悬吊带

（一）偏侧上肢悬吊带

适用于肱骨骨折、肩袖肌群无力、臂丛神经损伤等患者（图9-26）。

（二）CAV悬吊带

前臂支托由腕部肢托和肘部肢托组成，其对手及前臂提供支撑（图9-27）。

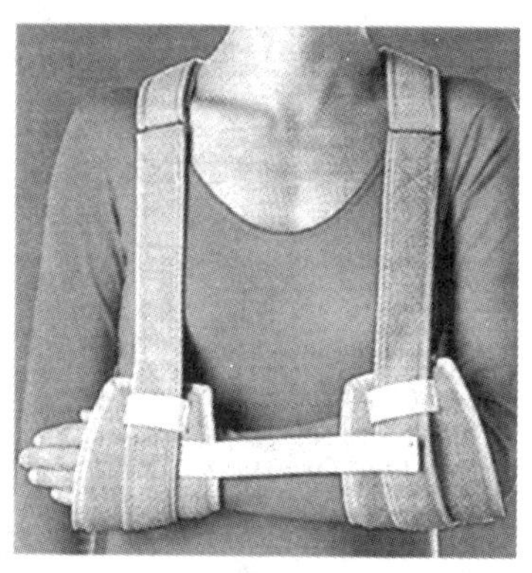

图 9-26　偏侧上肢悬吊带

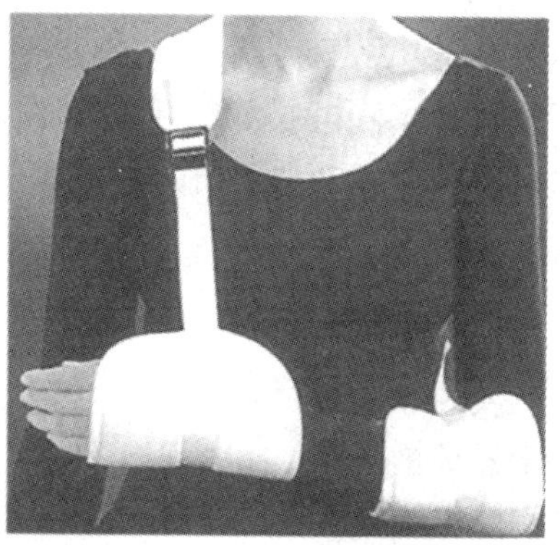

图 9-27　CAV 悬吊带

(三)单侧肩部悬吊带

适用于肩部肌力弱、肌腱韧带损伤、脑卒中患者(图 9-28)。

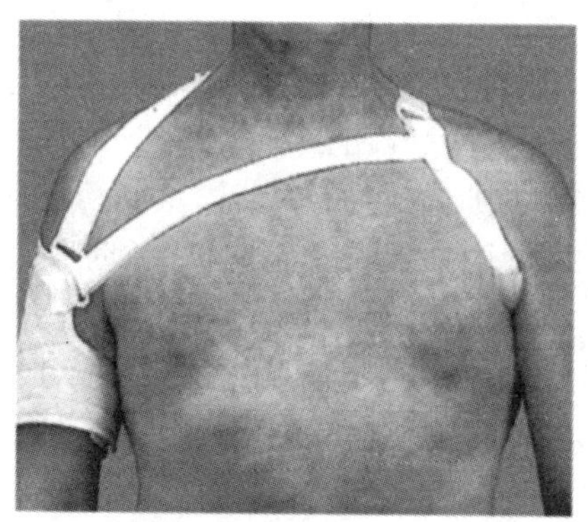

图 9-28　单侧肩部悬吊带

第四节　矫形器的使用及注意事项

一、矫形器的使用要点

(一)掌握正确的穿脱方法

患者及家属应在治疗师指导下掌握正确的穿脱方法，操作时严格按照穿脱程序进行。

(二)正确使用矫形器训练

佩戴矫形器后，患者应在治疗师指导下，严格按照训练方案进行训练。

（三）佩戴时间合理

佩戴时间取决于患者病情、一般状态和其他方面的情况。有的患者需要长期持续佩戴，有的只需训练、工作时佩戴，有的需佩戴数周、数月。

（四）注意观察与处理佩戴后反应

矫形器的佩戴后若太紧可影响肢体血液循环，因此应随时观察肢体末梢循环，注意有无肿胀、皮肤颜色有无异常等。

（五）正确维护与保养

矫形器维护与保养应做到以下几点：正确穿带，避免因穿脱不当损坏；保持干燥、清洁，防止潮湿及生锈；金属关节部位常涂抹润滑油以保持关节润滑；闲时应放在安全的地方，避免重物挤压损坏；避免锐器损坏矫形器；避免接触高温环境，尤其是低温热塑材料；不能使用高浓度洗涤剂清洗，避免接触化学物品；若发现松动、破损等问题，应及时送交制作部门处理。

二、佩戴矫形器后不良作用及防治

考点提示 矫形器佩戴注意事项

矫形器长期佩戴后易出现以下不良作用：

长期制动引发废用性肌萎缩及肌力下降；关节固定制动造成挛缩，活动度下降；制动诱发全身性或局部骨质疏松；频繁穿脱导致肌痉挛加重；长时间、持续性的机械压力作用可造成压疮；心理依赖性。

为了避免不良作用的发生，应严格按照佩戴程序及要求进行使用，并应积极配合训练，具体措施有以下几点：在矫形器固定情况下应进行肌肉等长训练；在病情允许下，每天行2~3次关节被动运动；鼓励装配双下肢矫形器的患者尽早下床运动；痉挛肢体佩戴前应先牵降低肌肉高张力，然后持续穿戴矫形器两小时以上；定期松解矫形器，对骨突出应加以保护以避免压疮发生；功能恢复及症状改善后应及早放弃矫形器；可配合物理治疗方法。

二维码9-1

第十章 社区作业治疗及环境改造

学习目标

1. 掌握社区作业治疗的概念以及环境评定和环境改造方法。
2. 熟悉社区作业治疗的基本原则、工作内容和实施步骤。
3. 了解社区作业治疗的意义和社区作业治疗的注意事项。

第一节 概述

社区康复的兴起，是人类医疗保健思想上的一次革命，标志着人类的文明进步。使所有在家庭或社区的功能障碍患者或残疾者能享受康复医疗服务，提高其生存质量，是我们康复医学工作者的责任和义务。社区作业治疗及环境改造的是社区康复最重要的、不可或缺的内容之一。

一、社区作业治疗的概念

社区康复(community-based rehabilitation，CBR)是世界卫生组织(WHO)向世界各国极力推荐的一种经济、实用而有效的康复服务形式。在我国也称基层康复，是指依靠街道或乡村(即社区)的资源，建立一个由社区各方人员参与的社区康复系统。

社区作业治疗(community occupational therapy)是社区康复的重要组成部分。社区作业治疗是指在家庭或社区为患者或残疾者提供与其日常生活活动、休闲娱乐活动或学习、工作等相关的训练和指导，实地评估和改造家居和社区环境，是医院康复服务的一项重要延伸。

二、社区作业治疗的意义

社区作业治疗的核心是各种功能障碍患者或残疾者，并帮助其在社区或家庭建立康复医疗措施。可促使功能障碍患者尽可能地独立生活，以利于患者真正回归社会。

社区作业治疗是医院康复服务的一项延续，便于出院回家的患者，在家庭和社区继续接受巩固性的康复治疗。充分利用社区的资源，应用简便、实用、有效的作业治疗手段。有利于把医学康复、教育康复、职业康复、心理康复和社会康复结合起来。费用低廉，节省开支。

并便于散处在城乡基层的广大残疾者或患者就地得到康复训练。

三、社区作业治疗的基本原则

根据社区康复及社区作业治疗的概念和意义，社区作业治疗的基本原则可概括为如下几点：患者一定是在家庭或社区的层次上进行的康复治疗或作业治疗，让其家庭及社区对患者和残疾者的生存质量及其全面的康复，承担起责任；患者或残疾者与其家庭成员或社区人员共同参与作业治疗活动；鼓励应用简便、经济、实用、有效的作业治疗手段和方法，因地制宜地开展康复治疗；充分利用社区的各种资源，通过当地的医疗卫生保健系统，为患者或残疾者提供康复服务；建立较完善的转诊系统和有医院康复资源中心的支持，定期对患者或残疾者进行康复评估和提出指导性建议；最终使患者的生存质量提高，家庭和社会受益，达到回归家庭和重返社会的目的。

四、社区作业治疗的工作内容

社区作业治疗是在家庭或社区的层次上，依靠社区的力量，开展康复工作。充分利用社区的资源，包括人力，物力、财力资源等，对各种功能障碍患者或残疾者，进行康复评估，制订简便易行的作业治疗计划，开展个体化的作业治疗和训练。具体工作内容如下：

1. 对患者个体的功能状况及所处的环境进行评定

制订作业治疗计划，确定适合患者个体的治疗方案和目标。

2. 依靠社区的力量

在家庭或社区对需要进行功能训练的患者，开展必要的简便易行的康复训练工作。

3. 指导或训练患者使用辅助器具的方法和技巧

使患者能正确和安全地在家庭和社区使用辅助器具。

4. 教育和培训患者的家人或陪护者

如何指导患者在家庭和社区进行作业治疗活动。

5. 对残疾儿童进行康复教育

学会如何自理生活，帮助残疾儿童上学，或组织社区内残疾儿童的特殊教育等。

6. 对社区和家居的环境进行评估及改造其原则

社区应为无障碍设计、家居生活应方便和安全。

7. 进行职业训练

对于有一定能力，功能障碍较轻的患者，给予必要的职业培训，进行就业辅导，帮助解决就业问题。

8. 协调和加强患者或残疾人的社交活动

组织文化、娱乐等集体活动。促进其社会的一体化。

五、社区作业治疗的实施步骤

准备出院时，制订出院后的康复计划，提出建议，为患者回归家庭，重返社会搭建一座桥梁。回到家庭后，根据患者的实际功能状况和生活环境，开展作业治疗工作。定期随访：定期进行随访和评定，分析和了解训练过程中存在问题，判断治疗效果。

第二节　社区环境的评定及改造

环境(environment)指的是人类生活的周围空间与有关事物。社区环境是指患者回归家庭和社区后赖以生存的周围空间、生态环境、人工环境、人文环境等，即自然环境和社会环境的总称。因此，社区环境的状况，直接或间接地关系到患者生存质量的好坏。所以，为了让患者更好地适应环境，提高患者的生存质量，我们应对患者所处的环境进行评定和改造。

一、社区环境的评定

(一)环境评定的方法

1. 观察评定法

通过对实际环境及周围环境的观察，发现是否对患者的作业活动具有限制或障碍，制订合理的环境改造方案。此法具有真实、具体、有针对性的优点，但缺点是时间和人力方面投入较大。

2. 询问评定法

通过对患者本人、家属直接询问或通过问卷方式调查，提出合理的建议和改造方案。此法具有简单、直接、针对性强等优点，但缺点是不能全面反映患者在实际生活中的作业活动情况。

3. 实践评定法

让患者在评定的实际环境中进行具体的作业活动，实地考察患者于环境的关系。此法较为客观和实际，但这样的评定结果不够全面。

(二)环境评定的内容

(1)安全性：是对环境进行评估的首要内容。

(2)无障碍性。

(3)可使用性。

(三)环境评定的程序

1. 环境评定前期准备

确定评定对象及其环境，带齐相关评估工具，并做好测量和记录的准备。

2. 现场评定

需要充分考虑患者的实际情况，尽可能考虑到室内外环境和设施等要素。

3. 完成评定工作报告

评定完成后，书写评定报告，并进行草图绘制。记录患者所需的辅助设备，对患者所处环境的安全性、适应性等做出客观、正确的评价。

(四)环境评定的注意事项

(1)要重点关注环境的安全性，避免不必要的人身伤害及损失。

(2)要注重患者的社会、文化背景，当地风俗及尊重患者个人的生活习惯等，充分与患者进行沟通，取得患者的密切配合。

(3)根据患者特点及障碍类型，对其生活环境及患者的适应性进行评估。

(4)结合患者在实际环境中的作业表现进行环境评定。

(五)标准化的评定

标准化的评定是指将评定的项目进行筛选，对评定的结果进行量化，并按统一标准进行评分和结果的计算。以便进行研究、比较和交流。

二、社区环境的改造

(一)环境改造的目的

环境改造的目的包括以下几点：

(1)更好地为患者的日常生活提供便利；

(2)帮助患者准确完成动作，降低体力消耗；

(3)提高患者的自理能力及生存质量；

(4)促进患者功能代偿、提高患者的环境适应能力；

(5)加强对患者的安全保护，注意防止意外伤害的发生；

(6)增强患者康复信心，促使其重新投入生活，回归社会。

(二)环境改造的方法

1. 辅助器具的适配和使用

辅助器具是针对患者各种障碍或功能缺失导致的不能独立进行各种日常生活活动而设计、制造的一些工具，它能够有效地防止、替代、补偿、减轻因残疾造成的身体功能减弱或丧失，具有简单、实用、必需的特点。

2. 相关物件的改造

是指对患者日常生活密切相关的一些用具、器具、设施、物件等所进行的改造。

3. 环境场景的改造

环境改造的核心主要是为残疾患者建立无障碍设施，为残疾者享受生活或参与社会活动创造基本条件。

无障碍设计是指根据残疾患者生理的特殊需要，对社会公共设施和建筑设施或家居环境，采用方便、适合患者行动和生活的相关设计。

(1)公共环境的改造

1)人行道及坡道：城市主要道路、建筑物和居住区的人行天桥和人行地道，应设轮椅坡道和安全梯道(图 10-1)。在坡道和梯道两侧应设扶手。

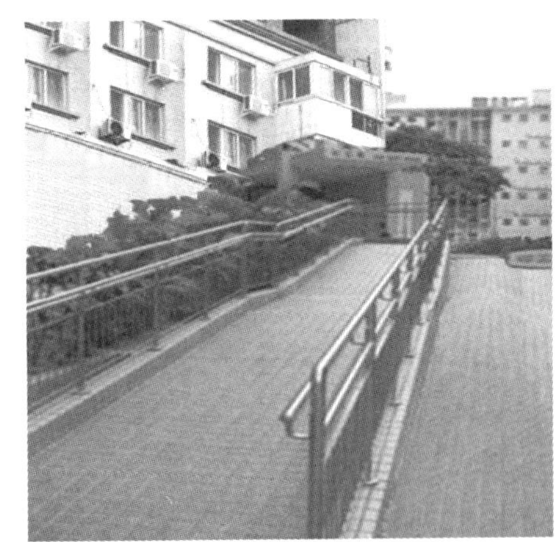

图 10-1 轮椅坡道

2)出入口：公共场所出入口轮椅通行平台最小宽度规定：大中型公共建筑应大于

2.00 m，小型公共建筑大于 1.50 m。供残疾人使用的出入口应设置在通行方便、安全的地点。出入口室内外地面最好等高等平。

3）公共厕所（图 10-2）：应为无障碍专用厕所，宽度不小于 1.50 m，无障碍厕位面积要大于 1.8 m×1.4 m，采用坐式大便器，座便器的高度 0.45 m，两侧设高 0.70 m 水平扶手。男厕所小便器下口距地面不大于 0.50 m。

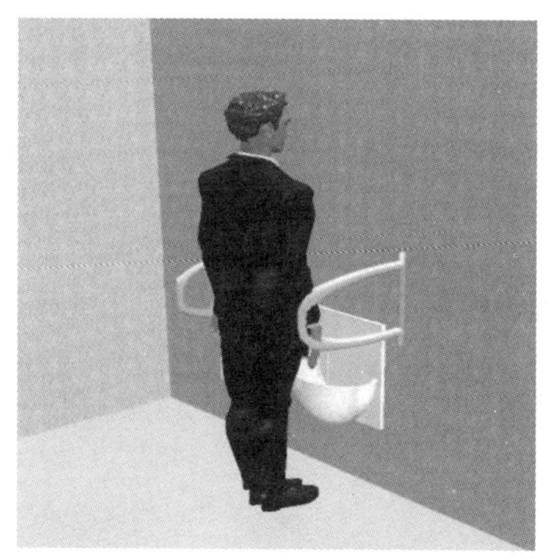
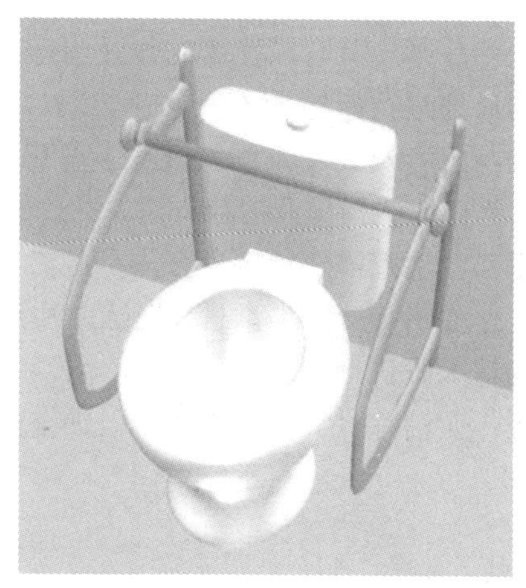

图 10-2　无障碍公共厕所

（2）居室环境的改造

1）客厅：客厅至少要能够使轮椅在客厅自由通过，能作各个方向的转动。

2）卧室：卧室也有要足够空间方便患者轮椅朝各个方向自由转动。床的高度不应高过患者膝关节 90°时的高度，最好能够双脚平放在地面为宜。

3）家庭厕所和洗浴间：厕所应有 1.1 m×0.80 m 以上轮椅回旋面积，坐便器高 0.45 m，两侧应设安全扶手，安全扶手直径应为 30～40 mm。在浴盆、淋浴器附近墙壁应设高 0.7 m 水平安全扶手和高 1.4 m 的垂直安全扶手。

4）厨房：无障碍厨房的设计，要考虑通道、面积大小、台面及灶台的高度和深度、器皿放置的位置、碗柜的高度，水龙头开关的类型及位置，电器及开关的种类和高度设置等因素。

5）过道与阳台：户内门厅轮椅通行宽度不小于 1.50 m，通往卧室、起居室、厨房、卫生间等主要过道宽度不小于 1.20 m。在过道一侧或两侧应设高 0.80～0.85 m 的扶手（图 10-3）。阳台宽度不小于 1.50 m。

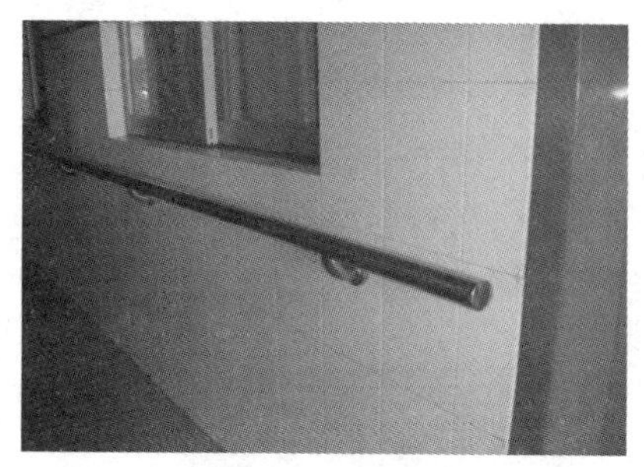

图 10-3　过道扶手

第三节　社区作业治疗的注意事项

在社区作业治疗的过程中，应随时注意患者躯体的和心理的情况变化，以及患者的意愿和需求，并做好记录。

作业治疗师应具有较熟练的作业治疗技术及高度的责任心，尊重患者的意愿，对患者要热情和耐心地进行指导。

加强与患者及其家人的沟通，了解患者的真实需求，制订适合患者个体的作业治疗方案，因地制宜地选择作业治疗方法。

社区作业治疗需要社区各方人员的参与，作业治疗师要对他们进行培训和指导。

社区作业治疗应循序渐进，训练中注意患者的体能和情绪因素，不要在患者疲劳和感到不舒适的情况下进行训练。

社区作业治疗过程中，要详细记录作业治疗活动的情况，定期地进行阶段评估。

二维码10-1

第十一章 职业康复

学习目标

1. 掌握职业康复的概念、内容、目的、作用和原则；职业能力评定的内容、功能性能力评估的概念和内容、工作分析的概念及目的，工作重整与工作强化的概念、工作强化训练的内容。
2. 熟悉职业康复的任务，职业培训的内容、类别、方法，职业康复程序、工作分析方法、工作模拟评估方法。
3. 了解伤残人士就业方式及其影响因素，职业咨询的概念、内容、方法；工作安置的影响因素。

第一节 概述

一、职业康复的概念

工作（job）是界定一个人生活的核心力，也是指个人能够创造价值，进行有目的和制造性的活动来获取报酬。

职业（vocation）是指从业人员为获取主要生活来源所从事的社会工作类别，它是劳动者参与社会经济活动的直接体现，为社会创造物质财富和精神财富，获取合理报酬和作为物质生活来源，并满足精神需求的工作。

职业康复（vocational rehabilitation，VR）是一个协调的、系统的专业服务过程，它可使伤残者能获得、保有和维持工作、经济独立、自尊和生活自理。1983 年国际劳工组织（ILO）159 号文《残疾人职业康复和就业公约》，职业康复是使残疾人保持并获得适当的职业，从而促进他们参与或重新参与社会。

香港特别行政区政府 2008 年康复服务计划中定义为，职业康复指通过强化残疾人的能力和发展他们的潜能，并与社会各界协作，创造平等就业的机会和环境，从而促进残疾人就业。

二、职业康复的内容

（一）职业康复的工作内容

国内残疾人职业康复主要在残联和民政系统内进行，伤病后的职业康复在卫生系统和劳

动保障系统内进行，内容主要包括

1. 职业评定

包括工作分析、功能性能力评估、工作模拟评估和工作行为评估等。

2. 职业训练

包括模拟工作能力强化和现场工作强化训练等。

3. 职业培训

通过培训使病伤残者掌握新的职业技能，如编织等手工艺制作培训、电脑培训、文员培训、木工培训、金工培训等。

4. 职业指导

通过建立职业康复档案、提供劳动市场信息、提出就业建议、工作环境改造指导、职业健康指导和跟踪服务等。

5. 工作安置

现场治疗后，为公司及工人提出工作调整建议或转换工作岗位建议是协助工人安全返回工作岗位的一个重要项目，进行岗位安置，包括复工安置和再就业安置。

（二）职业康复的任务

职业康复主要包括以下六个方面任务：

（1）掌握残疾人的身体、心理和职业能力状况。

（2）就残疾人职业训练和就业的可能性进行指导。

（3）提供必要的适应性训练、身心功能的调整以及正规的职业训练。

（4）引导从事适当的职业。

（5）提供需要特殊安置的就业机会。

（6）残疾人就业后的跟踪服务。

三、职业康复的目的和作用

（一）职业康复目的

1. 强化躯体功能

VR 可提高肌力和耐力、改善活动能力来增强患者的躯体功能。

2. 改善心理功能

VR 可调节伤残者情绪、增强信心、获得成就感和自我认同感。

3. 培养良好的工作行为

VR 可使伤残者遵守工作纪律和规章制度、正确处理与领导和同事的关系、团结协作等。

4. 提高就业或再就业的能力

通过 VR 训练可提高职业操作技术能力、找工作技巧和面试技巧等。

5. 获得并保持工作

VR 可使患者就业或再就业，并能维持适当的工作。

6. 预防再次损伤

VR 对患者进行人体功效学等方面的指导，预防工作中受伤或再次受伤。

（二）职业康复作用

VR 治疗师帮助伤残者提供康复需求、资源和程序，为独立生活和发展职业能力提供咨询和技能培训。他们的作用、职能是：

（1）收集教育、职业、医学和社会心理方面的信息，了解伤残者目前状况、兴趣和能力。

（2）提供和协调各种适当的分析意见，以便伤残者根据这些信息选择职业。

（3）帮助伤残者设计独立生活和职业追求计划。

（4）明确从事与伤残者个人的兴趣和能力一致的职业所需的技能、知识和训练。

（5）制定一个获得工作的个性化方案，列出达到伤残者工作目标所需要的步骤。

（6）为获得工作线索，提供劳动市场信息和其他资源。

（7）追踪伤残者的工作情况，以便帮助其维持该工作。

四、职业康复的原则

考点提示 ▸ 职业康复最基本原则

（一）平等原则

是 VR 的最基本原则，每个人都有工作的权利和接受职业康复服务的权利。

（二）实用原则

训练内容必须符合伤病残者的现实情况。

（三）个体化原则

方案因人而异，根据患者的个人兴趣、特长等来制订个体化方案。

（四）全方位服务原则

不仅是提高病伤残者的工作技能或就业，还通过各种服务，来帮助病伤残者保持工作和预防职业性伤害等。

五、职业康复程序

对个体的评估和计划的制定；综合性的服务；工作安置。

六、伤残人士就业方式和影响因素

（一）我国伤残人士的就业方式

（1）集中就业。

（2）按比例就业。

（3）个体就业。

（4）灵活就业。

（5）工伤保护性就业。

（二）影响伤残人士就业的因素

1. 个人因素

是指伤残者个人的身体和心理功能。

2. 社会因素

是指社会大环境下对于伤残者就业的影响。

3. 环境因素

是指上下班过程中和工作场所的环境因素。

第二节　职业能力评定

职业评定（vocational evaluation）是指对伤残者能否参与工作或工作能力高低的评定。技能是通过训练或实践而表现出来的动作熟练程度。能力是指与各种活动熟练程度有关的天生的行为模式，代表活动发展的潜力，可以确定最后成就的极限，但它主要与掌握新技能的速度有关。

一、功能性能力评估

（一）评估目的

功能性能力评估（functional capacity evaluation，FCE）是对受伤工人的身体体能和功能进行系统的评估以确认其目前的体能状况和功能缺陷。

（1）评定受伤工人剩余能力与具体工作要求之间的差距。

（2）提供制订康复目标和训练计划的依据。

（3）提供选择重返合适的工作或工作场所进行适应性改造的依据。

（4）提供评定工伤的伤残等级和赔偿标准的依据。

（二）评估内容

1. 躯体功能评估

利用不同的仪器评估活动能力、力量、感觉、手功能、手眼协调和心肺耐力等项目，判断患者整体功能状况，制订合适的目标。

2. 智能评估

包括注意力、记忆力、计算能力、思维能力、组织能力、协调能力、交流能力等，评估出其工作上的智能，尤其对于脑损伤患者更为重要。

3. 社会心理评估

对伤残者的就业意向和处理社会问题的能力进行评估，心理因素在就业成果中扮演重要的角色。

4. 工作行为评估

利用不同的方法，客观地测试及反映患者在工作上的行为表现，评估其工作意向及工作上所需的精神状态及患者实际工作行为情况。

二、工作分析

(一)工作分析的特性

1. 工作本身的特性

包括材料、工具、仪器、行业、服务、物件、产品。

2. 工人所需具有的特性

包括教育水平、文字、推理能力、职业技能培训、能力倾向、体能、兴趣、性格、工作环境适应能力。

(二)工作分析的目的

(1)逐步分解指定的工作任务。

(2)找出指定工作的主要工作要求。

(3)确定导致人体工效学方面压力的原因，该原因可能与工作方法、工作场所设置、工具使用或设备的设计有关。

(4)分析并改良设备、工作方法或工作场所，这样可使患者工作更加安全，更有效。

(三)工作分析的参考依据

(1)国家劳动部门颁布的《职业分类大典》，如《中华人民共和国职业分类大典》。

(2)工伤或患病工人直接提供的资料。

(3)雇主提供的详细工作资料。

(4)专业人员于工作场所实地探访和考察获取的资料。

(四)常用工作分析方法

(1)加拿大 GULHEMP 工作分析系统。

(2)国家职业分类大典(dictionary of occupational titles，DOT)、DOT 在线工作分析系统。

(3)评估对象的现场工作分析。

三、工作模拟评估

(一)Valpar 工作模拟样本评估

Valpar 工作模拟样本(Valpar Component Work Samples，VCWS)于 1974 年起源于美国，主要用来评估个人的职业或工作能力，以及工作过程中所表现出的心理和认知能力。包含 20 多种不同设备，主要用于职业评估和职业训练，可以独立使用或设备间配合使用。该系统可以预测一个人的工作能力是否适合于大部分工业或生产行业的要求。该工作模拟样本可结合职业分类大典使用，是常用的工作模拟评估系统。

Valpar 工作模拟样本：

(1)VCWS1：机械小工具盒，用于训练评估手部精细动作以及在狭小和受限的空间里使用小工具的能力。

(2)VCWS2：大小分辨力训练盒，用于进行针对尺寸识别和手指灵活性的训练。

(3) VCWS3：数字化分类训练盒，用于进行排序、分级和档案管理的练习。

(4) VCWS4：上肢关节活动范围训练盒，用于进行肩、臂、肘、腕、指的上肢远端关节活动度协同训练。

(5) VCWS6：独立解决问题训练盒，用于进行独立解决问题能力、对比和辨别不同颜色几何图形的训练。

(6) VCWS7：多级分类训练盒，用于进行综合快速识别颜色、数字、字母的训练。

(7) VCWS8：模仿装配训练盒，用于重复组装及双手协调训练。

(8) VCWS9：用于评估全身包括躯干、上臂、手、手指及腿部粗大运动时的活动幅度、灵活性和耐力。

(9) VCWS19：用于评估综合动态的身体能力，如力量、协调、平衡、灵活性、集中注意力、跟从指令、自信心、耐性等。

(二) 器械模拟评估

应用 BTE(Baltimore Therapeutic Equipment, BTE) 工作模拟器、Lido 工作模拟平台等仪器来做工作模拟评估，BTE 工作模拟系统已开始在国内部分机构应用。该类工作模拟训练器是利用多种工具配件来模拟大部分工作所需要的基本动作，工具配件可根据工作的实际需要而采用不同的阻力进行评估，此类器械一般配备电脑系统，可保存评估数据并打印报告。

(三) 模拟工作场所

治疗师可特别设计不同的工作场所，如建筑、搬运、纺织、金工、木工、电工等工作场所，从实际或近似真实的工作环境，评估工人的工作潜能或应付一般工作要求的能力表现。

第三节　职业训练

一、工作重整

工作重整(work conditioning) 是与之相关的有目的的治疗计划，是指针对工作对身体功能的要求而重建服务对象的神经、肌肉、骨骼功能(肌力、耐力、活动性、柔韧性、运动控制) 和心血管耐力、肺通气换气能力等功能的训练。

工作重整的目的是让伤残者参与工作活动，重新建立工作的习惯、能力、动力和信心，通过重建伤残者的身体功能而达到重返工作的目的。

工作重整侧重于与就业或工作相关的身体功能，而非针对日常生活或休闲活动所要求的功能，但并不直接针对工作进行训练。工作重整主要在伤病的早期阶段，一般始于伤后 3~6 周，即病情基本稳定以及损伤基本愈合，每周 3~5 次，每次 2~4 小时，通常进行 4~8 周。

二、工作能力强化

工作能力强化(work hardening) 是指通过循序渐进的具有模拟性或真实性的工作活动来

逐渐加强患者在心理、生理及情感上的忍受程度，继而提升他们的工作耐力、生产力及就业能力。

特点是利用真实或模拟的工作活动，以分级的方式经过一定时间的治疗和训练，逐步重建病伤残者与实际工作相匹配的工作能力。时间为6周左右，每周3~4次，每次1~2小时。内容包括一般工作强化、工作模拟使用训练、工具模拟训练和工作行为训练。

(一)一般工作强化

1. 目的

工作强化的目的是最大限度地恢复或增强工伤工人重返工作能力，集中提升能力，以便工人能够安全、有效地重返工作岗位。

2. 常用的方法及器具

(1)指导方法：应用正确的姿势、利用人体工效学原理、工作方法调整等来克服疼痛等症状或不适对工作过程的干扰。

(2)计算机或自动化的器材：BTE 工作模拟器等。

(3)模拟工作所需的器材：模拟工作台、多功能组装架等。

(二)工作模拟训练

1. 常用的器具

(1)运用各种不同的工作样本来模仿伤残者在日常工作中的实际要求，最常用的是Valpar 工作模拟样本。

(2)运用各种不同的模拟工序，来尽量模拟实际工作上所要求的工序。

(3)计算机或自动化的工作模拟器。

(4)与雇主联系，安排他们到实际的工作场地及岗位进行训练。

2. 模拟工作站

(1)一般工作站：包括提举及转移工作站(不同姿势体位)、提举及运送工作站(平滑路面步行，不平整路面步行)、组装工作站、推车工作站等。

(2)行业工作站：包括建筑工作站(粉墙、翻沙、铺地板、铺砖)、木工工作站、金工工作站、电工工作站、纺织工作站、维修工作站、驾驶工作站、厨师工作站、文职工作站、护理工作站、清洁卫生工作站等。

(三)工具模拟使用训练

常用的手动工具：螺丝刀、扳手、手锤、锯、木刨、刷子、钳子和各种刀具等，伤残者通过使用实际工具或者模拟工作器具，可以增加工具运用的灵活性及速度。通过工具模拟使用，可以协助患者重新找回原工作中工具使用的感觉，有利于患者重新建立“工作者”角色。

(四)工作行为训练

集中发展及培养伤残者在工作中应有的态度及行为：工作动力、个人仪表、遵守工作纪律、自信心、人际关系、处理压力或控制情绪的能力。训练中也会教患者一些良好的工作习惯，例如在工作中应用人体功效学原理，修改简化工作模式及程序等。

三、现场工作强化训练

现场工作强化训练(on-site therapy)是通过真实的工作环境进行任务训练，重新建立受伤工人的工作习惯，提高工人受伤后重新参与工作的能力，协助工人尽早建立“工作者”角色，使公司能够更早、更妥善地接纳工伤工人，减少社会资源的浪费。进行现场工作强化训练是由于受伤工人长时间没有参加工作，身体功能下降，因为身体能力及工作习惯未能适应工作岗位的要求，工人返回工作后再次受伤的几率增大。

(一)现场工作评估

为了确定现场工作强化方案，需要收集信息：①工人就业意愿及期望；②工人的身体健康及功能康复情况；③工人的工伤处理进展；④雇主的态度；⑤公司的服务性质及相关制度，有关职业健康和安全的项目；⑥现场训练中能够安排的工作内容、工作岗位；⑦工人工作的流程及方法；⑧工人工作需使用的劳动工具、机器设备；⑨工作环境中的人体工效学风险因素；⑩公司可以提供的资源和协助。

(二)选择训练设备和空间

评估时至少需要为工人单独提供一个隔离的区域。治疗师需要利用机器设备和工作空间来评估工作所涉及的身体能力要求。

有些风险因素会影响到现场治疗所使用的设备和空间。如重体力的工作任务容易发生腰背、肩关节和膝盖等受力较大的部位损伤。而工作强度较轻的生产行业(如生产线上装配零件、纺织)则有上肢累积性损伤的风险。

要在工作场所尽量使用工人所熟悉的工具，现场工作强化训练尽量少用传统的康复器材，可以使用一些轻便的工具，这些工具可以方便地带到不同的地方。为工作行为教育提供独立空间很重要。

(三)实施现场工作强化训练

在真实的工作环境中安排被训练者进行工作强化训练。治疗师将选出工作流程中关键性的工作任务，或者被训练者身体能力上未能完全符合其要求的工序，通过安全筛选后安排给被训练者进行训练。训练内容包括体力操作、使用设备、工作姿势及方法、操作耐力和同事协作等。训练强度需循序渐进，强调被训练者的训练反馈。

通过真实的工作环境、工作任务训练及工作考勤制度，提高被训练者实际操作能力，更有利于伤残者重新适应工作。被训练者的现场治疗期因个体差异有所不同，但每个训练疗程建议至少持续1周以上。

(四)受伤的管理及预防

工作行为教育应用于受伤管理的实践中，是用来培训工伤工人防止再次受伤，包括针对广大工人群体的工伤预防服务。受伤管理服务包括如肌肉骨骼系统评估、训练计划和工作行为教育，也包括了现场VR治疗师提供功能性能力评估、现场工作分析评估、工作强化训练及工作适应等服务。

现实工作中，预防活动是经常被现场工作强化的治疗师所忽略的。预防和治疗经常是重叠的。现场工作分析用来评估工人的能力与工作所要求的能力之间的配对，工作适应和工作任务调整可用于让工伤工人安全地重返工作。

第四节　职业培训

职业培训是指围绕病伤残者所希望的职业目标，在职业适应性、技能、工作速度和效率等方面所进行的培训。职业培训可使病伤残者掌握必要的职业技能、建立自信、提高就业意愿、尽快融入社会，是开发伤残者潜能和促进病伤残者就业的有效措施和方法。

一、职业培训的内容

（一）基础文化培训

掌握一定的文化知识是学生和从事一定职业的必要条件，也有助于提高残疾人的整体素质。

（二）专业技能培训

为提高职业技能进行的培训，针对特定的工作或工种进行专业培训。

（三）职业道德培训

职业道德是从事职业所必须遵守的道德准则，是从事职业活动中的行为准则和规范。

（四）岗前培训

在上岗就业前进行培训，熟练掌握基本的专业知识和专业技能后才能上岗。

（五）岗位培训

根据工作的需要，为提高完成本职工作的能力所进行的培训。

二、职业培训的方法

（一）模拟训练法

指在模拟的环境中进行的培训。

（二）生产实习法

在实际工作环境中，按照实际工作的流程和规范所进行的培训。

（三）操作法

指主要在实际操作中边学习边操作的方法。

（四）模块式技能培训法（modules of employable skill，MES）

是国际劳工组织于20世纪70年代所开发的方法。其特点为用时短、效率高、成本低，用最少的时间和费用取得最佳的培训效果。

（五）以能力为基础的教育模式（CBE）

CBE模式强调受训者行业的需求和受训者在学习过程中的主体作用。特点为：以从事某个专项职业能力作为培养目标和评价的标准，强调受训者的自我学习和自我评价。

第五节 职业咨询与指导

一、职业咨询

(一)职业咨询

是针对职业评定所获得的资料、残疾人的特殊情况和就业相关的问题进行综合考察，帮助残疾人解决职业中出现的问题所进行的服务。

(二)职业咨询的内容与方法

(1)分析：通过主客观的方法，分析残疾人的态度、兴趣、家庭情况、教育水平、学识、能力等。

(2)综合：根据被咨询者的特性和职业特长进行整理、综合、分析，获得对其职业能力发展的总体印象。

(3)评估：评估和描述被咨询者的特征，比较个人能力与职业要求的差别，找出职业方面存在的问题。

(4)预测：预测对所存在问题的调整和适应的可能性，提供适当的职业计划调整方案。

(5)讨论：与被咨询者讨论如何才能达到所期望达到的目标。

(6)重复：出现新的问题时，重复以上内容，进一步制订可行的计划。

二、职业指导

(一)职业指导

是指根据病伤残者的职业技能和职业适应性，根据职业安置政策或市场需求情况，帮助他们获得并保持适当的职业。

(二)病伤残者职业指导的工作内容

(1)查阅职业康复档案：了解病伤残者的精神心理状况、身体功能状况、职业能力、兴趣、爱好、性格气质等特点，并了解他们的家庭经济情况、背景、学业成绩、户外活动等。

(2)提供劳动市场信息：提供就业信息，如招聘广告等，并协助了解特定工作岗位的职业性质、条件要求、工资待遇、工作条件、升职的可能性等。

(3)提出就业方向建议：帮助病伤残者正视自己的职业能力、树立正确的择业观。根据他们的个人特点和劳动市场的需要提出职业选择的具体建议。

(4)工作环境改造指导：包括物理工作环境改造指导和工序调整等。物理环境改造是指对工作台、工具、工作场所环境等的改造。工序调整指根据病伤残者的功能情况，改变工序以促进其工作的完成。

（5）职业性伤害预防指导：进行职业健康教育、人体工效学以及工伤预防知识等方面的指导，预防职业性伤害。

（6）跟踪服务：病伤残者从事一定的职业后，应进行有计划的指导和跟踪调查，帮助其解决工作中遇到的问题，以更好地适应和保持工作。

三、工作安置

工作安置为用人单位及病伤残者提出工作调整建议或转换工作岗位建议，是协助伤残者安全返回工作岗位的一个重要项目。

工作安置活动可以看成是一个连续的系列，从自我安置（通常称以伤残者为中心的安置）到 VR 治疗师承担所有的安置责任，通常被称为选择性安置。

工作分析是工作安置成功的关键。通过在一定的环境对一个具体的工作进行分析，有助于职业康复专业人员确定适当的工作调整，或确定工作是否适合伤残者。

工作发展也是工作安置服务的一个主要组成部分。病伤残者持续地受到来自雇主的歧视，他们因为相信在雇主中普遍存在的关于残疾人的错误思维而可能反对雇佣残疾人士，例如他们相信病伤残者会增加他们的保险支付率、会出意外、有工作表现上的问题或不稳定。

病伤残者可能还需要帮助识别和学习如何去申请工作调整。VR 治疗师则应该为雇主担当顾问的角色并商讨调整的过程。工作调整能减少对个人的赔偿和其他的成本。

辅助就业是另一种工作安置模式，对如脑外伤、发育障碍性残疾或严重认知障碍的严重残疾的个体特别适用。

VR 治疗师需要对伤残者或雇主，两者都要进行介入，去解决出现的问题。职业康复的成功应该是伤残者和雇主双方的。治疗师必须和雇主建立良好的关系，而最终的安置成功需要有长期随访服务。

二维码11-1

第十二章 常见疾病的作业治疗

学习目标

1. 掌握常见疾病的定义、功能特点、康复评定及作业治疗方法。
2. 熟悉常见疾病的病因病理、康复治疗目标及康复治疗原则。
3. 了解常见疾病的流行病学特点。

第一节　脑卒中患者的作业治疗

一、概述

(一)定义

脑卒中(stroke)是由于各种脑血管源性病变引起的急性起病、发展迅速、出现持续性(>24 h)的局灶性或弥漫性脑神经功能缺损甚或死亡的临床综合征。

临床根据脑卒中发病的病理性质分为缺血性卒中和出血性卒中两大类。缺血性卒中包括脑血栓形成、脑栓塞和腔隙性脑梗死;出血性卒中包括脑出血和蛛网膜下隙出血。

(二)流行病学

WHO 提出脑卒中发病的危险因素:可调控因素:如高血压、心脏病、糖尿病、高脂血症等;可改变因素:如不良饮食习惯、大量饮酒、吸烟等;不可改变因素:如年龄、性别、种族、家庭史等。

脑卒中是危害中老年人生命与健康的常见疾病,具有发病率高、致残率高、死亡率高以及复发率高等特点。

(三)病因病理

1. 血管壁病变

动脉硬化如高血压性脑小动脉硬化、脑动脉粥样硬化等;各种感染和非感染性动脉炎;先天性血管发育异常如颅内动脉瘤、脑血管畸形;血管损伤如外伤、手术、插入导管等。

2. 心脏病及血流动力学改变

如心功能不全、高血压、低血压等。

3. 血液成分和血液流变学改变

如血液黏稠度增高、凝血机制异常等。

4. 其他因素

栓子如空气、脂肪、癌细胞和寄生虫等；代谢病如糖尿病、高血脂；药物反应如过敏、中毒影响血液凝固等。

二、脑卒中的功能障碍特点

(一)常见功能障碍特点

1. 运动功能障碍

运动障碍是脑卒中患者最常见的功能障碍，多表现为一侧肢体的瘫痪，同时伴有一侧中枢性面瘫(偏瘫)。肢体失去正常运动功能，表现为异常的运动模式，联合反应及共同运动是最常见的表现形式。

(1)联合反应(associated reaction)：指与随意运动不同的异常反射活动，表现为肌肉活动失去意识控制，伴随痉挛出现。当用力使身体的一部分肌肉收缩时，可诱发其他部位的肌肉收缩。

(2)共同运动(synergy movement)：又称连带运动(表 12-1)，当偏瘫患者试图完成某项活动时所引发的一种随意运动。表现为刻板的、原始的运动模式，没有选择性运动。共同运动大都伴有肌张力的异常，是形成典型偏瘫姿态的重要原因之一。

表 12-1　偏瘫患者上下肢共同运动模式

上肢	共同运动模式	下肢	共同运动模式
肩胛骨	后缩、上提	髋关节	伸展、内收、内旋
肩关节	外展、外旋	膝关节	伸展
肘关节	屈曲	踝关节	足跖屈、内翻
前臂	旋后	足趾	趾屈
腕关节	屈曲		
掌指及指尖关节	屈曲		
拇指	屈曲、内收		

2. 感觉功能障碍

多表现为痛觉、温度觉、触觉、本体觉的减退或消失。感觉障碍将影响到信息的传入，从而影响到运动功能障碍的恢复。

3. 言语障碍

包括交流与读写等能力障碍，常表现为失语症和构音障碍。失语症是由于大脑优势半球(左半球)语言区损伤所致，表现为听、说、读、写的能力障碍；构音障碍是由于脑损害而引起的发音器官肌力减退、协调不良或肌张力改变而引起的语音形成障碍。

4. 认知功能障碍

包括意识障碍、智力障碍、失认症和失用症等高级神经功能障碍。

5. 日常生活活动能力障碍

表现为随意运动困难，不能独立完成日常生活的基本活动，生活质量低下。

6. 心理与社会影响

表现为情绪抑郁、焦虑、悲观失望、动作迟缓及失眠等。

(二) 临床常见特殊问题

1. 肩关节半脱位

(1) 原因：肩关节囊、韧带本身的松弛、破坏以及长期牵拉所致的延长；肩关节周围肌肉功能低下、瘫痪、痉挛所致的肩胛骨下旋、内收或后缩等。

(2) 临床表现：肩胛带下降、关节盂向下倾斜、肱骨头向下滑出关节盂，肩峰与肱骨头之间出现明显的凹陷，可容纳 1/2~1 横指，X 光下可见肱骨头和关节盂之间的间隙增宽、肩关节半脱位。患者早期无任何不适，部分患者因患侧上肢在体侧垂放时间较长，会有不舒服或疼痛感，当上肢被抬起或置于桌面上症状可缓解。

2. 肩痛

(1) 原因：肩关节正常运动机制受损，如盂肱关节排列不整齐、肩胛肱骨协调运动丧失；不正确的搬运、用力上抬患侧上肢以及不恰当的运动，造成肩部损伤、炎症或肩关节粘连、肩关节半脱位、肩-手综合征、肩部肌肉痉挛、挛缩等。

(2) 临床表现：多在脑卒中后 1~2 个月出现。初期多为肩关节活动时出现疼痛，后期可在休息时仍有自发痛，疼痛范围随症状加重而涉及肩、上臂和前臂，影响患者休息及康复训练进程，并会因此而诱发患者产生情绪障碍。

考点提示 ▸ 肩-手综合征

3. 肩-手综合征

(1) 原因：可能与交感神经功能障碍、腕关节在屈曲位长时间受压影响静脉淋巴液回流、过度牵拉腕关节、患侧手背长时间静脉输液或手受到意外小伤害等因素有关。

(2) 临床表现：多见于脑卒中后 1~3 个月，发生率为 12.5%~70%。患侧突然出现肩痛，运动受限，手浮肿伴疼痛，被动屈曲手指尤为剧烈，局部皮温上升，消肿后手部肌肉萎缩。重症晚期可出现手及手指挛缩畸形，患手功能将永久丧失。

4. 痉挛

中枢神经系统疾病或受损后的常见特征，脑卒中后 3 周内约 90%患者将会发生痉挛。严重的痉挛给患者日常生活活动带来诸多不便和痛苦，也成为患者功能恢复的主要障碍。

5. 吞咽功能障碍

脑卒中急性期患者中约有 29%~60.4%伴有吞咽功能障碍，可造成患者水和营养物质摄入不足。

三、脑卒中的康复评定

(一) 运动功能评定

1. 随意运动丧失或部分丧失

在急性期呈弛缓性瘫痪，随意运动可完全丧失。痉挛期虽有随意运动，但往往不完全。

2. 痉挛

上位运动神经损害的特征表现，常于卒中后1~3周内出现，并逐渐加剧达到高峰，随着病程发展而逐步消退。若痉挛严重且持续存在，运动功能恢复的可能性较小，可引起关节挛缩畸形加重功能障碍。

3. 异常运动模式

脑卒中后伴随意运动恢复出现原始运动模式，如联合反应及共同运动，影响动作的准确、协调及效率。

目前偏瘫运动功能的评价方法：常用的有Bobath、Brunnstrom、Fugl-Meyer、上田敏法等。Brunnstrom法是评定脑卒中患者运动模式和功能的最常用方法，虽分级粗略，但省时，而且分级与功能恢复的进展有关。

其他常用有关运动功能的评定：肌力及肌张力评定、关节活动度测量、步态分析和平衡功能评定等。

（二）认知及知觉功能评定

认知功能评定包括各种注意力和记忆力检查、简易精神状态评定、Loewenstein认知功能评定等；知觉功能评定包括单侧忽略评定、左右失定向失认评定、结构失用评定、手指失认评定等。

（三）日常生活和工作能力评定

日常生活能力评定常用Barthel指数评定和功能独立性评定（FIM）；工作能力评定包括功能性能力评估、工作分析及工作模拟评估等。

（四）生活质量评定

生活质量评定分为主观取向、客观取向及疾病相关QOL 3种。常用的量表有生活满意度量表、WHO-QOL100和SF-36等。

（五）其他评定

包括失语症评定、心理评定等。

四、脑卒中的作业治疗

（一）治疗目标

采用各种作业治疗手段，最大限度地促进功能障碍的恢复，防治废用和误用综合征，减轻后遗症。充分强化和发挥残余功能，通过代偿手段及使用辅助工具或生活环境改造等，使患者达到生活自理、精神心理再适应、能进行实用性交流等能力，最终回归家庭和社会。

（二）治疗原则

1. 早期介入

有助于改善脑卒中患者受损的功能，减轻残疾程度，防止各种并发症的发生，提高患者生活质量。

2. 循序渐进

康复治疗是个持续的过程，作业治疗贯穿于治疗的全过程，应根据患者情况量力而行，治疗时间逐渐增加，强度逐渐加大，辅助逐渐减少，患者主动参与逐渐增多。

3. 持之以恒

作业治疗从发病开始早期介入，直至患者功能达到最大限度恢复。

4. 团体协作

康复医生带领康复小组各成员，制定康复治疗计划，由康复小组各成员、患者本人及其家属共同参与各个时期的康复治疗。

5. 健康教育

与疾病相关的健康教育应贯穿于康复治疗全过程，这是实施有效康复治疗的保证。

(三) 治疗方法

考点提示 脑卒中急性期训练内容

1. 急性期

发病后 1~3 周，相当于 Brunnstrom 分期Ⅰ~Ⅱ期，患者从偏瘫肢体无自主活动到肌肉张力开始恢复，有弱的屈肌和伸肌共同运动。当患者病情稳定 48 h 后开始进行康复治疗。

目标：使患者尽早开始床上的生活自理。

(1) 良姿位的摆放：床上正确的体位摆放是偏瘫早期康复治疗中的极其重要措施，是脑卒中康复的第一步，能有效预防和减轻偏瘫患者典型的上肢屈肌痉挛、下肢伸肌痉挛模式的出现。

脑卒中床上的良姿位包括患侧卧位、健侧卧位和仰卧位。

(2) 体位转换：一种体位持续时间过长，还可引起肺部感染等并发症，或出现痉挛模式。每 1~2 h 变换一次体位，使肢体伸屈肌张力达到平衡。

(3) 肢体被动运动：包括上肢肩关节屈曲、外展、外旋，肘关节伸展，前臂外旋，腕和手指伸展，下肢髋关节伸展，膝关节屈伸，踝背屈、足外翻等。活动顺序可从近端关节到远端关节，动作柔和缓慢，每天 2 次，每次 5~6 遍。肢体被动运动可预防关节僵硬和挛缩，改善肢体血液循环，增加感觉输入。

(4) 床上活动

1) 上肢自助被动运动：双手手指交叉，患手拇指置于健手拇指掌指关节之上，利用健侧上肢带动患侧上肢，作双上肢伸肘、肩关节前屈的上举运动。

2) 翻身：辅助下向健侧或患侧翻身。

3) 桥式运动：训练腰背肌群和臀大肌，为站立做准备。

训练时，患者取仰卧位，双腿屈曲，脚踏在床上，伸髋使臀部抬离床面，维持一段时间(5~10 s)后再慢慢放下，称为双桥运动。如能较容易地完成双桥运动时，可让其将健侧下肢抬离床面伸展，单用患肢屈曲支撑于床面上抬臀，称为单桥运动。

2. 恢复期

发病后 3~4 周，相当于 Brunnstrom 分期Ⅱ~Ⅲ期，患者从偏瘫侧肢体弱的屈肌与伸肌共同运动到痉挛明显，能主动活动偏瘫肢体，但肌肉活动均为共同运动，病情稳定即进入恢复期。此期是康复治疗和功能恢复的最佳时期。

目标：除预防常见并发症外，应抑制痉挛、促进分离运动恢复，加强偏瘫侧肢体主动活动并与日常生活活动相结合，减轻偏瘫肢体肌痉挛程度，避免加强异常运动模式。

(1)床上与床边活动：翻身也是最初进行的重要运动之一，根据患者情况逐渐过渡到独立完成。

(2)坐位活动训练：包括坐位平衡及患侧上肢负重训练。

1)坐位静态平衡训练：患者独立下床边或椅子上静坐位，髋、膝和踝关节均屈曲90°，足踏地或踏在支持台上，双足分开与肩等宽，双手放在膝上。应注意协助患者调整躯干和头保持居中位。

2)坐位动态平衡训练：通过重心转移进行坐位躯干运动控制能力训练。

3)患侧上肢负重训练：患者将双上肢伸直、外旋位放于体侧，用手掌支撑于治疗床上，治疗师固定患肘关节保持伸直位，让其将身体缓慢向两侧交替倾斜，使身体重心分别移到两侧上肢进行负重训练。

(3)坐位站起训练：注意纠正患者坐下时为减少下肢承重或因下肢控制能力差而出现的"跌落"样下坐现象。

(4)转移训练：包括床与轮椅之间、轮椅与座椅之间、轮椅与坐便器之间、轮椅与浴盆之间的转移。

(5)站立及站立平衡训练：先站立起床，然后逐步进入扶持站立或平行杠间站立、徒手站立。

(6)步行前训练

1)患腿站立负重训练：患腿站在体重称上，健腿站在与体重称同高度踏板上，让患者重心尽量移向患侧，使患腿负重达到体重的2/3以上维持一定时间。

2)患腿负重原地迈步练习：当患腿负重能够达到体重的2/3以上时，可将重心充分移到患腿上，让健腿进行前后迈步训练。初期训练，应在平行杠中进行，可让患者手扶平行杠，增加安全性和稳定性。

(7)步行训练：针对性加强髋、膝关节的屈伸控制和踝关节背屈的训练。先进行扶持步行或平行杠内步行，再到徒手步行。注意步行早期容易出现膝过伸或膝突然屈曲(膝打软)、行走时患侧骨盆上提的"划圈"步态、足掌"蹬地"或足外缘落地等现象，纠正步行时的异常步态。站立相时，重点训练患腿的负重能力、平衡反应能力；摆动相时，重点训练髋关节、膝关节、踝关节的屈伸协调能力。

1)扶持下步行：扶持者位于患侧，一手从患者腋下穿过托住患肩以支持肩胛带向上，另一手握住患者手使之保持伸肘、伸腕抗痉挛状态。

考点提示　上下楼训练

2)平行杠内和持杖步行：在平行杠内练习向前、向后、转身、侧方的行走，或使用手杖步行训练。在平行杠内练习行走时，治疗师站在患侧，指导患者健手前移→患足→健足

3)上、下楼梯训练：上楼梯先上健腿，后上患腿；下楼梯先下患腿，后下健腿。

扶持时，上楼梯时，扶持者在患者后方(比患者低一层阶梯)抓握其腰带给予扶持和保护；下楼梯时，扶持者在患者前方(比患者低一层阶梯)抓握其腰带给予扶持和保护。

(8)功能性运动训练

1)恢复早、中期的上肢功能训练：重点抑制因共同运动与联合反应等构成的异常运动模式，诱发上肢，特别是手的分离运动。

2）恢复后期的上肢功能训练：重点应改善手的精细操作功能、提高运动速度。

3）恢复早、中期的ADL训练：包括进食动作训练、穿脱衣服训练、个人卫生训练及支具、矫形器的使用等。

4）恢复后期的ADL训练：包括家务活动训练、入浴动作训练、高级技能活动训练、上下楼梯训练等，以提高日常生活活动能力。

（9）认知及知觉功能训练。

3. 后遗症期

发病6个月之后，如偏瘫侧上肢运动控制能力差、患侧手功能障碍、失语、吞咽困难、关节挛缩畸形、偏瘫步态等。

目标：将治疗重点放在整体日常生活活动水平的改善上，通过使用“代偿技术”、环境改造和职业训练，尽可能改善患者生活的周围环境条件以适应患者的需求，争取最大限度地生活自理和回归社会。更加重视社会、心理和情感的康复，努力进行职业康复，使患者重返家庭、社会或工作岗位。

（1）维持性作业训练：每日进行上肢主动或健肢带动下的各关节活动；适当延长步行距离、扩大活动空间和上、下楼梯训练；定期翻身、肢体被动活动。

（2）辅助器具和矫形器：用支具将上肢屈曲痉挛严重者固定于伸展位；使用踝足支具矫正足下垂、足内翻并辅助其行走；无法步行者，可选择适合个人操作的轮椅，并学会正确操作轮椅用以代步；行走困难的年老患者，指导使用手杖、拐杖、步行器，辅助支撑体重；根据所需可使用穿衣类、饮食类、洗澡类、书写类等不同辅助装置，以增加患者生活的独立性和树立患者的自信心。

（3）环境改造：为方便后遗症期的患者独立完成日常生活活动，对家庭中的某些结构设施进行改造是很重要的。应教育家属学会如何保证患者安全，教会一些基本的康复训练技术帮助患者在家庭中训练。

（4）职业训练或指导：对功能恢复较好、又有工作意愿的患者，应根据其原有技能、现在的身心状况以及未来工作的条件进行就业指导和职业训练。对患者提出就业的意见和建议，并进行有关技能、认知、心理等方面的训练。

（5）长期卧床者的护理：有10%~20%的患者最终不得不长期卧床，特别是高龄、体弱和病情严重者。对此类患者应长期进行家庭康复治疗，指导患者的家属及陪护者做好康复护理工作。

4. 常见特殊问题的作业治疗

（1）肩-手综合征

1）正确放置患肢：确保腕部不处于完全掌屈位，避免患者上肢尤其是手的损伤、疼痛、过度牵张及长时间垂悬；卧位时，适当抬高患侧上肢；坐位时，把患侧上肢放在轮椅上安装的小桌子上，并用夹板固定避免腕部掌屈位。

2）加压性向心性缠绕：用一根直径约1~2 mm长线从远端到近端向心性缠绕患手，先缠绕拇指和其他手指至各手指根部，用同样方法再缠绕手掌和手背至手腕以上，再将缠绕的长线一一松开，每天反复进行。

3）早期避免牵拉损伤肩关节周围组织：注意矫正肩胛骨的位置，增加肩关节周围肌肉的张力以预防肩关节半脱位；避免在患手静脉输液。

4）被动和主动运动：患侧上肢的被动运动可防治肩痛，维持各个关节的活动度，活动时应轻柔、缓慢，以不产生疼痛为度。主动进行肩胛骨活动，在上肢上举的情况下进行肩关节的三维活动，但不应练习使伸展的患侧上肢的持重活动，以免增加浮肿和疼痛。

（2）肩关节半脱位

1）保持肩关节的正常活动范围：在进行床上运动、转移训练及肩胛骨、上肢的被动活动时，保持肩关节的正常活动范围。在不损伤肩关节及周围组织、结构前提下，进行无痛性肩关节全范围的被动运动或自助被动运动。每天 1~2 次。

2）纠正肩胛骨位置：通过手法活动肩胛骨、坐位上肢支撑负重、双手 Bobath 握手练习双上肢前伸、上抬，或卧位将患肩垫起等方法防止肩胛骨后缩，使肩胛骨充分上抬、前屈、外展，向上旋转，以纠正肩胛骨的位置，恢复肩关节自然固定机制。

3）肩胛骨的主动运动训练：患者取坐位于桌旁，桌上摆放一只篮球，患手控制篮球，肘关节伸展，做向前、向后滚动篮球的动作，完成肩胛骨的内收和外展的控制。在治疗过程中应注意矫正肩胛骨的姿势，随时都要注意良姿位的摆放，鼓励患者经常用健手帮助患侧上肢做充分的上举活动。

（3）单侧忽略

1）反复用语言不断刺激提醒患者集中注意其忽略的一侧。

2）治疗和生活护理中尽量站在患者忽略侧，将所需物品放置在忽略侧，让患者用健手越过身体中线去拿取；鼓励患侧上下肢主动参与翻身，必要时可用健手帮助患手向健侧翻身。

3）对忽略侧提供触摸、拍打、挤压、擦刷、冰刺激等感觉刺激，并让其说出刺激的部位和感觉。

4）在忽略侧放置色彩鲜艳的物品或灯光提醒对患侧的注意；生活物品和床头桌放于患侧，以引导患者对患侧以及环境的扫视和注意。

5）阅读文章时，让患者从边缘处开始，在忽略侧一端放上色彩鲜艳的尺子，或使其用手摸着书的边缘，从边缘处开始阅读，避免漏读。

（4）抑郁症：可采取个别治疗和集体治疗两种方式，治疗中应注意建立良好的医患关系，使患者身心放松，解除患者内心痛苦，矫正或重建某种行为等。

（5）吞咽功能障碍

1）唇、舌、颜面肌及颈部屈肌的主动运动和肌力训练。

2）先用糊状或胶状食物进行训练，少量多次，逐步过渡到普通食物。

3）进食时应取坐位，颈稍前屈引起咽反射。

4）软腭冰刺激有助于咽反射的恢复。

5）咽下食物练习呼气或咳嗽，有助于预防误咽。

6）构音器官的运动训练有助于改善吞咽功能。

（6）下肢深静脉血栓：偏瘫患者长期卧床或下肢下垂时间过长，肢体肌肉对静脉泵的作用降低，下肢血流速度减慢、血液高凝状态及血管内皮破坏，血小板沉积形成血栓。

1）下肢主动或被动运动。

2）卧床时抬高下肢，穿压力长筒袜。

3）下肢外部气压循环治疗。

第二节　脊髓损伤患者的作业治疗

一、概述

(一)脊髓损伤的概念

脊髓损伤(spinal cord injury, SCI)是指由于各种原因引起的脊髓结构、功能的损害，造成损伤水平以下运动、感觉、自主神经功能的障碍。

脊髓损伤按损伤程度可分为完全性脊髓损伤、不完全性脊髓损伤和脊髓震荡三种类型。按致病因素可分为外伤性和非外伤性脊髓损伤。

(二)脊髓损伤的流行病学

发达国家比发展中国家发病率高，美国的年发病率为50/100万左右，中国北京地区的发病率为68/100万左右。脊髓损伤均以青壮年为主，年龄在40岁以下者约占80%，男性为女性的4倍左右。在中国，每年由于生产事故所造成的脊髓损伤患者达5万~6万人，因交通事故造成的脊髓损伤患者多达7万~8万人。

(三)脊髓损伤的病因

考点提示 脊髓最易损伤节段

1. 外伤性脊髓损伤

最常见，约占70%。主要因高处坠落、交通事故、暴力打击、体育运动及刀枪伤引起。脊髓最易损伤的部位是下段颈椎C5~C7，中断胸椎T4~T7，胸腰段T10~L2。

2. 非外伤性脊髓损伤

约占30%。主要因脊柱或脊髓的病变引起，非外伤性原因可分为先天性和后天性，而后天性为主要因素。

(四)脊髓损伤的恢复机制

脊髓损伤后神经功能的恢复可能有以下几种途径：早期由于局部消肿，消除了神经轴索受压引起的传导阻滞，以及神经失用的恢复；后期可能由于神经轴突再生末梢发芽，使邻近的失神经支配的肌肉重获支配，以及尚有功能的肌纤维因负荷增加而产生适应性肥大。

二、脊髓损伤的功能障碍特点

(一)运动、感觉障碍

完全性损伤表现为损伤平面以下感觉、运动和括约肌功能完全丧失，不完全性损伤是在损伤平面以下，仍有部分运动、感觉和括约肌功能存在，临床上常见的不完全性损伤有六种类型。

1. 中央束综合征

常见于颈脊髓血管损伤，造成上肢功能障碍程度比下肢明显，此类患者多能恢复步行。

2. 半切综合征

常见于刀伤或抢伤。脊髓只损伤半侧，造成损伤同侧肢体本体感觉和运动丧失，对侧痛温觉丧失，此类患者恢复较显著。

3. 前束综合征

脊髓前部损伤，造成损伤平面以下运动和痛温觉丧失，而本体感觉存在。

4. 后束综合征

脊髓后部损伤，造成损伤平面以下本体感觉丧失，而运动和痛温觉存在。

5. 脊髓圆锥综合征

脊髓骶段圆锥损伤，可引起双下肢瘫痪伴有膀胱、肠道功能障碍，此类患者预后较好。

6. 马尾综合征

指椎管内骶神经根损伤，可引起膀胱、肠道功能障碍及下肢不对称性损伤，此类患者预后亦较好。

(二)呼吸、循环功能障碍

呼吸肌主要由膈肌、肋间内外肌和腹肌三部分组成。颈胸段脊髓损伤患者，特别是 C6 及以上脊髓损伤患者，由于肋间肌、膈肌麻痹，使肺容积和气体交换受到影响，常伴有呼吸、循环功能障碍。高位颈髓损伤的患者，又由于交感神经受累，迷走神经占优势，使气管平滑肌收缩，加之患者咳嗽能力减弱，支气管内的分泌物不能及时排除，使肺炎的发生率增加。发病早期由于失去交感神经的控制，可直接影响到心血管系统的调节机制，出现心动过缓、直立性低血压、水肿、下肢深静脉血栓形成或肺栓塞等症状。

(三)自主神经功能障碍

早期由于失去交感神经的控制，可出现心率缓慢、血压偏低、体温不升、反应迟钝及定向力等交感反射不足的表现，损伤平面以下出汗、皮肤潮红、寒战及竖毛反射均消失。

(四)排尿障碍

不同水平的脊髓损伤中可表现为不同类型的神经源性膀胱。T10～T11 以上损伤，骶髓排尿中枢完好，反射弧完整，出现上运动神经源性膀胱的表现。T10～T11 以下损伤，骶髓排尿中枢受损，出现下运动神经源性膀胱的表现。

三、脊髓损伤的康复评定

(一)损伤平面的确定

1. 损伤平面的确定

损伤平面的确定主要以运动损伤平面为依据，但在 T1～L1 节段损伤时，运动损伤平面难以确定，应以感觉损伤平面来确定脊髓损伤的平面(表 12-2)。

表 12-2 SCI 患者损伤平面的确定

损伤平面	运动平面(3 级及以上肌力)	感觉平面(针刺、轻触)
C2		枕骨粗隆
C3		锁骨上窝
C4		肩锁关节顶部
C5	屈肘肌(肱二头肌和肱桡肌)	肘前窝外侧
C6	伸腕肌(桡侧腕伸肌)	拇指近节背侧皮肤
C7	伸肘肌(肱三头肌)	中指近节背侧皮肤
C8	中指末节指屈肌(指深屈肌)	小指近节背侧皮肤
T1	小指展肌	肘前窝内侧
T2		腋窝顶部
T3		第 3 肋间骨锁骨中线
T4		第 4 肋间骨锁骨中线
T5		第 5 肋间骨锁骨中线
T6		第 6 肋间(剑突水平)
T7		第 7 肋间骨锁骨中线
T8		第 8 肋间骨锁骨中线
T9		第 9 肋间骨锁骨中线
T10		第 10 肋间(脐)
T11		第 11 肋间(T10~T12 之间)锁骨中线
T12		腹股沟韧带中点
L1		T12~L2 距离的一半
L2	屈髋肌(髂腰肌)	大腿前中部
L3	伸膝肌(股四头肌)	股骨内髁
L4	踝背伸肌(胫前肌)	内踝
L5	趾长伸肌	足背第三跖趾关节处
S1	踝跖屈肌(腓肠肌比目鱼肌)	外踝
S2		腘窝中点
S3		坐骨结节
S4~S5		肛门周围

2. 损伤平面关键肌的肌力

损伤平面关键肌的肌力必须≥3 级，该平面以上关键肌的肌力必须≥4 级。损伤水平不一致，需同时检查身体两侧，运动损伤平面和感觉损伤平面。感觉水平的确定是依据美国脊髓损伤学会(ASIA)标准确定人体左右各有28个感觉关键点。

(二)损伤程度的评定

根据美国脊髓损伤学会(American Spinal Cord Injury Association，ASIA)的残疾分级见表12-3。

表12-3　ASIA损伤分级

损伤分级	损伤程度	临床表现
A	完全性	S4~S5无运动和感觉功能
B	不完全性	损伤水平以下，包括S4~S5，有感觉功能但无运动功能
C	不完全性	损伤水平以下，运动功能存在，大多数关键肌肌力<3级
D	不完全性	损伤水平以下，运动功能存在，大多数关键肌肌力≥3级
E	正常	运动和感觉功能正常

(三)脊髓休克的判定

考点提示▶ 脊髓休克的判定、预后指征

脊髓休克是指脊髓受伤后，在损伤节段以下立即发生的完全性弛缓性瘫痪，脊髓功能处于暂时性抑制状态。临床表现为：受伤后损伤平面以下的感觉、运动、反射和括约肌功能均丧失，一般在数小时至数天后，脊髓功能开始恢复，最后可完全恢复。

脊髓休克早或晚是一个重要的预后指征，休克时间越长其损害越严重，预后也越差。球海绵体反射是判断脊髓休克的指征之一，处于脊髓休克期的患者此反射消失。判断脊髓休克期结束的另一指征是损伤平面以下出现任何感觉、运动、肌张力增高。

(四)脊髓损伤患者运动功能的评定

采用ASIA运动评分法(motor score，MS)。选择10块关键肌肉，采用MMT法评估肌力，每一组肌肉所得分与评定的肌力级别相同，从1分~5分不等。最高分左侧50分，右侧50分，共100分。评分越高，肌肉功能越佳。

(五)脊髓损伤患者感觉功能的评定

采用ASIA感觉评分法(sensory index score，SIS)。选择C2~S5共28个节段的关键感觉点，分别检查身体两侧各点的痛觉和轻触觉，感觉正常得2分，异常得1分，消失为0分。每侧每点每种感觉最高为2分。每种感觉一侧最高为56分，左右两侧共112分。两种感觉得分之和最高可达224分。分数越高表示感觉越接近正常。

(六)脊髓损伤患者日常生活活动能力的评定

用改良的Barthel指数评定。评价标准为：0~19，依赖；20~59，辅助自理；60~79，轮椅辅助；80~89，轮椅独立；90~99，行走辅助；100，独立。四肢瘫患者用四肢瘫功能指数评定。

(七)功能恢复的预测

对完全性脊髓损伤的患者，可根据其损伤平面预测其功能恢复情况(表12-4)。

表 12-4 损伤平面与功能恢复的关系

功能恢复程度	脊髓损伤平面							
	C4	C5	C6	C7	C8~T2	T3~T12	L1~L2	L3~L5
完全不能自理生活，全靠他人帮助	√							
基本不能自理生活，需大量帮助		√						
能部分自理生活，需小量帮助			√					
基本上能自理生活，需小量帮助				√				
能自理生活，在轮椅上能独立，但不能走路，只能作治疗性独立					√			
能自理生活，在轮椅上能独立，但只能作治疗性步行						√		
能自理生活，在轮椅上能独立，能作家庭性功能性步行							√	
能自理生活，在轮椅上能独立，但只能作社区性功能性步行								√

四、脊髓损伤的作业治疗

(一)治疗目的

将脊髓损伤后的各种障碍降低在最低限度，努力避免并发症的发生，并最大限度地发挥残存功能，提高生存质量。

(二)治疗方法

1.急性期治疗方法

主要目的是防止制动综合征(肌肉萎缩、骨质疏松、关节挛缩等)。

(1)急性不稳定期(卧床期)：为伤后 2~4 周之内。当生命体征平稳后即可开始床边训练，治疗时，应注意脊柱和颈的屈曲、伸展、旋转运动为禁忌。

1)良姿位的摆放：保持肢体的功能位，以防关节挛缩、畸形。

2)体位变换：每 1~2 小时翻身一次，以防压疮发生。

3)关节被动运动、肌力维持训练：进行关节被动运动训练，以防关节挛缩和畸形的发生。

4)肌力维持训练：在确保脊柱稳定的情况下，在仰卧位下进行编织、捏黏土、叠纸玩具等以利肌肉等长收缩，以防肌萎缩。

5)早期坐起训练：在保持脊柱稳定性的前提下早期开始坐位训练，逐渐从卧位转向半卧位或坐位，坐位训练时逐渐抬高床头角度，直到 90°，坐 30 分钟。

6)呼吸及排痰训练：对损伤导致呼吸机麻痹的患者应进行腹式呼吸训练、有效咳嗽、咳痰训练及体位排痰训练，以促进呼吸功能的恢复、防止呼吸系统并发症。

7)大、小便的训练：脊髓损伤后早期主要为尿潴留，一般采用留置导尿的方法，期间每日进水量为 2000~2500 mL，避免膀胱内细菌生长，之后采用间歇导尿术。

(2)急性稳定期(轮椅期)：为伤后4~8周之内。脊髓休克多已结束，损伤的水平、程度基本确定，应逐步离床乘轮椅进治疗室进行训练。

1)站立训练：站立训练一般从倾斜20°开始，逐渐增加角度，每周增加10°，以不出现头晕等低血压不适症状为度。早期站立训练有调节血管紧张性、预防直立性低血压、骨质疏松及骨折的发生、泌尿系统感染，肺部感染等优点。

2)垫上训练：可进行翻身训练、牵伸训练、垫上转移训练等。

3)坐位训练：包括长坐位(膝关节伸直)和端坐位(膝关节屈曲90°)训练。

2. 恢复期的治疗方法

为伤后2~3个月以后。在早期康复训练的基础上，进行增强肌力、耐力、熟练轮椅操作、加强生活技巧等训练。

(1)肌力训练：强化上肢的肌力训练，为移动身体、驱动轮椅及持拐步行打下基础。

(2)轮椅训练：包括轮椅坐位平衡、用双臂支撑身体及将下肢放到地上训练、驱动轮椅训练、移乘训练、轮椅上应用动作训练以及轮椅的直角转移、侧方转移、利用滑板转移、利用上方吊环转移训练。

(3)步行训练：包括治疗性步行、家庭功能性步行和社区功能性步行三种，其中治疗性步行适应于T6~T12平面损伤的患者，家庭功能步行适应于L1~L3平面损伤的患者，社区功能性步行适应于L4以下平面损伤患者。

(4)上肢、下肢作业训练：能在轮椅坐稳之后，开始进行使用锤子、锯、打乒乓球等活动，下肢功能改善时，可做踏板式治疗器、脚踏式线锯等活动。

(5)不同损伤水平的功能训练

1)C4损伤：环境控制系统的使用、颏控或气控轮椅的使用等。

2)C5损伤：利用辅助工具进食、使用手控电动轮椅、在他人帮助下完成从床到椅等转移。

3)C6损伤：自己穿简单和改制过的衣服、利用头上方的三角框架或横木作转移活动、使用加大手轮圈摩擦力的轮椅、用手驱动抓捏支具补偿抓捏功能。

4)C7~T2损伤：坐位或在轮椅上的减压、用滑板作各种转移活动、肌力训练、抓握力弱者学习用腕驱动抓握支具训练。

5)T3~T12损伤：在步行训练双杠内活动、用双拐和支具在步行双杠外重复步行训练、向外侧踏步、向后踏步。

6)L1~L2损伤：步行、在不同地面上行走、上下楼梯、上下斜坡、安全地跌倒和重新爬起。

7)L3~L5损伤：下肢仍有麻痹，但用手杖及AFO或甚至不用任何辅助亦可做社区功能性步行。

(6)矫形器及自助具的使用：不同损伤平面的脊髓损伤患者在作业治疗中使用以下辅助器具、技术。

1)颈髓损伤：生活完全不能自理者，尝试使用利用下颌控制的电动轮椅；生活基本不能自理者，使用前臂平衡矫形器和上肢悬吊装置，完成打字、进食、穿脱衣、个人卫生等活动，使用腕关节支具，在支具上固定笔、勺子等，进行写字、进餐练习等；生活能部分自理者，帮助患者独立完成进食、刷牙、书写等工作；生活基本能自理者但抓握力弱，仍可继续学习腕驱动抓握支具和耐力训练。

2) T1～T4 脊髓损伤：常规配置普通轮椅、坐便器、洗澡椅、拾物器，符合条件的可配矫形器、助行器。

3) T5～L2 脊髓损伤：大部分患者可通过矫形器配合步行架拐杖等进行功能性步行。

4) L3 及以下脊髓损伤：多数应用矫形器、四角拐等可独立步行，部分患者仍需要轮椅、坐便器等。

(7) 日常生活活动训练：大多数截瘫患者可独立完成修饰和个人卫生活动。

(8) 家庭回归训练：进一步强化日常生活独立性训练，家属应配合治疗师对患者的生活环境加以改造。

(9) 职业能力康复训练：包括与他人交流沟通、书写、打字、电脑操作、文件处理等方面，家与单位的转移训练、利用单位公司设施的能力训练。

(三) 注意事项

1. 脊髓损伤患者皮肤的护理

压疮是脊髓损伤中最常见，为预防压疮，要经常更换体位，每 2 小时翻身一次，坐位时，每 30 分钟利用上肢撑起躯干或臀部离开椅面减压一次，给予高热量、高蛋白质饮食。

2. 脊髓损伤患者大小便的管理

(1) 损伤早期留置导尿，尿管保持通畅，尿管 2 周更换一次，尿袋每周更换一次，在休克期后，给予训练排尿功能，主张间歇导尿。

(2) 指导患者定时饮水，每日 2000～2500 mL，24 小时尿量控制在 2000 mL 左右。

(3) 圆锥以上不完全损伤，应作排尿意识训练，采取站立或坐位排尿姿势，或开水龙头制造流水声，诱导排尿。

(4) 养成定时排尿的习惯，注意饮食结构，给予高蛋白、高热量、高维生素、含纤维多的易消化食物，多饮水。

(5) 若伴有大便失禁，会导致肛周皮肤糜烂，从而诱发压疮。及时用清水将肛周皮肤洗净，必要时涂防护油。

3. 脊髓损伤后自主神经紊乱

多见于四肢瘫和 T6 以上截瘫患者，可突然出现头痛、心动过速、血压增高等自主神经反射亢进的表现。

第三节　老年性痴呆患者的作业治疗

一、概述

(一) 定义

老年性痴呆也称为阿尔茨海默病（Alzheimer disease，AD），主要发生于中老年人的原发性大脑皮质的退行性病变，以进行性加重的智能全面障碍，并导致日常生活、工作、社会交往能力下降为临床特征。

(二)流行病学

60岁以上老人抽样调查结果显示，老年性痴呆有可能成为本世纪威胁老年人健康的最为严重的疾病。老年性痴呆最早可在45岁发生，发病率呈逐步上升趋势。65岁以上发病率为1%~1.5%；75%以上为2%~3%；80岁以上发病率最高，可达20%~30%；90岁后有所下降。女性发病率为男性的1.5~3.0倍。

(三)病因病理

老年性痴呆的病因目前尚未十分明确。目前认为，与年龄、遗传、病毒感染、免疫功能改变、铝中毒、神经递质紊乱、脑血管病变、不良心理及社会因素刺激等密切相关。其他如吸烟、酗酒、文化程度低或文盲、社会活动少等因素，也可导致发病率上升。

老年人长期情绪抑郁、离群独居、丧偶、文盲、低语言水平、缺乏体力及脑力锻炼等，也可加快脑衰老的进程，诱发老年性痴呆发生。

(四)临床表现

早期：可持续1~3年，仅表现近期记忆功能和认知功能减退，工作及家务能力受到轻微影响，可正常生活并参与社交。

中期：可持续2~10年不等，表现近、远期记忆明显障碍，流利性失语，语言理解及换语障碍，习惯改变，不能完成工具性日常生活活动，生活需他人照料，但仍可自行进食、如厕等。

晚期：可持续5~12年，智能严重低下或完全丧失，记不住任何事情或新的信息，不能辨认亲近的家庭成员，对外界刺激丧失有意识反应，少言或缄默，生活完全不能自理，身体因失去姿势控制能力而终日卧床。

二、老年性痴呆的功能障碍特点

(一)记忆功能障碍

最早出现的症状，有近期和远期记忆受损。早期仅有记忆力减退，表现为对新近或刚发生的事情不能回忆，如忘记熟悉物品的位置、手里拿着某物而寻找此物、忘记重要约会或已许诺的事、忘记炉灶上正在烧水等。随着病程的进展，远期记忆力也开始受损。

(二)言语交流困难

表现为语言量减少或沉默不语，语言空洞、缺乏中心，因找不到合适的词语而突然中断讲话，或不适当地加入某些无关的词语，使人无法理解所表达的意思。

(三)性格改变

常见有两种改变，一种为以往性格特征更加突出，如急躁、易激动、情绪不稳定、多疑等更加明显，很难与周围人相处；另一种改变与以往性格特征截然相反，使人感到其与以往绝对不同的性格。

(四)精神和行为异常

患者表现为情绪抑郁或不稳、幻觉、妄想、兴奋躁动、缺少主动性、丧失理性等精神症状和游荡、攻击和破坏等行为异常。

(五)认知缺损

患者表现为难以集中注意力，判断力下降，计算速度变慢或发生困难。严重时，可出现定向力、思维能力、视空间功能障碍，不能解决生活中遇到的简单问题，如经常迷路，不能辨认熟悉的人，不能依据气温变化而增减衣物，不能根据出席场合调整衣着打扮等。

(六)ADL、工作、社交能力下降

由于记忆力减退及认知缺损等原因，患者的生活和工作能力明显降低，不能够胜任日常工作和处理生活中的常见问题，如经常出差错，做事颠三倒四，烧焦饭菜，忘关煤气开关，买东西时搞不清价钱，不能按时、按量服药等。由于定向障碍、言语交流困难，患者不愿或害怕外出，导致社交活动减少，影响了正常的社会、生活及职业功能。

三、老年性痴呆的康复评定

(一)运动功能

患者运动功能呈现进行性的减退，评估内容包括运动速度、平衡反应、步态、双侧肢体协调性、手操控物件能力及手的灵活性等。

(二)感知功能

包括空间关系、深度知觉及空间视觉定位能力等评定。

(三)认知功能

重点对注意力、记忆力、定向力、判断力、学习能力、交流能力进行评定。

(四)精神及心理方面

重点对抑郁状态进行评定。

(五)ADL 评定

患者表现出需要精细运动功能参与活动能力降低，尤其是工具性日常生活活动。

(六)环境及生活质量方面

通过与患者或家庭成员(照顾者)访谈和家访(或实际居住环境考察)方式，评定患者在现实环境中的作业表现及安全性。

四、老年性痴呆的作业治疗

(一)预防性治疗

生活中的预防性治疗可采取：①改善劳动环境；②忌酒和戒烟；③饮食调节，既要防止高脂食物引起胆固醇升高，又要摄取必要的营养物质，如蛋白质、无机盐类、氨基酸及多种维生素；④保持精神愉快有利于长寿及精神健康；⑤坚持学习新知识，保持与社会广泛接触；⑥离退休之前，在思想上、物质上提前做好一切准备，丰富的生活内容，广泛的兴趣和爱好，可以促进脑力活动，且延缓或减轻衰老的进程；⑦定期体检、及早治疗躯体疾病，对自己身

体既要重视，又不可过分注意或担心；⑧经常户外活动，如步行、慢跑、体操、太极拳、太极剑及传统舞等。

(二)作业治疗

老年性痴呆呈进行性发展，患者存活期较长，平均生存年限多为5~10年，康复治疗需多专业团队模式，干预患者及家属(或照顾者)。治疗方案应依据患者个体需要而量身定做，同时应适合于患者所处的疾病阶段，采用整体观和以解决问题为中心的路径，可选择一对一形式，也可以小组形式进行。

1. *治疗目的*

(1)早期：尽可能维持患者各领域的功能独立，教家人和陪护如何应对与患者相处所带来的压力。

(2)中期：鼓励患者进行必要的身体锻炼，促进与他人交流和参加社交，并对环境做出适当的调整，帮助其适应。

(3)晚期：最大限度提升或维持患者生活质量，促进对自我和他人的意识，预防或减轻挛缩，使其感觉舒适。

2. *治疗方法*

(1)锻炼身体或适当运动：通过锻炼身体或适当运动维持身体移动能力，保持身体健康状态。当精细运动功能困难时，可采用粗大运动性活动。

(2)维持平衡反应及能力：尽可能长时间地维持平衡反应及能力，以预防可能的跌倒和损伤。

(3)记忆力训练：在进行记忆训练时应关注训练过程，而不是训练结果，不一定要患者记住多少信息内容，而是让其参加了训练活动，活动了大脑。家属应多与患者交流，鼓励患者广交朋友和参加社会活动。

(4)针对性认知训练：训练时使用简单的、只有1~2步的指令，避免患者混淆或产生焦虑情绪。包括现实导向性训练、思维能力训练、解决问题能力训练和怀旧治疗等。

(5)心理干预及行为干预：在配合药物治疗基础上可按本病不同阶段，进行不同的治疗和干预，以改善患者焦虑或抑郁情绪，提高其记忆和生活能力，建立患者对疾病治疗和生活的信心。

(6)ADL训练。

(7)促进语言表达和社会化：提供患者参与喜欢的娱乐活动机会，对患者不能完成的娱乐活动，可按其兴趣或意愿进行活动改良，或探索、发展新的娱乐活动。活动内容可以是读报、看电视、听音乐等被动性活动，也可是聊天、户外游玩、唱歌、聚餐会等主动性活动。

(8)环境改造：为增强患者日常生活适应力，提高活动安全性，对其所处的环境应简单、整洁、通道畅通、无杂物、远离危险。采取常用物品固定位置摆放、选择圆角、无玻璃家具；在不同功能房间门上贴形象和醒目的标志；门后把手挂钥匙提醒其出门别忘锁门；安装感应门铃使患者离家时发出声响以提示家人；勿将患者单独留在家中等方法。

(9)家人及照顾者的教育和指导：将疾病的性质、发展过程、治疗及预后告诉家人或照顾者，与其共同讨论患者家居认知训练计划；指导家人或照顾者正确照顾和护理患者，教其应对和处理因长期照顾患者所产生的精神紧张与压抑的自我放松和控制技巧，共同促进和维护患者及家人(或照顾者)的身心健康。

第四节　手外伤患者的作业治疗

一、概述

手在劳动过程中最易遭受损伤，其发病率占创伤总数的1/3以上。作业治疗是手外伤康复治疗中最为重要的治疗内容之一，作业治疗的开展能够很大程度提高手术效果和手功能恢复程度。

手外伤作业治疗一般可以分为早期、中期和后期三个阶段。每个阶段均需要详细地进行手功能评定，根据评定结果预定治疗目标，制订治疗方案，经过实施达到治疗目的。

手外伤作业主料主要从3个方面进行：①ADL训练，如穿衣、洗漱、进食等；②轻度作业活动训练，如对于手术后早期的患者，进行治疗性娱乐、绘画、剪纸及手工艺品制作等活动；③重度作业活动，依据障碍者以前的职业和现有的手功能情况，可以选择相关的木工、金工、电器等作业活动。

二、手外伤的功能障碍特点

(1)肿胀：手外伤后导致血管通透性增强，引起组织水肿。

(2)疼痛：因末梢神经非常丰富，所以痛觉较显著。

(3)关节僵硬：纤维蛋白沉积、长期制动导致关节活动减少是关节僵硬的主要原因。

(4)营养障碍：表现为手部血管运动紊乱、骨质疏松、肌萎缩等症状。

(5)运动功能障碍：主要原因有组织损伤、疼痛、制动、水肿等。

(6)感觉障碍：出现感觉减退、感觉异常、感觉过敏等表现。

(7)日常生活、工作能力障碍。

三、手外伤的康复评定

(一)临床检查

1. 病史采集

采集主要症状及受伤或患病的时间、原因、机制，受伤的范围等。

2. 望诊

(1)皮肤及指甲：检查皮肤外观、色泽、营养状况，有无缺失、伤口、瘢痕等，皮纹、横纹是否对称，大小鱼际形态、轮廓是否正常。

(2)姿势：主要观察休息时手的姿势。还要检查手的其他肢位情况。

(3)手及手指有无畸形：如猿手、爪形手、垂腕、锤状指、鹅颈指；部分类风湿关节炎还可出现手尺偏畸形。

(4)围度和体积：正确测量、左右对比。

3. 触诊

(1)了解手部瘢痕、硬结的大小和硬度，检查肌肉的柔韧度。

(2)检查触痛的部位、范围和程度。

(二)功能评定

1. 运动功能评定

(1)关节活动度评定：使用量角器测量手指的掌指关节(MP)、近侧指间关节(PIP)和远侧指间关节(DIP)的主动活动度和被动活动度。

(2)肌力评定：可以用捏力计、握力计测量手指捏力和握力。手指捏力包括对指(即指尖捏力，二指尖捏和三指尖捏)、并指(即侧捏力)。

2. 感觉功能评定

如痛觉、触觉、温度觉、运动觉、两点辨别觉、本体感觉及振动觉等。

(1)测定手指的触觉、痛觉、温度觉和实体觉。

(2)两点辨别试验。

(3)Moberg 拾物试验。

(三)电生理检查

包括肌电图、神经传导速度及体感诱发电位等检查。

(四)肿胀的评定

临床常用测量手部的体积或围度评定肿胀情况。

1. 体积的测量

将手深入装满水的筒内，测手的体积，与健侧进行对比。

2. 手指围度测量

取周径变化大的部位，双手放在同一平面上，测量两手手指围度的变化，进行对比。

(五)灵巧性、协调性评估

1. Jebsen 手功能测试

应用改良 Barthel 指数评定。

2. 明尼苏达协调性动作测试(MRMT)

主要评估手部及上肢粗大活动的协调性和灵活性。

3. purdue 顶板测试

主要评估手部精细动作操作能力。

(六)职业评估和活动评估

1. 职业评估

是指对由上肢和手参与的职业能力进行科学的评估。

2. 活动评估

常用标准环境模拟日常生活活动的动作进行评定。

(七)综合评估

采用各单项评估方法，进行标准化的组合和评分，易用可行，成本低廉便于推广使用。

四、手外伤的作业治疗

(一)手外伤作业治疗目的

帮助患者恢复、增强手和上肢功能，阻止、减轻创伤或疾病带来的影响，使患者的肢体重新获得最大功能，尽早适应并参加到家庭、工作及社会中去。

(二)手外伤作业治疗的原则

1. 修复重建

主要是提高患者损伤部位的生理、心理和社会活动等功能，适应设定的活动，提高患者的生活质量。

2. 补偿适应

通过改变任务形式或/和采用辅助器具来达到活动的独立。

(三)手外伤作业治疗方法

1. 维持和扩大关节活动度治疗

(1)主动运动训练：包括腕关节、掌指关节、指间关节各个方向的活动训练，如抓握、对捏训练等。

(2)被动运动：可由他人或健手牢固固定近端或远端关节进行被动训练，也可在矫形器保护下进行被动活动训练。

(3)关节松动技术：可选择关节的牵引、滑动、滚动、挤压等手法。

(4)矫形器的应用：具有防止和纠正畸形、代偿肌肉功能、保护和支持等作用。

2. 减轻水肿技术

(1)抬高患手：为预防和减轻水肿的基本方法，手高于心脏位置，以利于血液回流，从而减轻水肿的作用。

(2)冰敷技术：可减少急性期组织液的渗出，最佳温度不低于15℃，冰敷禁用于断手再植或断指再植的患者。

(3)压力治疗：可选择压力指套、压力手套等治疗，使用中应注意观察指尖血运情况。

(4)主动活动：用力握拳上举过头，可促进血液循环、减轻水肿。

(5)按摩技术：向心按摩，促进血液循环、减轻水肿。

3. 瘢痕控制技术

(1)压力治疗：可预防和抑制皮肤瘢痕增生，防止肢体肿胀。

(2)按摩：随着瘢痕组织的老化逐渐加重手法力度。

(3)功能训练：主动活动训练、牵伸技术等。

(4)体位和矫形器的应用：早期将手置于对抗可能发生瘢痕挛缩的部位并使用矫形器。

4. 防治关节挛缩技术

(1)采取合适的肢位：早期将手置于对抗可能发生关节挛缩的部位。

(2)手部矫形器的使用：可预防和纠正关节挛缩。

(3)功能训练：早期应用CPM、被动运动等方法。

5. 感觉障碍治疗

(1)感觉脱敏技术：用棉花摩擦敏感区，适应后，改用棉布或质地较粗糙的毛巾摩擦敏感区。

(2)感觉再教育和感觉再训练：包括保护觉训练、定位觉训练、辨别觉训练、需要运动功能参与的感觉训练等。

(四)手外伤作业治疗实施

1. 早期康复

是指损伤或术后至第3周，从损伤或术后第3天开始，作业治疗师可以介入进行手康复。

2. 中期康复

是指损伤或术后第3周至第9周。

3. 后期康复

指损伤或术后第9周以后。

(五)作业治疗在手功能康复中的具体应用

1. 神经损伤

(1)正中神经损伤：早期考虑包含整个上肢参与的活动，大口径物体的多点抓握和两点抓握成为活动重点；神经恢复无望者，可考虑功能重建术。

(2)尺神经损伤：改善抓握能力和抓握力量，改善手指协调性，改善手指灵巧性，工作性作业活动训练。无可能恢复者，可考虑手术重建。

(3)桡神经损伤：在进行抓握时能够保持腕关节稳定，腕关节和手指同时伸展，改善手的协调性和增强肌力，工作性作业活动训练。无可能恢复者，可考虑施行伸腕、伸拇、伸指功能重建手术。

2. 手部骨折

(1)掌骨骨折：1周内，只健指被动活动；1周后，健指可主动运动，伤指的DIP和PIP关节可以被动运动；6周后，伤指MP关节才能开始运动，先被动后主动。

(2)指骨骨折：与掌骨骨折相似。

(3)拇指掌骨基底骨折：促进拇指对指、对掌抓握功能；促进拇指伸展运动；改善手的协调性和增强肌力。

3. 韧带损伤的作业治疗

PIP关节屈伸训练，肌力、手指灵巧性及工作能力等训练；MP关节伸展互动，肌力训练，最后提高ADL及工作能力。

4. 肌腱损伤

去除矫形器后，设计主动伸指练习；术后5周，间歇主动屈伸伤指关节；6周后，逐渐强化ROM训练；8周后，增强肌力；12周后，高强度活动。

5. 断指再植后的作业治疗

3~6周，被动轻微活动植指；6~12周，适量活动，增加肌腱滑动；12周后强化训练。

6. 手烧伤的作业治疗

早期禁止被动关节活动或完全握拳运动，固定去除后训练主动活动、拇指对指练习，逐渐全ROM活动、肌力、耐力、灵巧和协调性活动。

7. 并发症的处理

水肿和瘢痕。

第五节 烧伤患者的作业治疗

一、概述

烧伤是由热力(火焰、灼热的液体、气体或固体等)、电流、激光、化学物质或放射性物质等因子作用于人体皮肤、黏膜、肌肉等造成的损伤。

我国烧伤年发病率为0.5%~1%，其中7%~10%的人需要住院治疗，3.5%~5%的人留有暂时或永久性的功能障碍。烧伤中以热烧伤最为常见，占85%~90%以上。烧伤的发生男性多于女性，夏季多发，中、小面积烧伤占多数，以头颈、四肢等部位居多。

二、烧伤的功能障碍特点

(一)运动障碍

是烧伤后最常见、对患者影响最大的功能障碍，表现为关节活动受限、肌力下降、平衡能力障碍、步行障碍和手功能障碍等。

(二)感觉障碍

皮肤感受器破坏或感觉神经损伤可导致感觉障碍。

(三)ADL 障碍

根据烧伤部位和程度的不同可导致进食、穿衣、步行和洗澡等日常生活活动能力受限。

(四)心理障碍

表现为烦躁、抑郁、焦虑或性格改变等。

(五)社会参与障碍

表现为回避社会、不合群等。

三、烧伤的康复评定

(一)临床评定

1. 烧伤深度的评定

(1)Ⅰ度烧伤：伤及表皮，生发层大部分健在。局部出现红斑、轻度肿胀，表面干燥。有疼痛和烧灼感。皮温稍高。3~5天脱屑痊愈，不留瘢痕。

(2)浅Ⅱ度烧伤：伤及发生层，甚至真皮乳头层。出现较大水疱，渗出较多，去表皮后创面红肿、浸润、剧痛，感觉过敏，皮温增高。若1~2周痊愈，不留瘢痕。

(3)深Ⅱ度烧伤：伤及真皮深层，尚存留真皮、内毛囊、汗腺等皮肤附件，水疱较小，去表皮后创面微湿，浅红或红白相间，可见网状栓塞血管，感觉迟钝。3~4周痊愈，留有瘢痕，基本保存皮肤功能。

(4)Ⅲ度烧伤：伤及皮肤全层，甚至皮下组织、肌肉、骨骼。创面无水疱，蜡白或焦黄，干燥，皮肤如皮革样坚硬，可见树枝状栓塞血管，感觉消失，愈合缓慢，创面修复依靠植皮或周围健康皮肤长入，愈合留有瘢痕或畸形。

2. 烧伤严重程度的评定

(1)轻度烧伤：Ⅱ度烧伤面积在9%以下。

(2)中度烧伤：Ⅱ度烧伤面积在10%~29%，或Ⅲ度烧伤面积不足10%。

(3)重度烧伤：总面积在30%~49%，或Ⅲ度烧伤面积不足10%~19%，或烧伤面积虽小于上述数值，但已发生休克等并发症，或合并有呼吸道烧伤或较重的复合伤。

(4)特重烧伤：总面积在50%以上，或Ⅲ度烧伤面积在20%以上，或已有严重并发症。

(二)瘢痕的评定

(1)烧伤瘢痕的形成过程，大致可分为增生期、稳定期、消退期。

(2)临床上将烧伤瘢痕分为增生性瘢痕、表浅性瘢痕、萎缩性瘢痕、瘢痕疙瘩、挛缩性瘢痕和瘢痕癌6型。

(3)烧伤后瘢痕评定内容主要包括颜色、质地、硬度、厚度、疼痛、瘙痒程度等。

(三)功能评定

包括关节活动度、肌力、手功能、ADL、职业能力、生存质量等。

四、烧伤的作业治疗

(一)治疗原则

早期介入、全程服务、预防为主、重点突出、全面康复。

(二)治疗方法

1. 植皮前阶段

烧伤后24~48小时挛缩开始，应尽早预防挛缩的发生。

(1)健康教育：帮助患者树立康复信心，积极地参与康复。

(2)体位的摆放：伤后早期置于对抗可能出现挛缩的位置。

(3)矫形器的使用：包括颈托、肩外展矫形器、肘关节伸展矫形器、手保护位矫形器、分指矫形器等。

(4)抬高肢体：高于心脏平面，以利于静脉回流，减轻肢体肿胀。

(5)功能锻炼：应遵循小量多次的原则，每一个关节至少重复10遍，每日3~4次。

2. 植皮阶段

5~7天内矫形器固定，禁止关节活动训练，等长收缩练习，5~7天后，患者可以开始进行缓慢的主动运动，7~10天后，可以进行抗阻运动练习。

3. 植皮成活后阶段

(1)瘢痕的治疗：①压力治疗应遵循尽早使用、24小时佩戴、定期随诊复查的原则。②

矫形器的应用对于严重烧伤患者，在挛缩和畸形不可避免的情况下，装配和使用合适的矫形器或辅助用具是其重新获得功能的最有效途径。

(2)日常生活活动训练：包括翻身、移乘、洗漱、进食、穿脱衣裤等。

4. 手部烧伤的作业治疗

(1)改善局部血液循环：以减轻焦痂对组织的压迫、改善局部血液循环，使伤手保留较大的长度和较多的功能。

(2)控制水肿：最要措施是抬高患肢。

(3)预防继发感染：尽早彻底清创，清除坏死组织，外用抗生素，及时植皮等以防继发感染。

(4)保持功能位：将体位设置为对抗可能出现瘢痕挛缩的位置。

(5)早期活动：最大限度地保存手部功能的根本措施，以防肌肉挛缩、关节挛缩和僵硬。

第六节　精神疾病患者的作业治疗

一、概述

(一)概念

精神疾病(mental illness)是指在内外各种致病因素影响下，大脑功能活动发生紊乱，导致患者认知、情感、行为和意志等精神活动发生不同程度障碍的疾病。致病因素有多方面：遗传因素、环境因素、个性特征及体质因素和器质因素等。

(二)发展

精神疾病作业治疗始于美国19世纪“道德运动”及20世纪初“习惯训练”的作业治疗理论。20世纪30—80年代又出现了不同的作业治疗模式，90年代，美国和澳大利亚分别发展了“作业科学”。

(三)理论模式

行为治疗模式、人类作业模式、认知行为模式、作业表现治疗模式。

(四)作用

通过选择相应的作业治疗活动，帮助患者有目的地利用时间、精力及兴趣，使患者能加强体能、适应能力和生产力，改善患者心态、情绪和社交能力，从而提高生活质量。

二、精神疾病的功能障碍特点

(一)障碍的共存

躯体障碍和精神障碍可以在同一个患者身上出现。

(二)障碍独立

躯体障碍和精神障碍的相对独立。

(三)障碍相互有影响

躯体障碍和精神障碍之间相互影响。

(四)障碍可逆

环境对障碍尤其是精神障碍影响很大，可以通过环境的影响逆转精神障碍。

(五)二次障碍的可能性

精神障碍患者由于治疗需要会长期待在病房，这样造成与社会的脱节，可能并发二次障碍。

(六)差别、偏见的存在

精神病患者不仅要忍受疾病本身所带来的痛苦，同时还要承受歧视、偏见等社会性负担。

三、精神疾病的康复评定

(一)观察患者

评定感知觉功能。

(二)与患者面谈收集信息

取得患者的信任，争取让患者主动参与治疗。

(三)精神症状评估

选用简易精神状态评估量表(MMSE)。

(四)抑郁症状

选用汉密尔顿抑郁量表(HAMD)、抑郁自评量表(SDS)。

(五)焦虑症状

选用汉密尔顿焦虑量表(HAMA)。

(六)回避社会

选用社交恐惧自评量表。

(七)人格诊断法

选用明尼苏达多面人格目录量表(MMPI)。

(八)智力

选用韦氏智力量表(WAIS-R)。

(九)日常生活活动能力评估(FIM)

评定日常生活活动水平。

(十)社会生活活动能力评估

选用精神障碍者社会生活评估量表(LASMI)。

四、精神疾病的作业治疗

(一)作业治疗的内容及作用

1. 训练心理社会功能

安排丰富多彩的文体娱乐活动,改善患者学习、生活等方面技能,提高患者的交往能力,恢复参与社会生活的功能,最大限度地重建独立生活能力。

2. 环境改造

帮助患者改善生活环境条件、建立无障碍环境。

3. 贯彻支持性心理治疗

结合有效的心理治疗,进行必要的心理干预,避免过高或过低的环境刺激,努力促进心理康复。

4. 实施家庭及社会干预

动员家庭成员参与社会家庭教育和干预措施,谋求社会各阶层的同情和支持,进一步发挥社区康复的作用。

5. 促进逐步回归社会

按不同的对象采取不同的回归方式,尽最大努力促使逐步重返社会,并尽量争取社会支持以解决就业问题。

(二)常见精神疾病的作业治疗

1. 抑郁症

(1)概念:抑郁症是一种常见的心境障碍,可由各种原因引起,以显著而持久的心境低落为主要临床特征,多数病例有反复发作的倾向,每次发作大多数可以缓解,部分可有残留症状或转为慢性。

(2)临床表现:包括心理症状和躯体症状两方面。常见的心理症状主要有心境低落、消沉、沮丧、寡言少语、兴趣下降乃至丧失、思维和注意困难、精神不振、疲乏、自悲、自责等。躯体症状包括不明原因的头痛、背痛、四肢痛等慢性疼痛症状,胃部不适、腹泻、便秘、失眠等自主神经功能紊乱症状,且大部分症状呈现出晨重晚轻的特点。

(3)作业治疗目标:学习自我松弛和减压;适当地宣泄情绪、舒减内心的抑郁,或改变引起过度情绪反应的思想;平息压抑的内心攻击性行为;增强自我的概念、找到被承认与被爱的感觉;帮患者重拾自信;满足患者的依赖心和归属感。

(4)作业活动建议:缠线、拆毛衣,将报纸撕成碎片,把蛋壳弄成小碎片,将他人失败的黏土和黏纸作品捣碎恢复材料原状,皮革雕刻、简单的编制活动。

(5)注意事项:治疗师的态度一定要亲切,除了必须要说的,尽量减少说话,说话语速要慢而轻柔,同时避免减少对患者过度表扬,最重要的要防止患者自杀。

2. 自闭症

(1)概念:自闭症又称孤独症,被归类为一种由于神经系统失调导致的发育障碍,是一种广泛性发展障碍,以严重的、广泛的社会相互影响和沟通技能的损害以及刻板的行为、兴趣和活动为特征的精神疾病。

(2)临床表现：孤立，言语表现减少，与人缺乏目光接触，不关心周围的人和事；语言和沟通障碍，理解、抽象和推理能力缺陷；人际互动障碍，不能主动与人交往，分享或参与活动；兴趣模仿力较弱。

(3)作业治疗目标：时刻让患者体验所属感，增进孤独症患者对环境、教育和训练内容理解和服从。

(4)作业活动建议：语言、交流以及感知觉训练；运动滑板、秋千、平衡木等感觉统合训练；目光对视、表情辨别、捉迷藏、“两人三腿”、抛接球等互动训练。

(5)注意事项：要求治疗师为患者训练时表情丰富夸张但不失真实，语调抑扬顿挫；要求治疗师不要有差别对待的观念，要有耐心，给予患者充分的时间，不厌其烦地向患者说明治疗的重要性，不要强行让患者做什么，逐步引导患者主动参与。

二维码12-1

参考文献

[1] 闵水平. 作业治疗技术. 北京：人民卫生出版社，2010.
[2] 窦祖林. 作业治疗学. 北京：人民卫生出版社，2013.
[3] 闵水平，孙晓莉. 作业治疗技术. 北京：人民卫生出版社，2014.
[4] 王玉龙，张秀花. 康复评定技术. 北京；人民卫生出版社，2014.
[5] 金宁. 文体疗法学. 北京：华夏出版社，2005.
[6] 陆延仁. 骨科康复学. 北京：人民卫生出版社，2007.
[7] 于兑生. 运动疗法与作业疗法. 北京；华夏出版社，2010.
[8] 付克礼. 社区康复学. 北京：华夏出版社，2013.
[9] 王宁华. 物理医学与康复秘要. 北京：人民卫生出版社，2009.
[10] 荣图陵. 残疾人辅助器具的基础及其应用. 北京；求真出版社，2010.
[11] 肖晓鸿. 康复工程技术. 北京：华中科技大学出版社，2014.
[12] 黄晓琳. 康复医学. 北京：人民卫生出版社，2016.
[13] 张绍岚. 疾病康复. 北京：人民卫生出版社，2010.
[14] 陶泉. 手部损伤康复. 上海：上海交通大学出版社，2006.
[15] 朱平. 职业康复学. 北京：华夏出版社，2013.
[16] 李奎成. 作业治疗. 北京：中国工业出版社，2014.
[17] 桑德春. 老年康复学. 北京：北京科学技术出版社，2016.
[18] 吴英黛. 辅助评估专业技术手册. 北京：华夏出版社，2009.